浙派中醫

TRADITIONAL CHINESE MEDICINE OF ZHEJIANG SCHOOL

浙派中医丛书

专题系列

姚梦兰中医内科

主编　俞建卫

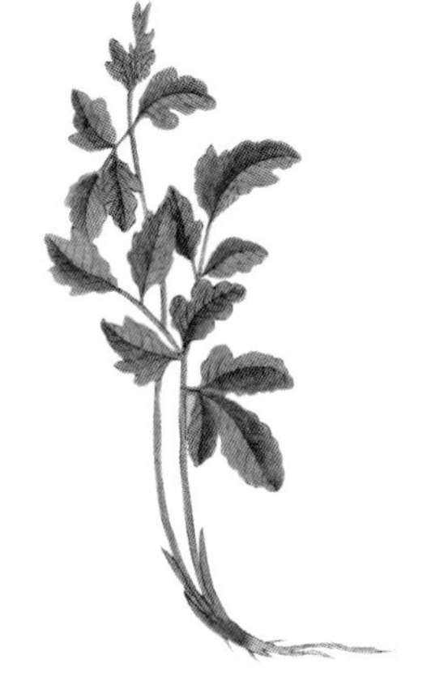

姚梦兰
中医内科

全国百佳图书出版单位
中国中医药出版社
·北京·

图书在版编目（CIP）数据

姚梦兰中医内科 / 俞建卫主编 . -- 北京 : 中国中医药出版社 , 2024. 9. --(《浙派中医丛书》专题系列）.

ISBN 978-7-5132-8908-5

Ⅰ. R25

中国国家版本馆 CIP 数据核字第 2024EN0593 号

中国中医药出版社出版

北京经济技术开发区科创十三街 31 号院二区 8 号楼

邮政编码　100176

传真　010-64405721

北京盛通印刷股份有限公司印刷

各地新华书店经销

开本 710 × 1000　1/16　印张 14.25　彩插 0.75　拉页 0.375　字数 222 千字

2024 年 9 月第 1 版　2024 年 9 月第 1 次印刷

书号　ISBN 978 – 7 – 5132 – 8908 – 5

定价　79.00 元

网址　www.cptcm.com

服 务 热 线　010-64405510

购 书 热 线　010-89535836

维 权 打 假　010-64405753

微信服务号　zgzyycbs

微商城网址　https://kdt.im/LIdUGr

官 方 微 博　http://e.weibo.com/cptcm

天猫旗舰店网址　https://zgzyycbs.tmall.com

如有印装质量问题请与本社出版部联系（010-64405510）

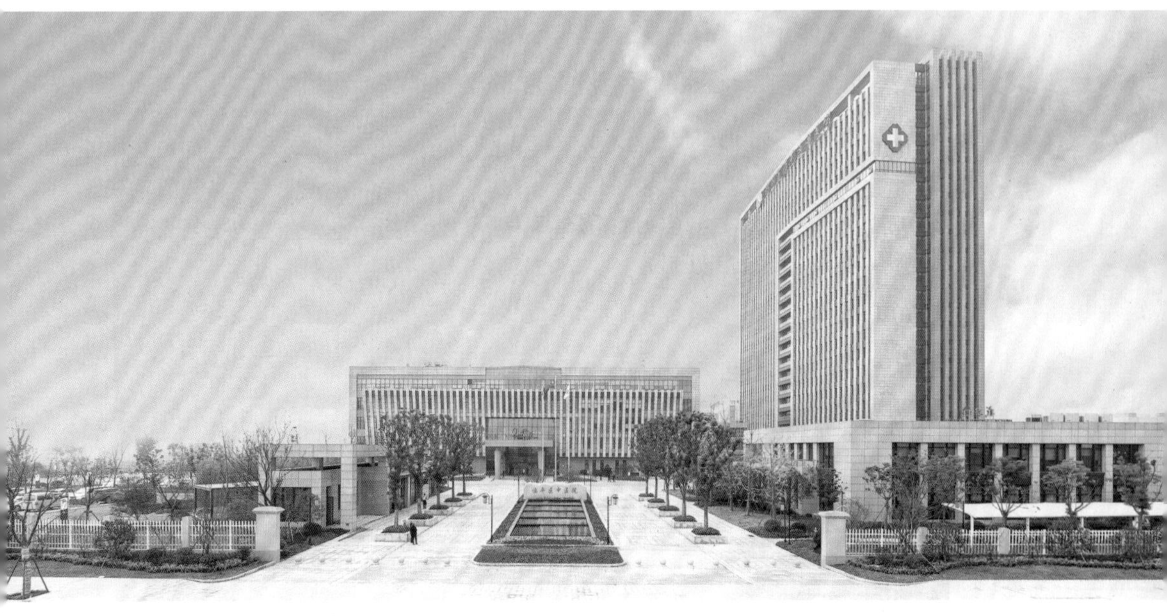

“姚梦兰中医内科”保护单位临平区中医院全景图

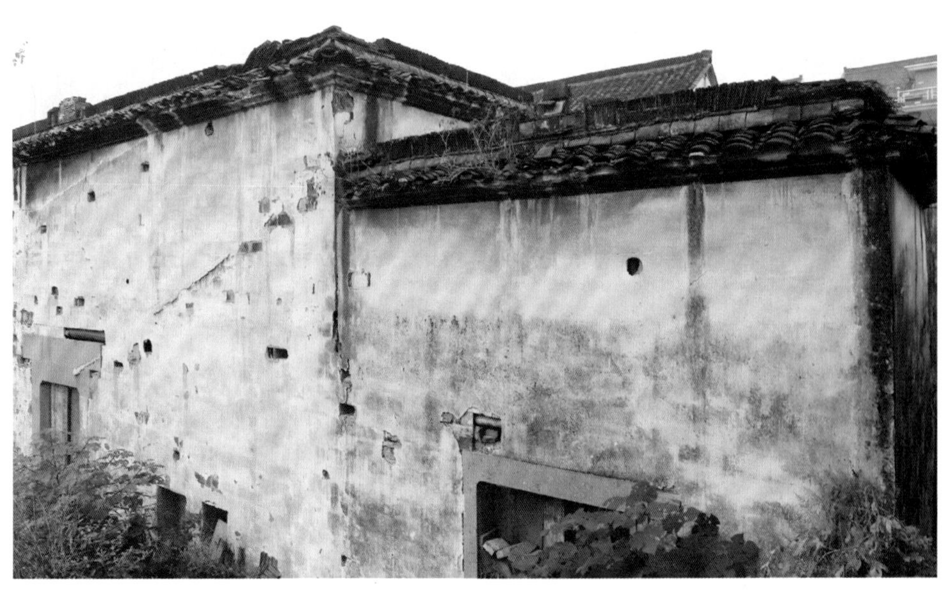

二代三鼎甲之一马幼眉故居

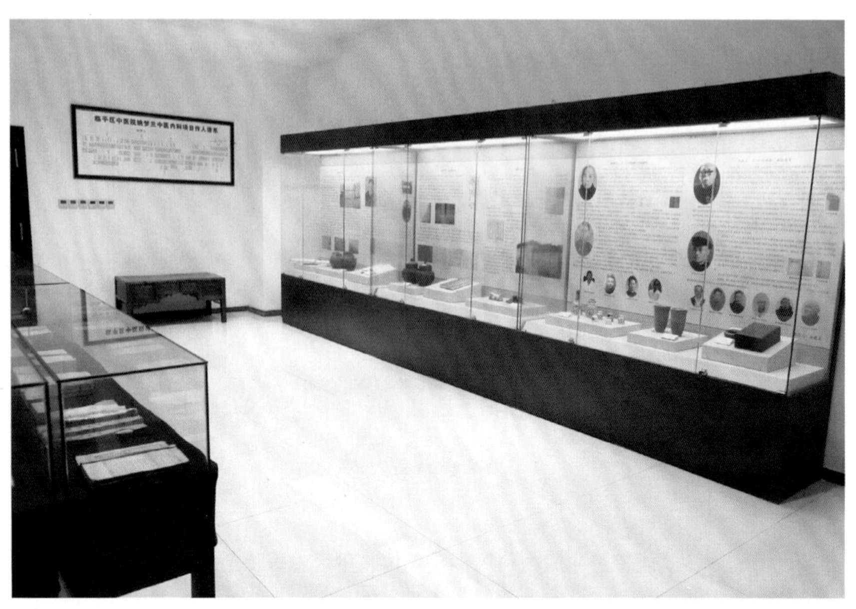

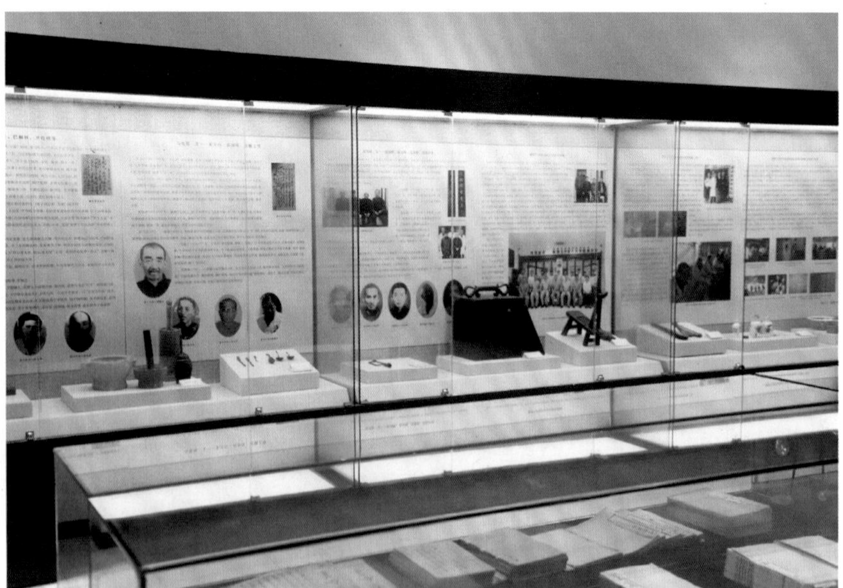

姚梦兰中医内科陈列馆

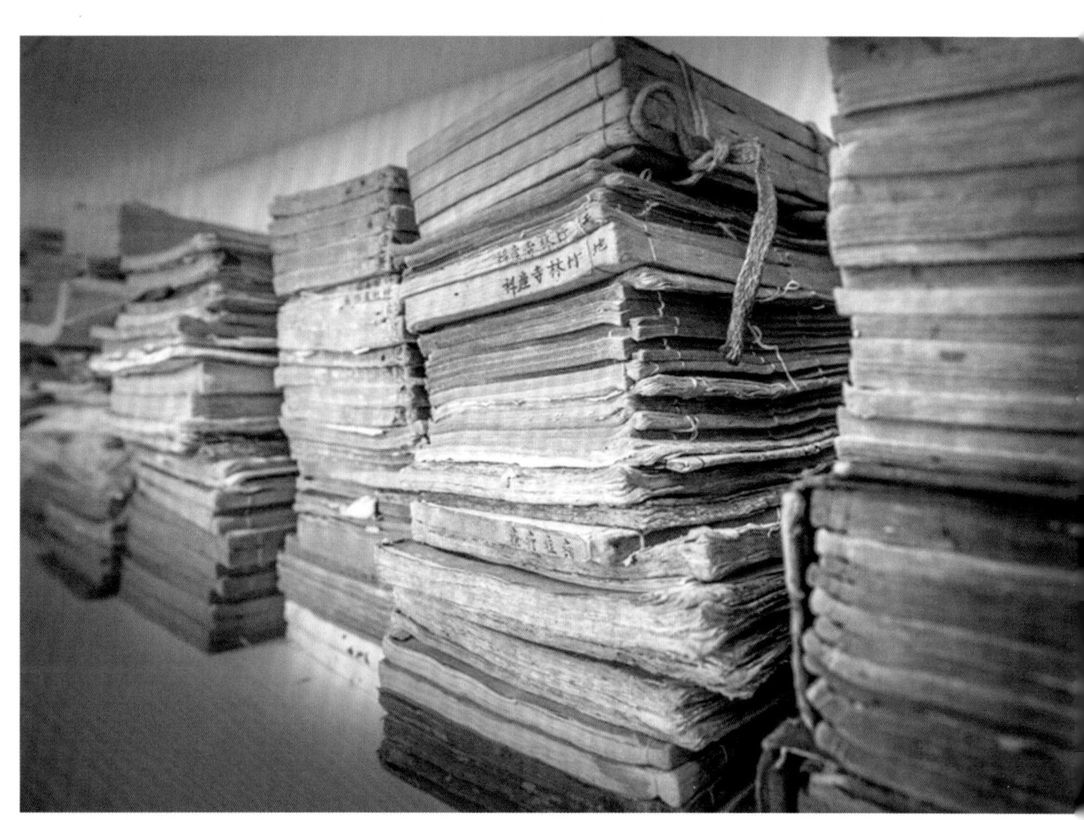

姚梦兰中医内科相关医药古籍

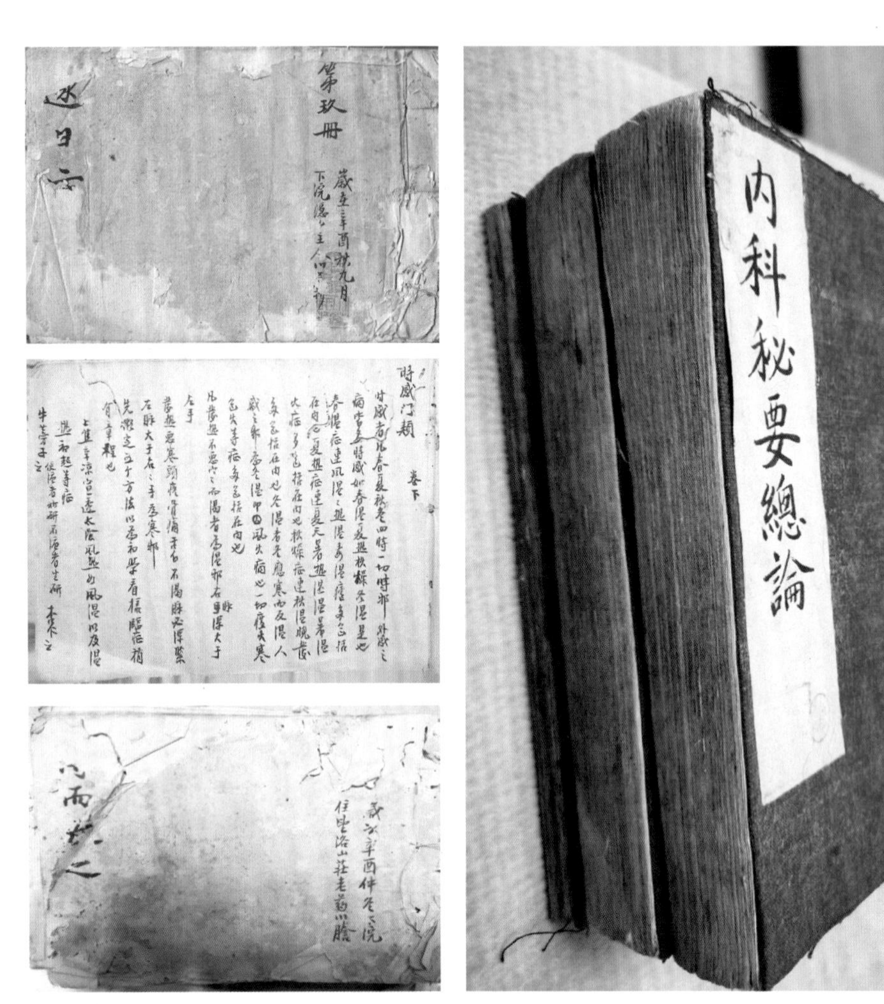

姚梦兰著作及医案

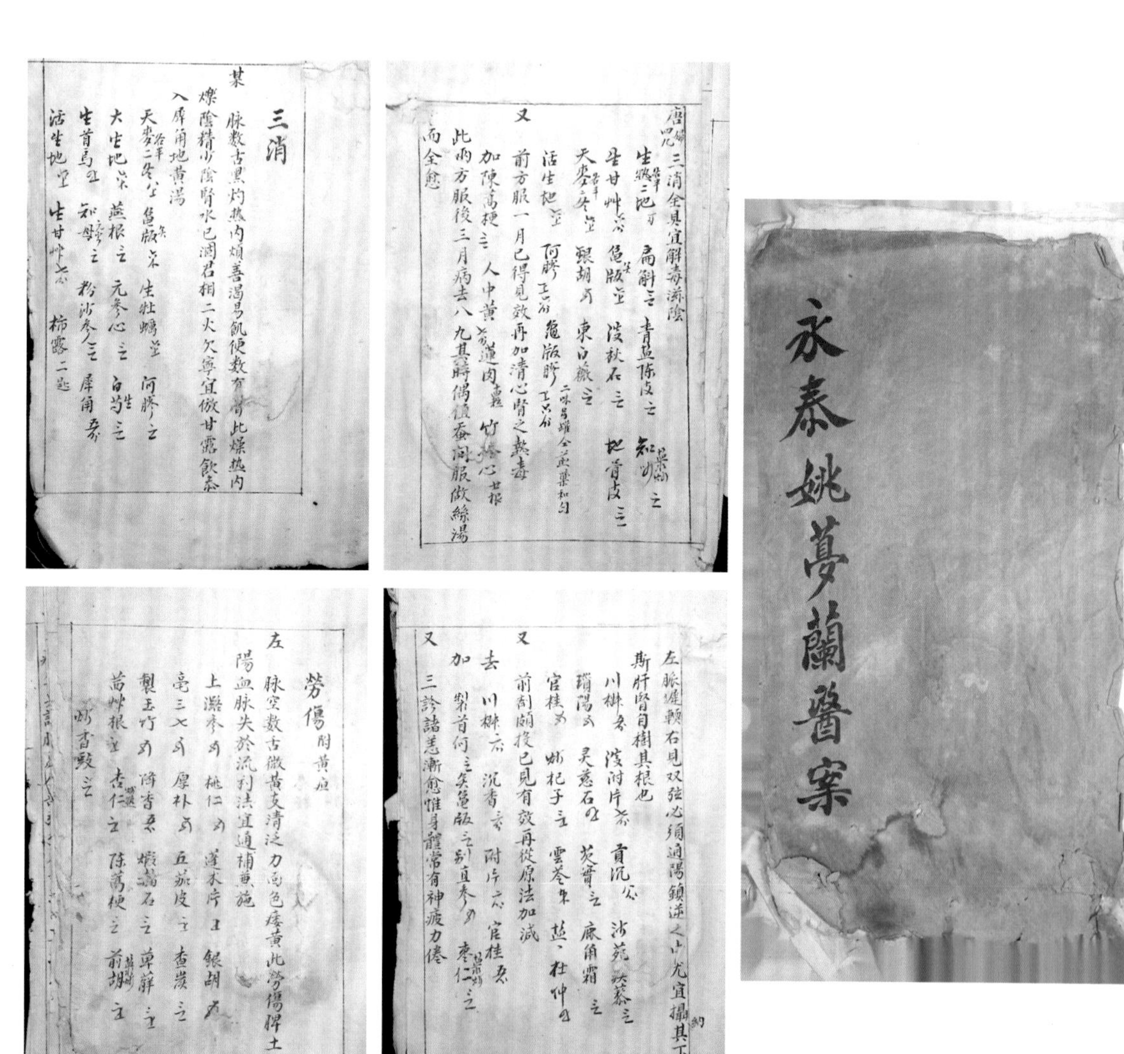

清代浙江名医姚梦兰医案手记

上潞參 白扁 萆薢 橘紅
芡實(杵) 生鱉甲 五味子(炒研)
沙苑蒺藜 藕根 煅代赭石
淮山藥 淩霄苓 茯神
川貝(去心研) 甜杏仁(去皮尖)

由黃腫脹腹欲噫氣不納不飢
茯苓皮三 川朴五分 冬瓜子三
○○ 官桂五分 五加皮三 腹絨三
生桑皮三 枳殼 生雞內金(研末冲)五分
橘紅五分 鮮佛手五分 杏仁三
此方夢朱夫子所傳 症屬公孫君而服之

脈弦搏身浮腫氣逆而喘收君血
○○○ 臌脹小水不利宜用溫運法
苓皮三 澤瀉三 椒目七
川萆薢三 腹絨三 生桑皮三
官桂五分 五加皮三 橘紅五分
炒玉竹片三 澤瀉五分 姜半夏三
老薑皮五分 仝上
症防成勞及早保養
上潞參三 五味子(炒焦)三 冬桑皮三
夢朱 藕根三 甘草 炒玉竹五分 扁斛三
麦方 旱蓮草三 茯神三 地骨皮三
○○○ 杏仁三 甘草 米炒扁豆三 以西洋參五分

左脈

舌白脉左浮弦帶緊右寸關搏大上
秋風寒鬱傷肺氣煩勞陽升咯
血盈缶今秋欬嗽近復音出不亮能
食胃強特[illegible]金實無聲議治進
開鬱法未識應否

生紫菀一分　象貝三　炒黃天花粉三
杏仁三　川鬱金五　枳殼炒一分
瓜蔞皮三　通草五　[illegible]枳五
老蟬四只　生茯苓三　桔梗一分
炒枇杷葉五　炒旱竹二分五

右　肺胃失肅欬久陰傷聲出不爽
形寒

右　脾為生痰之源肺為貯痰之器
痰氣相搏升降失肅化失司欬
嗽脘左積瘕耳鳴目[illegible]赤脹
小茴弦法當温養脾肺兼清
氣分之濕　甚文痛相合

清炙款冬花　扁斗　生炒桔梗
杏仁　[illegible]三五　豆卷
苹夌炒橘紅　佩蘭　清炙桑白
厚朴　炒貝母　蛤殼煅
冬瓜子　銀杏　愈

扁豆葉尚見投每以原劑加減
夢來老夫子方

姚耕山抄录姚梦兰医案选

浙杭

姚氏世醫

復診

帶原方

姚耕山处方手记

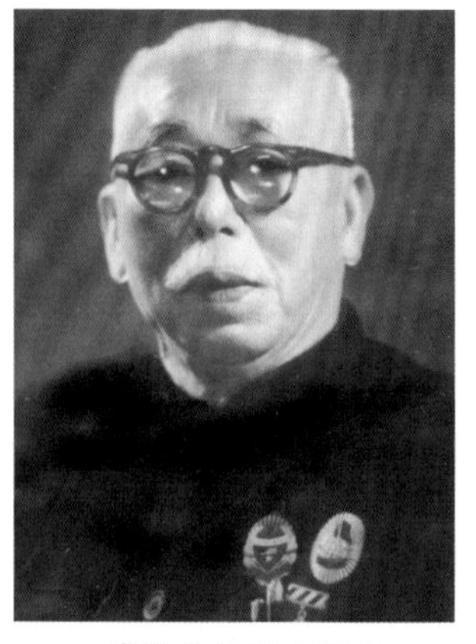
莫尚古弟子叶熙春
（1881—1968）

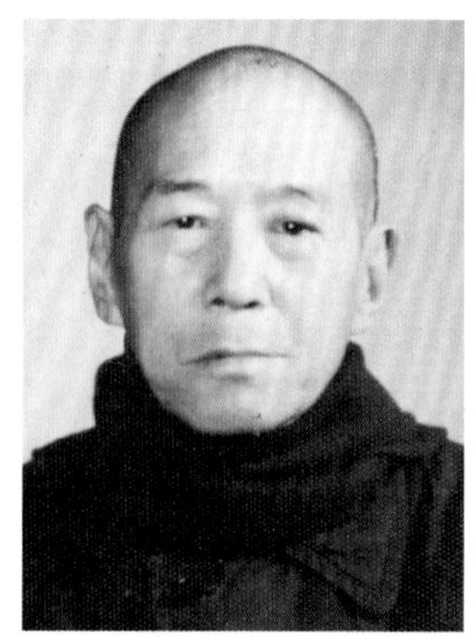
姚耕山弟子史沛棠
（1893—1965）

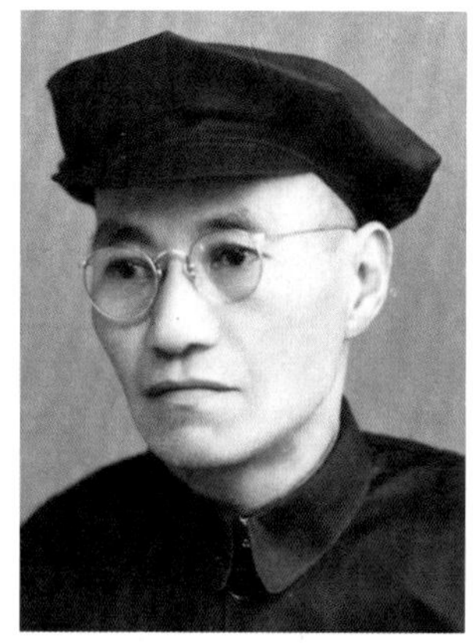
莫尚古弟子潘韵泉
（1898—1966）

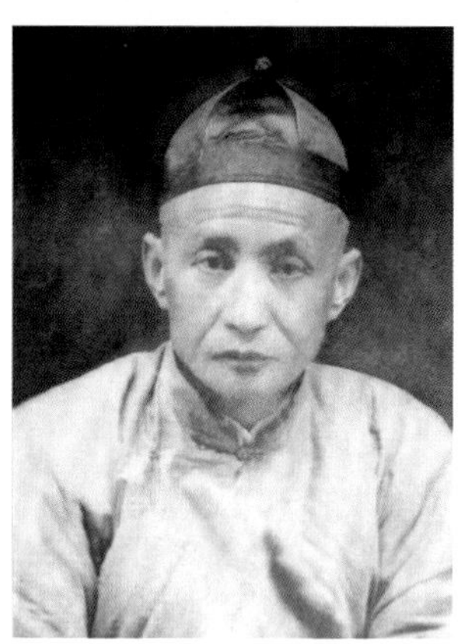
马幼眉弟子鲁荇青
（1886—1960）

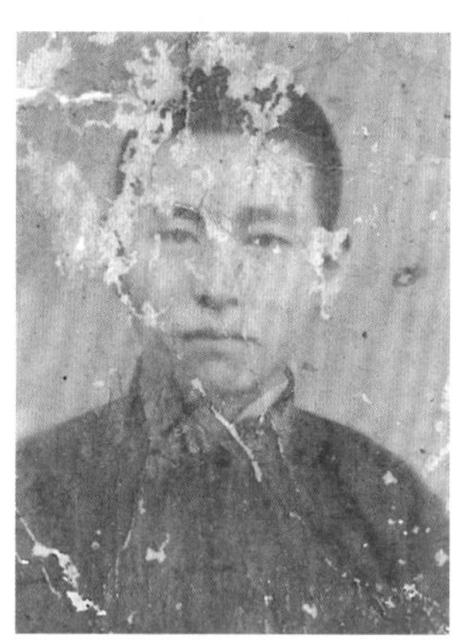
姚耕山弟子应瑞康
（1889—1938）

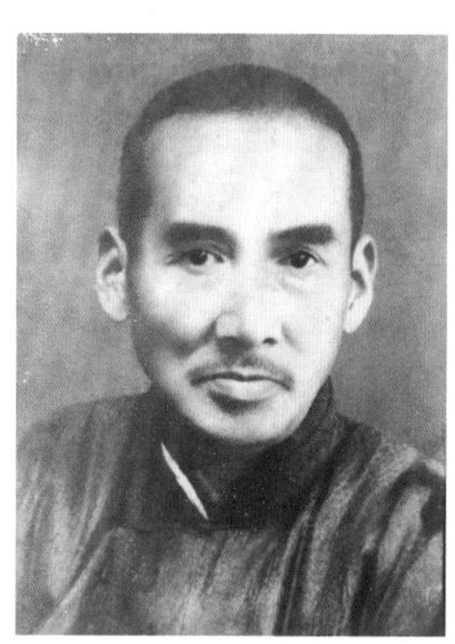
俞瑞麟弟子俞友梅
（1893—1951）

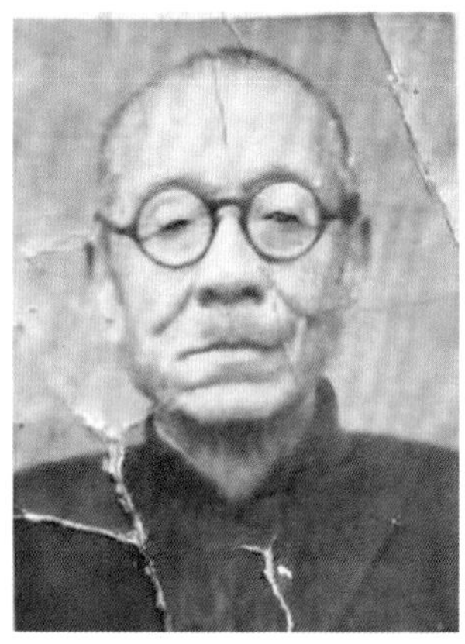
马幼眉弟子巴桐轩
（1889—1961）

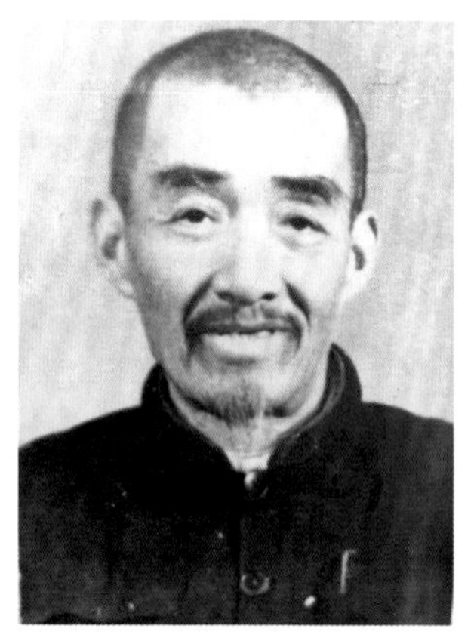
马幼眉弟子劳勉之
（1904—1975）

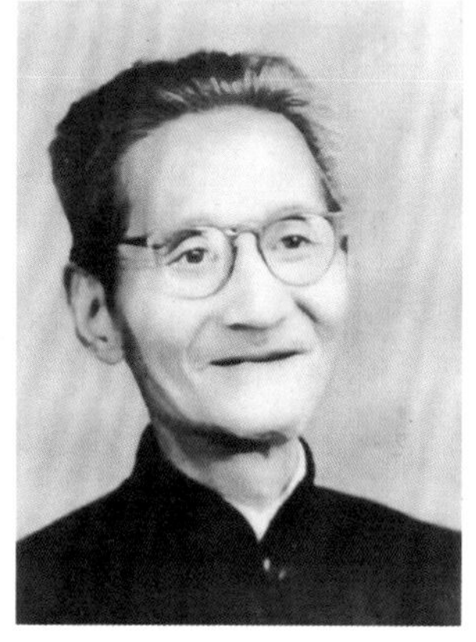
俞瑞麟弟子沈莲舫
（1902—1960）

姚梦兰中医内科第三代主要代表性人物

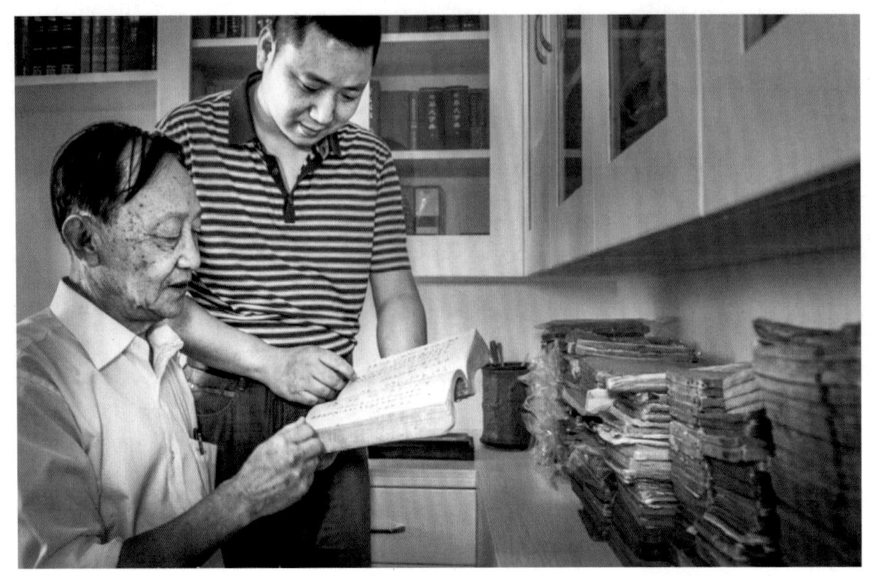

姚梦兰中医内科传承人鲁硕彦、俞建卫师徒合影

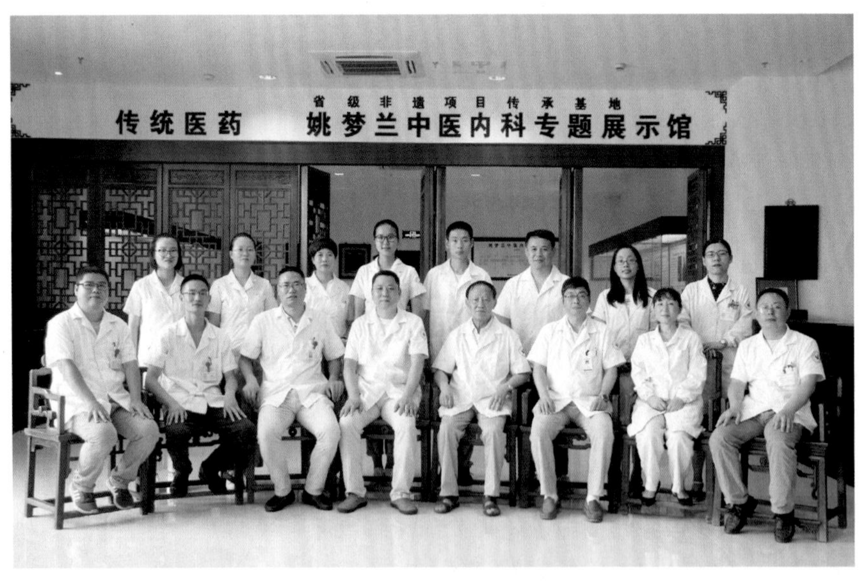

姚梦兰中医内科传承团队合影

姚梦兰中医内科传人谱系

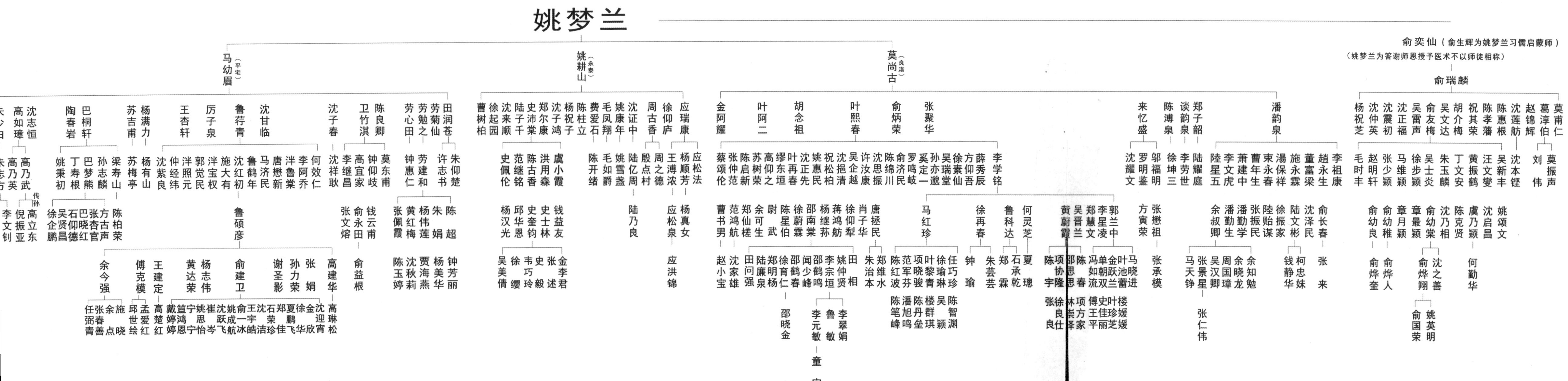

姚梦兰中医内科传人谱系

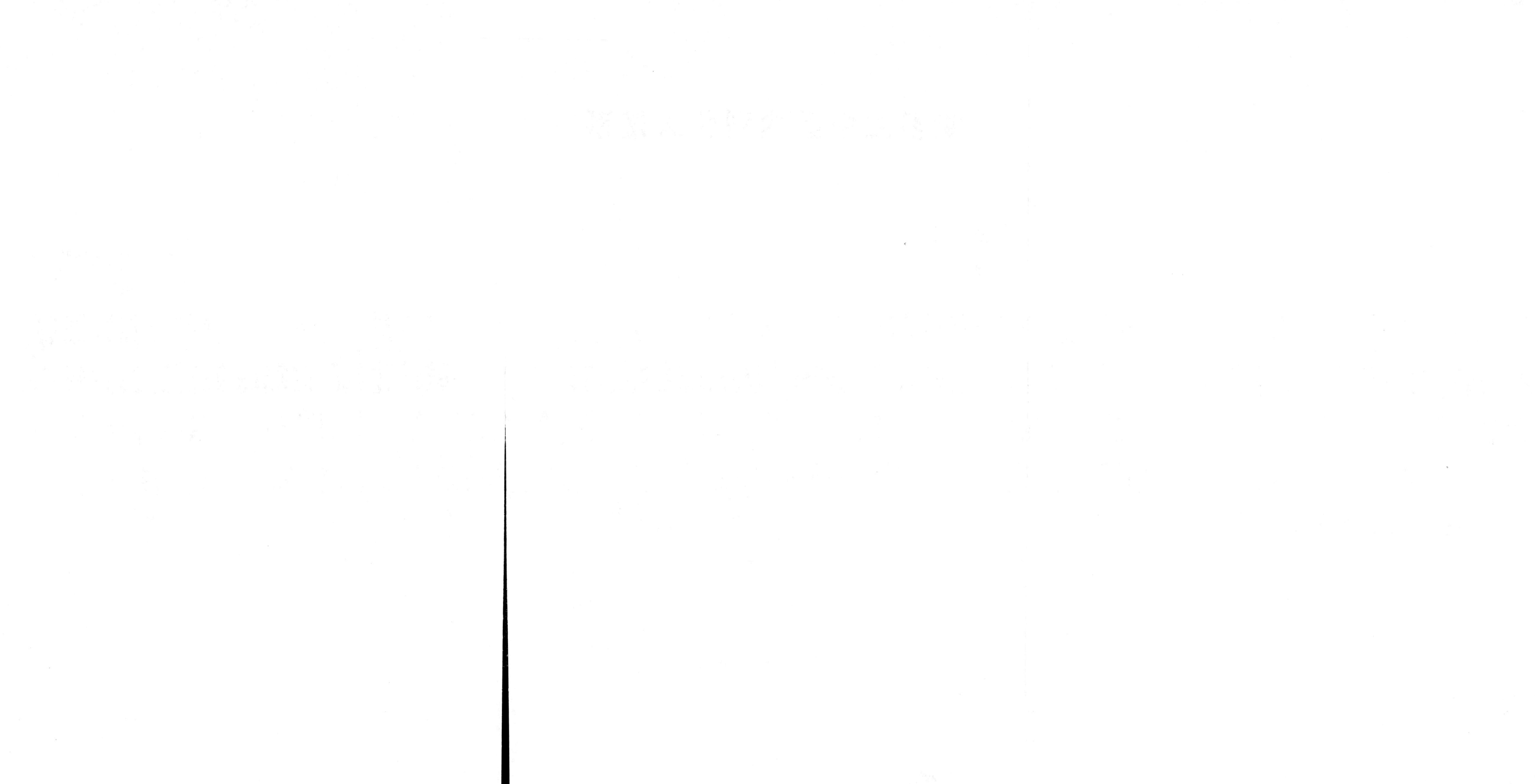

《浙派中医丛书》组织机构

指导委员会

主任委员 王仁元 曹启峰 谢国建 朱 炜 肖鲁伟
范永升 柴可群

副主任委员 蔡利辉 曾晓飞 胡智明 黄飞华 王晓鸣

委　　员 陈良敏 郑名友 程 林 赵桂芝 姜 洋

专家组

组　长 盛增秀 朱建平

副组长 肖鲁伟 范永升 连建伟 王晓鸣 刘时觉

成　员（以姓氏笔画为序）

王 英 朱德明 竹剑平 江凌圳 沈钦荣
陈永灿 郑 洪 胡 滨

项目办公室

办公室 浙江省中医药研究院中医文献信息研究所

主　任 江凌圳

副主任 庄爱文 李晓寅

《浙派中医丛书》编委会

总 序

浙江位居我国东南沿海，地灵人杰，人文荟萃，文化底蕴十分深厚，素有“文化之邦”的美誉。就拿中医中药来说，在其发展的历史长河中，历代名家辈出，著述琳琅满目，取得了极其辉煌的成就。

由于浙江省地域不同，中医传承脉络有异，从而形成了一批各具特色的医学流派，使中医学术呈现出百花齐放、百家争鸣的繁荣景象。其中丹溪学派、温补学派、钱塘医派、永嘉医派、绍派伤寒等最负盛名，影响遍及海内外。临床各科更是异彩纷呈，涌现出诸多颇具名望的专科流派，如宁波宋氏妇科和董氏儿科、湖州凌氏针灸、武康姚氏世医、桐乡陈木扇女科、萧山竹林寺女科、绍兴三六九伤科，等等，至今仍为当地百姓的健康保驾护航，厥功甚伟。

值得一提的是，古往今来，浙江省中医药界还出现了为数众多的知名品牌，如著名道地药材“浙八味”，名老药店“胡庆余堂”等，更是名驰遐迩，誉享全国。由是观之，这些宝贵的学术流派和中医药财富，很值得传承与弘扬。

有鉴于此，浙江省中医药学会为发扬光大浙江省中医药学术流派精华，凝练浙江中医药学术流派的区域特点和学术内涵，由对浙江中医药学术流派有深入研究的浙江中医药大学原校长范永升教授亲自领衔，凝心聚力，集思广益，最终打出了“浙派中医”这面能代表浙江省中医药特色、优势和成就的大旗。此举，得到了浙江省委省政府、浙江省卫生健康委员会和浙江省中医药管理局的热情鼓励和大力支持。

《中共浙江省委 浙江省人民政府 关于促进中医药传承创新发展的实施意见》提出要“打造‘浙派中医’文化品牌，实施‘浙派中医’传承创新工程，深入开展中医药文化推进行动计划。加强中医药传统文献研究，编撰‘浙派中医’系列丛书”。浙江省中医药学会先后在省内各地多次举办有关“浙派中医”的巡讲和培训等学术活动，气氛热烈，形势喜人。

浙江省中医药研究院中医文献信息研究所为贯彻习近平总书记关于中医药工作的重要论述精神和《中共浙江省委 浙江省人民政府 关于促进中医药传承创新发展的实施意见》，结合该所的专业特长，组织省内有关单位和人员，主动申报并承担了浙江省中医药科技计划“《浙派中医》系列研究丛书编撰工程”，省中医药管理局将其列入中医药现代化专项。在课题实施过程中，项目组人员不辞辛劳，在广搜文献、深入调研的基础上，按《浙派中医丛书》编写计划，分原著系列、专题系列、品牌系列三大板块，殚心竭力地进行编撰出版，我感到非常欣慰。

我生在浙江，长在浙江，在浙江从事中医药事业已经五十余年，虽然年近九秩，但是继承发扬中医药的初心不改。我十分感谢为编写《浙派中医丛书》付出辛勤劳作的同志们。专著的陆续出版，必将为我省医学史的研究增添浓重一笔；必将会对我省乃至全国中医药学术流派的传承和创新起到促进作用。我更期望我省中医人努力奋斗，砥砺前行，将“浙派中医”的整理研究工作做得更好，把这张“金名片”擦得更亮，为建设浙江中医药强省做出更大的贡献。

葛琳仪

写于辛丑年孟春

注：葛琳仪，国医大师、浙江中医学院原院长

前　言

“浙派中医”是浙江省中医学术流派的概称，是浙江省中医药学术的一张熠熠生辉的“金名片”。近年来，在上级主管部门的支持下，浙江省中医界正在开展规模宏大的浙派中医的传承和弘扬工作，根据浙江省卫生健康委员会、浙江省文化和旅游厅、浙江省中医药管理局印发的《浙江省中医药文化推进行动计划》（2019—2025 年）的通知精神，特别是主要任务中打造“浙派中医”文化品牌——编撰中医药文化丛书，梳理浙江中医药发展源流与脉络，整理医学文献古籍，出版浙江中医药文化、“浙派中医”历代文献精华、名医学术精华、流派世家研究精华、“浙产名药”博览等丛书，全面展现浙江中医药学术与文化成就。根据这一任务，2019 年浙江省中医药研究院中医文献信息研究所策划了《浙派中医丛书》（原著、专题、品牌系列）编撰工程，总体计划出书 60 种，得到浙江省中医药现代化专项的支持，立项（项目编号 2020ZX002）启动。

《浙派中医丛书》原著系列指对“浙派中医”历代文献精华，特别是重要的代表性古籍，按照中华中医药学会 2012 年版《中医古籍整理规范》进行整理研究，包括作者和成书考证、版本调研、原文标点、注释、校勘、学术思想研究等，形成传世、通行点校本，陆续出版，尤其是对从未整理过的善本、孤本进行影印出版，以期进一步整理研究；专题系列指对“浙派中医”的学派、医派、中医专科流派等进行系统介绍，深入挖掘其临床经验和学术思想，切实地做好文献为临床服务；品牌系列指将名医杨继洲、朱丹溪，名店胡庆余堂，名药“浙八味”等在浙江地域甚至国内外享有较高知名度的人、物进行整理研究编纂成书，突出文化内涵和打造文化品牌。

《浙派中医丛书》从2020年启动以来，得到了浙江省人民政府、浙江省卫生健康委员会、浙江省中医药管理局的大力支持，得到了浙江省内和国内对浙派中医有长期研究的文献整理研究人员的积极参与，涉及单位逾十家，作者上百位，大家有一个共同的心愿，就是要把“浙派中医”这张“金名片”擦得更亮，进一步提高浙江中医药大省在海内外的知名度和影响力。

2020年至今，我们经历了新冠肺炎疫情，版本调研多次受阻，线下会议多次受影响，专家意见反复碰撞，尽管任务艰巨，但我们始终满怀信心，在反复沟通中摸索，在不断摸索中积累，继原著系列第一辑刊印出版后，原著系列第二辑、专题系列、品牌系列也陆续交稿，使《浙派中医丛书》三个系列均有代表著作问世。

还需要说明的是，本丛书专题系列由于各学术流派内容和特色有所不同，品牌系列亦存在类似情况，本着实事求是的原则，各书的体例不强求统一，酌情而定。

科学有险阻，苦战能过关。只要我们艰苦奋斗，协作攻关，《浙派中医丛书》的编撰工程，一定能胜利完成，殷切期望读者多提宝贵意见和建议，使我们将这项功在当代，利在千秋的大事做得更强更好。

《浙派中医丛书》编委会

2022年4月

《姚梦兰中医内科》编委会

顾　　问　鲁硕彦　叶华醒　朱德明　马兆龙

主　　编　俞建卫

副 主 编　王宇皓　俞一冰　石荣珍　金　欣

编　　委（以姓氏笔画为序）

王宇皓　石荣珍　宁　宁　孙力荣

余　点　沈迎宵　金　欣　郑　佳

俞一冰　俞建卫　姚思怡　夏鹏飞

徐　华　崔　岑　楼巍炜　戴婷婷

编写说明

姚梦兰中医内科传承自叶天士温病流派，创始人姚梦兰为吴门叶天士第六代传人。姚派传承至今已有一百六十余年，已历七世，发扬叶氏理法方药辨证精髓，在传承过程中又融汇其余温病名家之思想，素以擅治温病及内伤杂病著称，代代传承有序，名医辈出。

《姚梦兰中医内科》全书分概述、主要学术思想和学术特点、诊治经验、名论选读、医案选评、经验良方选评六章，对姚梦兰中医内科的学术渊源、学派传承脉络、主要医家的学术经验，以及各家医案和验方等做了较详细的介绍和阐发，意在传承精华，守正创新，体现出继承中有发扬，整理中见提高的宗旨。本书中的"名论选读"，均辑自姚门医家论著，"医案选按"部分是本书的重中之重，系精选姚派医家医案，并加以评议。其中近现代叶熙春、史沛棠两大名家，医案特别精湛，因其所用病名、医案体例不同，故列专项重点予以选按。

本书收录的部分医案和经验方年代较早，有的药物现已禁用或不用，如犀角、朱砂等；有的乃稀缺而现在不易采购之品，如鲜茎莒草、海松子肉、玄精石等。这些药物可能不易得到，读者可寻求代用品或灵活化裁。

本书的主要编写人员大多是姚梦兰中医内科传人或私淑者，他们为姚系原始资料的保存和整理做出了很大贡献，对门派传承历史如数家珍，对传承和弘扬姚梦兰中医内科充满信心和决心。

“姚梦兰中医内科”2009 年入选第三批浙江省传统医药类非物质文化遗产代表性项目，临平区中医院是该项目保护责任单位。本书的编写得到了临平区卫健局的大力支持和指导，得到包括市区许多医疗单位、名老中医、名医后人及其他热心人士的参与和帮助，特别致谢姚门传承人姚荣铨、史奎钧（已故）、陆文彬、莫振声、劳建和、徐再春、巴晓红、应洪锦等提供资料，以及临平区中医院党委书记杨子健和塘栖中学陈正权老师对本次编写工作的支持。

本书力求文献资料丰富，中医特色鲜明，学术介绍严谨，理论联系实际和内容切合实用。传统医学著作学术性、专业性很强，本书所涉人事复杂、地域广泛，编写有一定难度。我们学识不足，水平有限，书中错误、疏漏及不当之处，尚祈同道和读者批评和指正。

《姚梦兰中医内科》编委会

2024 年 3 月

目 录

第一章　概述

第一节　学派形成及主要背景

姚梦兰中医内科是浙江省著名专科学派，滥觞于清末，形成于民初，传承至今已有一百六十余年。学派创始人姚梦兰于清代咸丰、同治年间即闻名于杭州仁和、钱塘，至第二代已经在杭城声名鹊起，民国初年第三代弟子已遍及浙北苏南与沪上，成为著名的“姚门”内科学派。

姚氏中医内科的形成因素是多方面的，但最主要是受温病学派的影响。“温病”一词最早见于《素问·六元正纪大论》，其载“民疠温病”。《伤寒论》中也提到了“太阳病，发热而渴，不恶寒者，为温病”。在温病学派出现之前，千年来中医一直是奉传统《伤寒论》理论为圭臬，但明清以来，江浙闽一带流行性传染病、地方病一直不断。据相关文献统计，明代的276年中大疫流行64次，清代的266年中大疫流行74次，如明永乐六年，江西建昌，浙江杭州，福建建宁、绍武等地死者78400余人，传统医学称之为“疫疠”。这与江南地区湖河渚泊、地处卑湿，疾病孳生，且较北方更温润潮湿有关，故江南多温病。传统的伤寒法对治疗时疫病效果并不理想，这使当时的医家不得不寻找新的出路，客观上促使了江浙诸医家对温热病的研究，并逐渐形成一个学派，即温病学派。

伤寒学派善用《伤寒杂病论》古方，方多偏温燥，也称为经方派；温病学派多以后世方加减，喜用凉药，故又称为时方派。尊经方者说“温病之病，本隶于《伤寒论》中，治温病之方，并不在《伤寒论》外”（陆九芝《世补斋》）；信时方者称“治伤寒家，徒守发表攻里之成方，不计辛热苦寒之贻言，遂使温热之旨，蒙昧不明”（《温热经纬》陈平伯《外感温病篇》）。伤寒学派和温病学派，最大的区别是在治疗用药上，有辛温和辛凉之别。当然，中医治病，首先在于辨证，其次才是用药。辨为伤寒，初起自当用辛温发汗；辨为温病，初起自用辛凉解肌。辨证不明，用药必误。温病学说离不开《伤寒论》的理论指导，《伤寒论》对温、湿等也略有描述，可以说温病也包括在伤寒范围之内。如《难经·五十八难》说：“伤寒有五，有中风，有伤寒，有湿温，有热病，有温病。”温病学说，就是在《伤寒论》的基础上发展起来的。其实自宋、元以后，历代医家已经感到《伤寒论》的解表方剂偏于辛温，不适宜温热病的治疗，遂提倡寒凉。温病学派的产生实际就是医学领域里有所发现、有所发明、有所创造、有所前进的必然规律。

姚梦兰中医内科的理论基础和主要学术思想，源自清代著名医家叶天士。据门派传人介绍，姚梦兰弃科举而学医后，师从叶派名家清代杭州儒医严燮。严燮，字兼三，号武林遁叟，少攻举业，后长习轩岐，医名著于武林，清代陆以湉《冷庐医话》中称之为“杭州儒医严兼三茂才”，多次推崇其医案医论。刘书瑞于《医灯集焰》序中称严燮“生平所学，尤折于叶氏香岩，诸书以是立法立方，悉皆圆机活泼”。相传姚梦兰在严燮著《医灯集焰》等书之时多有辅助，至今门人仍存有多部手抄本《医灯集焰》。《中国百年百名中医临床家丛书》之《中医临床家叶熙春》《中医临床家史沛棠》均有记载，他们的师祖姚梦兰“为叶天士门生华岫云的第五代传人”。清代医家华岫云整理叶天士医案所编的《临证指南医案》，被姚梦兰及历代弟子奉为必修课，此乃姚氏一系的根基。姚梦兰之子姚耕山手抄叶天士《临证指南医案》之精华处，集成《临证指南摘要》一部，书稿历百余年现仍保存完好，作为姚门后世医家入门参习之用。姚氏所著《时感门类》中病证的分类、自抄医案的门类分类与叶天士的《临证指南医案》一脉相承。另外，《浙江历代名医录》记载姚梦兰弟子莫尚古的文字中也提及“余杭姚仁，字梦兰，擅长调理，一时推为叶派名医”。

姚氏中医内科学派自创始至今历时一百六十多年，传承至今已及七代，其门人弟子据不完全统计有300余人，遍布于浙北、苏南、上海，乃至海外，是中医队伍中有生力量。

第二节　学派主要传人简介及学派发展

一、姚梦兰

姚梦兰（1827—1897），名仁，字仁斋，号梦兰，清道光七年（1827）生于仁和县八字桥钱家兜（今属杭州市余杭区仁和街道永泰村），中年由儒入医，为吴门叶天士第六代传人，晚清叶派名医，精于时邪温病、内伤杂病及妇科诸病诊疗，医名重于两浙，《浙江历代名医录》记载，时“杭湖两郡学医者多执贽于门下”。姚梦兰继承叶派温病思想，开创姚梦兰中医内科，弟子门生花叶递荣，桃李遍及江浙，据《浙江人物简志》载，姚梦兰为晚清浙江四大名医之一。

姚梦兰学术观点大体继承发扬了叶天士一脉，又汲取了其他医派的治疗经验，如竹林寺女科等，因而博采众长，青胜于蓝。临床上姚梦兰最擅长治疗时感温病、虚劳杂病以及妇科诸病。其学术观点在他手订著作《永泰姚梦兰医案》《时感门类》《虚劳门类》等著作中充分体现。对于温病杂病，姚梦兰在《临证指南医案》的基础上提出不少证治新见。如对于久病入络之血瘀痹症，他除了使用叶天士之化瘀治络法外，更提出“邪气日昌，宜佐扶正”的观点，认为在久病血瘀证中除了化瘀活血之外，更当重视气阴，如加入米炒麦冬、橘红等理气养阴扶正之品；对于阳虚水停之臌胀病，姚梦兰不仅仅停留在从脾论治，而是考虑到肺脾之密切关联，提出“先喘后胀，治在肺也”，药用杏仁、马兜铃、蜜炙桑皮、牛蒡子等宣肺理气之品，佐入健脾之药中；此外，对于厥逆气冲之病，姚梦兰不仅仅看到气逆之表象，且认为此类病究属元气不充，浊阴停滞，指出“非通阳无以泄浊，非重坠无以镇逆”，药用高丽参、肉桂、通草、泽泻、茯神、沉香等，扶元泄浊而厥逆自止。在妇科病方面，姚梦兰也有不少治疗经验。如对于崩漏，他提出“暴崩宜温，当固八脉为要”，即认为突发性的崩漏尤当注重固摄奇经八脉，药用桑螵蛸、艾炭、驴皮胶、淡苁蓉、煅左牡蛎、枸杞子、鹿角霜、卷柏、紫衣核桃肉、制香附、炒杜仲等，从肝肾入手，约摄八脉，此即叶天士“八脉隶于肝肾”之发挥。再如肾虚不固之月经过多，姚梦兰指出除了补益肾气，更当“法宜摄纳，佐以升提”，在补肾填精药中增加芡实、潼蒺藜、怀山药、牡蛎等收涩之品，更佐升麻等升提之药以提摄经血。

姚梦兰悬壶五十余年，著作甚多，惜遗墨散佚，留存甚少，现存未刊本《时感门类》《永泰姚梦兰医案》（姚梦兰著），其子姚耕山手录姚梦兰《秘传效方》《丸散全集》《内科秘要总论》，望洛山庄姚氏药房所整理的姚氏《名家医案》《名选医案》《逐日医案》等数十册姚门抄本，其中各含有部分姚梦兰临床医案录。据《永泰姚氏族谱续编》记载，姚梦兰除了医技高超外，还乐于行善，德艺双馨，去世时，十里方圆乡民前来挥泪送别。

二、姚门第二代“三鼎甲”

姚门第二代传人均为姚梦兰亲炙弟子，主要为姚耕山、莫尚古、马幼眉三人，他们医术精湛，行医乡里，活人无数，均得姚梦兰真传，被誉为“姚门三鼎甲”。

姚耕山（1872—1931），姚梦兰次子，字琴斋，号川若、映雪居士、隐山主人。少中秀才，后弃科举，与其兄随父习医。姚耕山悟性极高，尽得其父所传，医术名望均胜过乃兄，内、妇、儿诸科皆精，尤其擅长以三焦气化辨治外感温热病和内伤杂病。他对温热病有不少创新见解，如提出大头瘟实质为“外来温毒之气，而兼肝胆之火上冲，相引触发，病名大头瘟，时行是也”，后期解下黑垢“乃脏腑积毒，正是邪有出路”，不为逆症。治疗外感温病擅长运用宣上焦达邪法，药用淡豆豉、杏仁、胖大海、象贝、广郁金、炒杵牛蒡子、枳壳、橘红、橘络、连翘、青防风、前胡等。同时在杂病的转归预判上亦颇有见地，指出高年痱中之症“无非木强土弱”，且“先天有情气血之病，非后天无情草木所能疗治全痊”，故在治疗上当用血肉有情之品。治疗痰饮在胸，气机不利之痰饮病，用开泄气机法以利三焦，药用制厚朴、杏仁、生香附、壳砂、川贝、炒香豉、橘红、炒川楝子、大腹皮、前胡、娑罗子、炒桃仁、姜汁炒竹茹等。

姚耕山出师后设诊于杭州西湖畔的沧州饭店，他天资聪颖，学习勤奋，又得其父严教，遍读古今医籍，四十岁后医名大噪，医术可以与其父并肩。姚耕山留存整理手抄医著甚多，现存手抄姚梦兰《舌苔脉诀》《丸散膏丹制作技艺》《竹林女科》《药业总录》等著作多册。据姚耕山族孙姚荣铨保存的资料，民国时期姚耕山在钱家兜家中曾开办中医学堂，当地人称之“祖师台”，盛时有学生数十名。他收徒较多，据不完全统计，姚耕山门人有史沛棠、曹如柏、周古香、徐起园、陆子千、应瑞康、沈来顺、沈子鸿、郑尔康、陈柱立、费爱石、毛凤翔、姚康年、杨祝予、沈证中等。

莫尚古（1845—1927），名相疑，字尚古，良渚莫家里人（今属良渚街道良渚村），晚清至民国时期著名中医，博通经史百家，深研岐黄医术，尤精脉诀，患者就诊切脉象便知其病之所，百姓誉之为“莫半仙”。

莫尚古学成后最初行医乡里，后悬壶杭城湖墅宝庆桥，精于内科杂症调理，擅长以“开太阳，摄少阴”之法治肝肾虚弱。他善以小青龙汤为主体，随体质、证候、时令加减，灵活应用。其治肺痨有独到之处，认为“肾为肺子，母病则子殃，致金水不相生”，常以“清金育肺”法则治之。他的医术为同时代名医金子久折服。民间有传：有患者俞某患五更泄泻有年，困顿已久，大麻名医金子久曾用补火益土之剂治之，久不效。后经莫尚古治疗，改用苁蓉、麻仁等，润滑之品，取“通因通用”之意，多年宿疾三剂而愈。金获悉后叹曰“莫先生吾不及也”。然因莫氏诊务繁忙，所遗医案资料甚少，其门人众多，有谈韵泉、叶熙春、俞炳荣、郑子韶、金阿耀、张聚华、胡念祖、潘韵泉、陈溥泉、来忆盛等人。其中叶熙春、潘韵泉最为著名，余杭仓前谈韵泉，为目前已知莫尚古最早的学生。

马幼眉（1868—1935），乳名良和尚，塘栖东塘（今属余杭区仁和街道）平宅村人。系姚梦兰的得意弟子，业成后行医于塘栖、丁河，后悬壶上海。马幼眉临床长于融合运用三焦、卫气、营血、脏腑、六经等各家辨证方法辨析疾病发展转归。如曾诊疗一暑湿病，对其病势发展从多种辨证角度入手进行阐发，“暑湿由膜原，入三焦而反肺，扰动气分则为咳，扰动营阴则为血。以致恶寒发热，颈痛如胀。按得脉象，左手三部弦滑，右手寸关细数，视舌苔薄白尖绛。以此参论，太阴与阳明合病”，其灵活运用姚门擅长的将多种辨证方法融会贯通的诊疗特点，由此可见一斑。其中尤为擅长从脏腑五行生克制化角度诊疗咳嗽、虚劳等内伤杂病，曾提出“脾为营之源，胃乃卫之本”“肝为刚脏，柔以润之”“膀胱与血室并域而居，血瘀气滞，气化不行，故溺亦已不通”等观点。如治疗肺阴虚肝火旺之咳嗽病擅长运用制木清金法，药用丹参、蜜炙白前、川贝、全瓜蒌、茜炭、降真香、杏仁、旱莲草、蛤壳、蜜炙桑皮、橘红、黑荆芥、钩藤、枇杷叶等；治疗木邪凌胃之呕泄病，以抑木和土法，药用刀豆子、广皮、木蝴蝶、姜夏、吴萸炒川连、川郁金、赤苓、枳壳炒白芍、广藿梗、佛手柑、白蒺藜、蔻壳等。马幼眉设帐授徒，门人之多，在“三鼎甲”算是第一位。其门人现可稽考者有鲁荐青、卫竹琪、陈良卿、巴桐轩、劳心田、陶春岩、许甘临、沈志恒、苏吉甫、沈子春、高如璋、劳勉之、田润苍、朱少白、王杏轩等15名，大多是20世纪20～50年代杭县中医界领军人物。其中卫竹琪、鲁荐青医名尤著，被称为马幼眉左右手。

三、姚门第三代及以后弟子

（一）姚耕山一支：史沛棠、应瑞康等

史沛棠（1893—1965），原名甘霖，又名维清，字绍钧，武康县上

柏镇（今属湖州德清县）人。史沛棠祖上开中药铺，其父史赞熙亦行医。史沛棠幼承庭训，少时即受父亲的医学熏陶，后经舅父介绍，1907年师从余杭县永泰乡姚耕山先生。他天资聪颖，学习勤奋，深得老师赞赏，随从四载，尽得师传。学成后归家，在上柏镇行医，兼开设久昌药店。当时流行一种似痢非痢的疫症，诸医以清热导滞治之无效，史沛棠汲取前人“三阴自痢外皆是阳证”的经验，用犀角地黄汤加味，贫苦者以升麻代犀角减其负担，竟获良效。其师姚耕山设诊沧州饭店时，史沛棠前往协助应诊。在学术上，史沛棠研读中医经典，勤于著述，注重开拓视野，20世纪30年代编著《金匮直注》时，结合温病经验，中西汇通引用恽铁焦、陆渊雷等各家论述和日本《皇汉医学》内容。史沛棠的著述有《伤寒论浅解》《灵素选读浅注》《金匮要略浅注》《内经知要浅解》《五运六气括要》《常用药物手册》《内科诊治手册》《妇科诊治手册》等。

1947年，在西湖元通寺智行方丈的资助下开办六通疗养院，史沛棠任院长。六通疗养院对慢性病以中药调治为主，疑难病以中、西会诊治疗，主张宜于西药治办则配合西医药，是当时省内乃至国内最早以中医为主、治养结合的医疗机构。1952年会同叶熙春、张硕甫、潘石侯等著名中医，创办了杭州广兴中医院（杭州市中医院前身）；1954年后分别在杭州市中医门诊部、杭州市第一人民医院任职；1958年任浙江中医研究所所长，1965年兼浙江中医学院院长，时结合科研、教学编写《内经选读讲义》《伤寒论讲义》以及有关舌苔、脉象的诸多教材。

史沛棠十分注重辨证，认为“病不辨无以治，治不辨无以愈”“医之治病，首重识症，次重识药。识药之要，必先明其性能”。特别欣赏“望而知之调之神，闻而知之谓之圣，问而知之谓之工，切而知之谓之巧”，主张四诊有机结合，相互参证，反对单凭切脉就做判断。认为“用药如用兵，不在多，贵在精”。成方古方选用应灵活多变，随证化裁，忌生搬硬套。对于慢性病，根据“水为万物之元，土为万物之母。脾肾安和则一身皆治，二脏不和则百病丛生”的道理，着重调理脾肾。弟子有陈古香、杨汉光、范继铭等。

史奎钧（1934—2022），史沛棠之子，出生于浙江德清，1957年参加工作，先后跟随父亲和名医叶熙春学习。后长期从事中医临床、科研和教学工作，擅长中医内科各种疑难杂症的调治，对肿瘤的康复和防复发、糖尿病、甲状腺功能亢进、甲状腺功能减退、甲状腺的结节和恶性肿瘤，以及肝胆胃肠等消化系统疾病的防治均有相当研究。史奎钧系全国老中医药专家学术经验继承工作指导老师，并担任浙江省中医学会理事。弟子有吴美倩、章巧玲、金李君等。

应瑞康（1889—1938），余杭塘栖人，祖上数代从医，祖父应书巢，家传中医内科，开设泰山堂中药铺，悬壶塘栖超山一带，父亲应连宗精通中医内外科，亦为当地名医。应瑞康自幼受家庭熏陶，博览群书。后又师从姚耕山，为内门弟子，对中医理论研究尤深。出师后行医于塘栖镇超山一带，医术精湛名闻杭郊和德清、桐乡。应瑞康国学功底深厚，精于书法，与书画名家王震（字一亭，吴昌硕学生，民国时任中国佛教会会长）、吴东迈（吴昌硕第三子）等均有深交厚谊，互有字画相赠。1938年日军侵占塘栖时，应瑞康在家诊治患者遭日军骚扰，因抗争被抓，受酷刑致死。

杨顺芳（1915—1985），16岁师从应瑞康，三年学成结业后曾于家乡义桥、半山挂牌行医，除内科外还以擅治痈、疖等外科疾病，闻名乡里。1954年沾驾桥联合诊所成立，他是发起人之一。

应松泉（1924—2010），自幼受父亲应瑞康熏陶，青年时期由父亲的学生汪溥农、杨顺芳带教。又赴余杭乔司和睦林桥学医出师后，1956年回超山联合诊所工作。应松泉注重地理环境对疾病的影响，认为塘栖一带地处水乡，农民田作辛劳，水湿浸淫病邪易犯，内外科疾病多发，风、湿、热为主要的病因。应松泉内外科皆精，擅长使用疏风清热、利湿、凉血之剂，对病程较长者侧重于活血化瘀、益气养阴。其从医几十年，走遍村庄农家、田畈角落，累计诊疗患者20多万人次，背破的出诊箱有8个之多，在当地传为佳话。

徐仰庐（1892—1943），德清名医。据《浙江历代医林人物》记载，他与史沛棠同学于姚耕山之门。某年冬温流行，徐仰庐治之，活人甚众，声誉日隆。

毛凤翔（？—1952），杭州三墩祥符桥人，师从姚耕山。满师后设诊于杭州官巷口附近的崔家巷，主治内科，尤擅温热病诊治，弟子有毛如爵等。1946 年 1 月出版的《杭州指南》记载，崔家巷毛凤翔为杭城著名医师。

（二）莫尚古一支：叶熙春、潘韵泉等

叶熙春（1881—1968），字倚春，幼名锡祥，又名其蓁、锦玉。祖籍浙江慈溪县（一说祖籍义乌县叶前村），出生于杭州武林门外响水闸。幼随祖母居杭，五岁时祖母去世，随父母在良渚生活。叶熙春幼年天赋聪颖，后经人推荐，得随当地名医莫尚古先生学习。叶熙春随师临诊，虚心好学，研考医学典籍，深得其旨，不数年即能独立行医。师祖姚梦兰见叶年少有志，延其侍诊二年，亲传心要，其医术大进。满师后，初行医于瓶窑镇，后悬壶于余杭镇木香弄，以“禹杭叶熙春”自号，诊室名为“问苍山房”，以“治病救人，问心无愧”自勉。1928 去上海，仍以“禹杭叶熙春”自号。叶熙春屡起沉疴，四明银行行长孙衡甫及虞洽卿、杜月笙、张啸林、王晓籁等名流信服其医术，养生保健亦多有仰仗。其在诊治之余，博览群书，治学严谨，对金、元、明、清医家诸说兼收并蓄，冶于一炉，又吸收现代医疗技术，参考民间验方，取长补短，自成一格；识症遣药，自出机杼。治病注重卫气营血与六经结合，辨证施治，处方丝丝入扣，出险入夷。精通内科、妇科，对外感时症、内伤虚痨、痰饮、臌胀诸病均有独到之处，蜚声浙北。1948 年叶熙春回杭定居，悉心著述。1952 年他和史沛棠、杨继荪、张硕甫等创办广兴中医医院（杭州市中医院前身），不久广兴中医医院声名鹊起，叶熙春为了有助于后辈脱颖而出，功成身退回到上海。1954 年，浙江省卫生厅副厅长、党组书记李兰炎亲赴上海，邀叶熙春先生回杭，出任省卫生厅副厅长兼浙江省中医院门诊部主任。浙江省中医院在门诊部为叶熙春先生设立定期应诊专室，开省内专家门诊之先河。1956 年叶熙春出席全国先进生产者代表大会，被推选为主席团成员。同年被补选为第一

届全国人大代表，此后又连续当选为第二、三届全国人大代表，多次受到毛泽东主席及党和国家其他领导人的亲切接见。1965 年，在政府的重视和关怀下，记载其临床经验的《叶熙春医案》经他亲自审定，由人民卫生出版社出版发行。叶熙春在“文革”中遭受迫害，于 1968 年 10 月逝世，1978 年 8 月平反昭雪，恢复名誉。在浙江省中医院，叶熙春培养出李学铭、薛秀辰、徐素仙、史奎钧等众多弟子，后来均成为著名中医。

李学铭（1935—2012），浙江海盐县人。1957 年在杭州学习中医，先随史沛堂先生学理论，又跟叶熙春先生学临床，是叶熙春的关门弟子。后为浙江省中医院主任中医师、肾内科主任，系全国老中医药专家学术经验继承工作指导老师。李学铭早年开展使用纯中药治疗疾病的研究，20 世纪 70 年代起致力于中医、中西医结合治疗肾病的研究，研制了治疗尿毒症的“启坎散”“肾衰败毒散”，治疗痛风性关节炎的“痛风洗剂”及治疗慢性肾炎的抗凝 I 号与益肾冲剂。主编《中国百年百名中医临床家丛书：叶熙春》，传人有徐再春、马红珍、何灵芝、黄蔚霞、郭兰中等。

李宗垣（1921—2011），自小师从叶熙春弟子邵南棠，17 岁即在瓶窑镇里窑街一个中药房里坐堂行医。1951 年，瓶窑镇政府成立“联合诊所”，李宗垣任中医内科医生，1956 年，李宗垣任联合诊所副主任兼瓶窑镇诊所主任。在五十多年的从医生涯中，李宗垣不断探索，精研医理，在治疗常见病、多发病及疑难杂症方面积累了丰富的临床经验，其医术医德得到了当地群众的认可和信任，是余杭区的名老中医。其子李元敏子承父业，继续从事中医事业。

潘韵泉（1898—1966），浙江秀水县（今嘉兴市）王店人。据《嘉兴市中医院院志》记载，潘韵泉曾任嘉兴县人民代表，1959 年筹办嘉兴联合中医院，出任副院长，是嘉兴联合中医院（今嘉兴市中医院前身）主要创始人，并执教于嘉兴中医学校。早年师从湖州曲溪湾潘申甫，习外科，满师后悬壶于老家王店，以疡科闻名。后感内科根基欠深，再师从莫尚古，深得莫尚古真传，故内外科皆精，尤以内科享誉禾城。潘韵泉临证经验宏富，以善治虚劳见长。他治虚劳特重脾胃，擅用“二陈”，尝谓：“此方运中而不燥烈，药性平和，与其他药物互组，充分体现脾胃为后天的妙处。”这方面理论和实践经验集中体现在《潘韵泉治虚劳经验介绍》专文。潘韵泉的弟子还整理成《潘韵泉治昏迷经验》《潘韵泉医疗经验摭拾》等文，在四川、辽宁、浙江等专业杂志刊载，部分医案被收于《全国名医医案选》。亲传弟子数十人，嘉兴著名中医余叔卿、陆文彬、俞长春、沈泽民均出自潘韵泉门墙。

余叔卿（1909—1978），出生于凤桥石佛寺梅花洲，1926年，在父辈的影响下，17岁拜潘韵泉为师，从医五十余年，熟读各类医药经典，深得岐黄要义，声誉远播江浙沪一带。1962年，嘉兴专区卫生局授予余叔卿“嘉兴著名中医师称号”。1964年起，他历时三载整理编撰了《嘉兴梅洲余叔卿医案》。

陆文彬（1935— ），浙江桐乡乌镇人，首届嘉兴市名中医。历任浙江省中医学会医史分会理事、浙江省医古文研究会理事、浙江省养生协会理事、嘉兴市中医学会副秘书长、秘书长等职务。1959年嘉兴中医学校办学迁至联合中医院，被潘韵泉收为入室弟子，侍诊左右，阅见更广。自1964年起着手整理老师的经验，撰写《潘韵泉治虚劳经验》。1977年担任《浙江中医临床经验选辑（内、儿科专辑）嘉兴地区分册》编委，1981年主编《浙北医学史略》。

沈泽民（1941— ），嘉兴人，师从潘韵泉。曾任嘉兴市中医院副院长、党总支书记、市中医学会理事长、浙江省中医学会理事。擅长中医中药为主治疗消化疾病如慢性胃炎、胆囊炎、慢性肝病、结肠炎等。撰写《潘韵泉活血化瘀法临床应用心得》《活血化瘀法运用得失谈》《治疗咯血九法》《阳明经腑同病证治浅见》等论文。

俞长春（1944— ），嘉兴人，嘉兴名中医。1962年师从潘韵泉，承师擅长呼吸系统疾病、消化系统疾病、脾胃病。运用中医“天人合一”的准则，重视正气，防治结合。自拟治疗慢性结肠炎的“清肠健脾汤”、治疗高血脂证的“蛭芩汤”等，疗效显著。又拟“天子理肺汤”对呼吸系统咳、痰、喘患者的诊治，从分型、分段到拟方用药，有一套既统

一、又独特的诊疗方案。

胡念祖（生卒年不详），叶熙春的师兄，清末民初余杭名医。民国时曾任中国医药研究社研究员。叶熙春满师后到余杭县城的木香弄行医，得力于师兄胡念祖的帮助。

郑子韶（1898—1979），余杭、瓶窑一带著名中医内科医生。早年拜莫尚古为师，1946 年当选为余杭县中医师公会常务理事。1950 年 5 月与沈正先、孙宝山、朱一鸣、章仰岐等发起组织余杭县中医师协会，其中沈正先是叶熙春弟子，亦属姚门传人。

张懋祖（1911—1982），师从莫尚古弟子来忆盛，为莫尚古再传弟子，系姚门第四代中最长者之一。张懋祖之子张承模，曾长期担任余杭县卫生局局长，对中医药事业的继承和发展非常热心，曾编撰《余杭农村卫生工作记忆》及《余杭方言》。

陆跃庭（1948—2017），姚门第四代中最年轻者，师从莫尚古弟子、余杭名医郑子韶。1995 年任余杭县第二人民医院院长。

（三）马幼眉一支：鲁荇青、巴桐轩等

鲁荇青（1886—1960），字金锐，东塘（今属仁和镇）骧马桥人。17 岁从平宅马幼眉习医，20 岁满师悬壶乡里。1937 年日军侵华，乃迁塘栖镇天源药栈，坐堂行医 8 年。抗战胜利后始返乡里，直至病故。鲁荇青行医多年，医名遍及杭州、余杭、德清、桐乡一带。医家称鲁荇青为马幼眉的“右手”，即马氏众弟子中的佼佼者。鲁荇青擅长内科，精于温病杂症治疗。行医塘栖一带，屡起沉疴。曾诊一厥阴伤尽病例，判为不治，七日当折。然未及七日却能起床，众人哗之。而鲁荇青坚称回光返照，残灯复明，至第七日果亡，为人叹服。鲁荇青强调，判定病证必须四诊合参，不能单用一诊辨别疾病。疑难病患更需析理穷究，深探根源，广采诸家，融会贯通，才能诊治成功。鲁荇青曾加入杭州市国医公会，徽章为 2 号，列群医前位。精书法，生平著有《医案摘要》。鲁荇青传弟子 13 人，有施大有、马济民、沈红初等。

沈红初（1927—2015），系马幼眉“右手”鲁荇青的关门弟子，

1948 年学成，在家乡东塘开业行医。1956 年 3 月成立东塘联合诊所，沈红初为创始人之一，沈红初得鲁荇青的悉心培育，又自学西医解剖学、生理学、病理学知识，并将这些知识与中医辨诊相结合，互为参照，是塘栖一带最早致力中西医结合的医师之一。

鲁硕彦（1939— ），鲁荇青之孙，师从祖父鲁荇青的关门弟子沈红初，为姚门第五代传人，1958 年进杭州中医学校深造，受名医盛循卿、杨少山、何少山、王幼庭、罗鸣岐等带教，并研读家藏师授的中医典籍，打下深厚基础，主张“邪去则正安”。四诊合参，辨证论治，用药清灵，见效显捷。对外感、内伤咳嗽以宣肺化痰为原则，分别采用“抑木调中”“补土生金”“补中益气”等法，收效良好。对伤寒杂症及妇科诸病，善四诊结合，脉证不符则按“舍证从脉”或“舍脉从证”。多以正治为法，特殊情况灵活运用反治。现为浙江省非物质文化遗产“姚梦兰中医内科”省级代表性传承人。行医 68 年，深得“姚梦兰中医内科”学术思想之精髓，且不遗余力带教弟子，其传人已成为当地中医骨干。

巴桐轩（1889—1961），出生于杭州祖庙巷，祖先隶属蒙古八旗，为内廷近侍，因避祸迁居杭州。巴桐轩自幼酷爱读书，18 岁拜杭州梁某为师习医，不越三年即精医理，梁某视为大材，转而介绍至马幼眉处深造，颇受老师欣赏。卒业后号居室为“清荫书屋”，先在瓶窑附近的长命桥设诊，又去连具塘颐和堂药店坐堂。颐和堂业主后来将药店售予巴桐轩，巴桐轩遂定居连具塘，合医药为一体。巴桐轩深得马幼眉真传，以诊治时病见长，认为“肝以泄为补，胆以通为用”“去得一份邪即是复得一份正”。且精于脾胃调理，善用清凉之剂，对动辄投以滋补之剂不以为然。晚年双目失明更精切脉，疑难病断预后十有九验。巴桐轩还潜心研究运气学说，根据五运六气推测来年疾病流行情况，作为药材进货参考。

巴梦熊（1922—1989），巴桐轩之子，16 岁随父习医，聪明好学，研读多种医籍，20 岁即能代父应诊，未届而立之年在连具塘一带已小有名气。1953 年在浙江省中医进修学校学习期间受陈过、郁知非、何任等教授教导，不仅中医方面融汇古今，中西结合相得益彰。曾任瓶窑人民医院（今余杭区第三人民医院）副院长、长命卫生院院长，与其学生吴贤昌同为余杭县医学卫生咨询委员会委员，也是余杭县传统医学史的一段佳话。其女巴晓红继承祖业为医，其子巴正民继承其膏滋药熬制技术为药。中医、中药合一的巴氏中医药本是姚梦兰中医内科的重要分支，已成为仓前卫生院的中医药特色之一。巴氏中医药 2009 年被列入余杭区非物质文化遗产代表性项目，并在仓前街道连具塘村卫生服务站设立巴氏中医药工作室。巴晓红 2017 年被认定为该项目代表性传承人。

石仰德（1940—2020），余杭镇人，1959 年拜仓前连具塘儿科李雄伯为师，又在巴桐轩、巴梦熊处研习内科。在巴氏父子指点下研读医学典籍，并将巴桐轩、巴梦熊临床医案整理成帙。退休后将这些资料及平生经验汇编成《杏林点滴》，收录巴氏医案数十则，验方、民间偏方 500 余条。

卫竹琪（1890—1944），杭县宏磻卫家埭人，从舅父马幼眉习医，精内科，被赞为马之“左手”，即得意门徒，一谓门人合影居于马幼眉左侧而称之。卫竹琪学成后先在乡里行医，后去平宅悬壶，以“平宅卫竹琪”闻名。1930 年前后，在杭州笕桥保生堂国药店定期坐堂应诊。1937 年，抗日战争爆发，笕桥屡遭日寇扰掠，卫竹琪避难至杭市楚妃巷 14 号应诊。其生平医事曾整理成册，惜佚。弟子有李继昌、高宜家、钟仰岐、俞永田等，俞永田传子俞益根。

朱少白（1886—1948），字士林，别号匏庵，出生于塘栖丁河朱家门。受业于马幼眉，对内、妇、儿科皆精，曾悬壶沪、杭，后因父丧无心留居外地而返归家乡，服务于桑梓。他对危重症治疗经验丰富，每奏奇效，被誉为“朱一帖”。某年夏秋流行“白瘖”，患者微寒热多汗，胸腹即现白点，瘖点粗大，色泽不鲜；无胸闷气急咳嗽，仅有汗出，患者四五日即死亡，朱少白诊后，认为是疫瘖，辨证分析为正气大虚、病邪乘虚内陷。主用参芪温补，使元气得充，方能恢复抗病功能，治疗数例，立竿见影。朱少白又以时令变化规律判断疾病预后，有奇验。

朱志方（1930—2006），塘栖丁河人。父亲朱少白为马幼眉弟子，朱志方 12 岁从父学医，16 岁开始在父亲指导下临诊，一年后代父应诊。

朱志方内、妇、儿科皆精，尤其以中医药处理内科急症闻名。他运用扶正祛邪治疗痧病逆症，挽救了许多患者。朱志方行医中勤于研究，撰有《秦氏内经学补注》《辨阳明之应实》《阴阳五行学说之新探讨》《略论扶正祛邪法》等学术论文10余篇，弟子有李文钊、蔡杏农等。

高如璋（1901—1956），塘栖丁山河人。18岁拜马幼眉为师，内、妇、儿诸科皆通。出师后在塘栖镇圣堂角同茂染坊及在家乡行医。他悉心钻研吴鞠通《温病条辨》、叶天士《临证指南医案》等著作。长于温热病及七情内损诸症治疗。处方严谨，常根据患者体质和脏腑生理特征用药，主张慎用大苦、大寒、大热、大燥之剂。高如璋医德高尚，遇到贫困者常不计报酬，每年夏秋之季常与同仁去塘栖镇翁长春药店义诊。塘栖水网交织，高如璋为方便病家，自备轻便小船穿梭于塘栖、德清一带，日航几十里甚至百余里。遇到急重病患，常常不分日夜赶去诊治。

高乃武（1927— ），塘栖丁河村人，他和弟弟少年时随父习医，在塘栖农村行医近60年，对时令疫病及肝风、消渴、肾病等积累了丰富经验，按病因病证灵活应用解表、养血、燥湿、化痰、活血化瘀、平肝潜阳等法。高乃武治消渴（即糖尿病）颇有心得，认为系素体阴虚，复因饮食不节、情志失调、劳欲过度所致，病机是燥热偏盛、阴津亏耗。认为肾阴虚时瘀血阻滞是老年消渴病理特点，当以益气养阴、滋补肝肾治其本，活血通络治其标。弟子有倪振亚，其孙继业。

劳勉之（1904—1975），字寿生，谱名勤敏，塘栖人。劳勉之10岁时双亲先后去世，由舅母抚养，家境贫寒。16岁时拜马幼眉为师学医，学习勤奋，深受师爱，尽得其授。劳勉之熟研众多医学典籍，曾对《温病条辨》等经典作眉批，总结出自己在临床实践中的许多心得体会。其博采众长，擅治伤寒、温病及内、妇疾病。马幼眉病故后，劳勉之留在先生家应诊二年，接诊杭、嘉、湖等地大量患者。后悬壶沾桥，并开设延生堂中药店，患者盈庭。劳勉之临诊精于辨证，用药清灵，尝谓“轻药治重病，味淡出奇功”“辨证在于精，用药在于巧”。20世纪50年代，他治疗哮喘病，用药12味，总量折合现行计量仅有65.3克，但疗效好，又省钱，深受病家欢迎。他治疗不孕症注重调经，有瘀阻者兼以活血，提倡寡欲多子，每取良效。方圆数十里，皆闻其名，称之“劳半仙”。劳勉之时常教导门人要以仁为本，尽量减轻患者的负担，定下不可接受病家礼品，去病家出诊不可留下吃饭、不可吸烟等规矩。他要求学生学医勤奋，苦练基本功，临证要认真仔细，病家以性命相托，医家来不得半点马虎。

劳建和（1940— ），16 岁随父亲劳勉之习医，后又师从名医汤士彦。他还在杭州中医学校、浙江中医学校函授学习，既有家传师承，又有科班学习基础。他广泛研究通治方，擅治杂病，融汇新知，结合自身经验创建“辨病辨证—通治方—随证化裁”的临证模式，对喘症、眩晕、月经不调、半身不遂等治疗有较深研究。从医 50 余年累计诊疗 60 余万人次，发表学术论文 40 余篇，其中《当归四逆汤治验》被评为全国农村中医药优秀论文。

（四）俞奕仙一支：俞瑞麟、俞友梅、沈莲舫、莫振声等

俞奕仙（1850—1913），又作俞立仙，仁和县獐山乡獐湾村（今属余杭区仁和街道）人。俞奕仙之父俞生辉先生系姚梦兰启蒙塾师，故姚梦兰、俞奕仙辈同兄弟。早年随姚梦兰习医，始终不以师徒相称。以后俞奕仙自成一系，也是晚清时杭州名医。俞奕仙善内科，尤其擅长肺痨诸症治理，因家居野猫山旁，人称“野猫山肺科”。俞氏传承也有 7 代，门生近 70 名。其子俞瑞麟继承父业，又传子俞友梅，其中俞友梅所授弟子目前有稽可考者有 25 人。因其源出姚门而又自成一系，余杭中医界将其与姚梦兰并称“一脉双峰”。

俞瑞麟（1872—1920），字仁斋，奕仙之子，内、外科皆精。医术传子俞友梅、授徒葛淳伯等 10 余人，后于出诊途中脑出血去世。

俞友梅（1893—1951），字松筠，仁斋之子。他继承祖传擅长肺痨诸症治疗特色，注重滋阴治痨瘵，由是名声大振。友梅先生备有两条出诊小船，好似两辆专车，在杭郊、德清、吴江颇有名声。民国三十六年（1947）任杭县中医师公会第十一办事处（辖野猫山一带）主任。子俞幼良、俞幼堂、俞幼稚继业。

沈莲舫（1902—1960），獐山野茅山（今属余杭区仁和街道）人。师从俞瑞麟。

沈本铿（1922—1950），又名沈睿，沈莲舫之子，是俞友梅的学生。沈本铿年少学习勤奋，手抄医书供学兄学弟攻读，深得友梅先生的喜爱，群众称之“小先生”。他十分体恤贫困患者，经常不收诊金，有时甚至连药都分文不收。当时江浙一带肺痨流行，其擅长肺科疾病，长期接触这些患者，导致自身传染得病，医务繁忙劳累成疾，以致英年早逝。

莫振声（1941— ），师从葛淳伯，葛淳伯为俞瑞麟弟子，是中国著名药学家张辅忠的外孙，后悬壶塘栖，为一方名医，擅治肾病、消渴病、妇科疑难疾病，曾任临平区中医院院长（原余杭区中医院）、余杭县中医学会会长，为杭州市名中医。

第三节　学派对后世的影响

姚梦兰中医内科不仅擅长温病的诊治，而且对内科杂病造诣精深，经验宏富。就温病方面而言，上承叶派温病学说，于发展过程中又熔薛生白、吴鞠通等人学说为一炉，将卫气营血辨证、表里辨证、三焦辨证融会贯通，逐渐形成一整套完备的温病学辨证论治体系，从而对浙江温病学的学术发展产生了重大影响，并培养了一大批对浙江医学界有重大影响力的门人弟子。其后世门人弟子历代以擅治温热杂病著称，形成了独有特色的叶派姚门温病学说体系。

姚梦兰遗著《时感门类》对春温、夏热、秋燥、冬温等时感症论述翔实，以温病学说为基础，对江南肆虐难愈的湿温、虚痨症，辨证论治独树一帜，提出“湿温四时皆有，六淫之邪，湿乃黏腻之邪，惟湿邪易于潜伏，其余邪均否为伏邪”的观点，以胃为本，采用清凉之剂，运用辨证论治之法进行治疗。姚派弟子在此基础上推陈出新，认为正虚邪人，可反季节“治未病”，深研《黄帝内经》（简称《内经》）春夏养阳，秋冬养阴之理，认为秋冬之时着力养阴方能补足阴气，阴气足则阳气自旺，视病根不同，以膏滋药补虚救偏祛病，施以生津、益气、固精、养血等法润脏，其后苏沪杭之膏方名家多师出姚派，流传至今。又独创姚氏“香炉烛台型”处方，其由来系姚梦兰日有所思而有所梦，借托神示告诫后人用药需深思明辨，创立独特的处方格式，药名字数按二三二或三二三格式对仗排列，三味一组，呈镶嵌型，形如香炉烛台。门人循此格式以志纪念，后人一睹药方，便知师出姚派。当代虽不拘泥此格式，但作为崇尚医乃仁术的故事仍流传于医药界内外。

姚门传人在浙江医药界产生了重大的影响。姚门第二代弟子姚耕山、莫尚古、马幼眉等皆被推为当地名医，授徒众多，深受当地民众敬重。第三代门人许多是当时浙江中医界的领军人物，如叶熙春、史沛棠、潘韵泉等。

民国期间，姚门子弟就逐步融入地方中医医院，突破了中医历代以来坐堂门诊的简单模式，并注意吸纳西医药技术，进一步完善了中医的诊疗技术。抗日战争胜利前夕，1944 年 11 月 10 日杭县卫院奉命迁回县境，择永泰乡八字桥钱家兜姚宅（即望洛山庄）为临时院址，后发展为今天的临平区第一人民医院，姚门为抗战时期杭州地区卫生事业做出了巨大贡献。史沛棠于 1947 年，在杭州西湖六通寺方丈智行的资助下，创办了“六通中医疗养院”，聘请当时的中西医专家为特约医师，亲任院长，开创了集治疗与保健为一体、以中药为主治疗和康复各种慢性疾病的新模式，在近代中医药发展史上，留下了光辉的一页。收归国有后，现今的杭州六通宾馆属于杭州市总工会管理，同时也是中华全国总工会全国疗养基地。在宾馆宽敞的庭院内，保留至今的一株杭州地区见诸记载树龄最大的古香樟，碑刻上写着距今 1049 年，俗称“千年唐樟”，见证了六通中医疗养院的历史印记。新中国成立后，史氏积极响应政府号召，走中医集体化的道路。1952 年，与同门叶熙春集体创办了杭州广兴中医院（杭州市中医院前身）。叶熙春又积极带头参加国家医疗机构，先后在杭州市中医门诊部、浙江省中医院等单位从事医疗、教学工作。临平区第二人民医院原设有回春亭，以纪念叶熙春对余杭地区中医药事业的贡献。潘韵泉为嘉兴市名中医，曾参与创办嘉兴市中医院，并担任首任嘉兴中医院副院长，为嘉兴地区中医药事业的发展做出了重大的贡献。

姚梦兰门派至今已160余年，七代传承有序，谱系完备翔实，并留下大量临床著作和治疗实录，于研究中医内科医学流派有其重要的史学价值。姚氏药方流传全国，至今广为应用。现保留有与姚门相关的清至民国医籍、抄本、稿本、医案、处方手迹，包括姚耕山、马幼眉、朱少白、鲁荇青等10余门人遗墨，其中姚梦兰、姚耕山、马幼眉手抄姚梦兰医案10余册，相关处方200余张、古籍1000余册，当代史沛棠、李学铭、史奎钧、朱德明等学者对本门的研究著述数十种。余杭图书馆馆藏中亦藏有相关图书。余杭区中医院姚梦兰中医内科非遗展示馆展品百余件，包括姚门所遗百年铜锅、药罐、碾杵、药碾、药柜等，其中有姚梦兰使用过的药箱和姚氏后裔所绘姚梦兰像等。

姚梦兰中医内科是杭州宝贵的医学遗产、学术财富和文化资源。2007年开展姚派非遗项目普查，完善谱系，搜集医案及临床实践实录。2017年成立“姚梦兰中医内科”保护与发展领导小组，创建姚派非遗展示馆，扩大工作室，邀请资深姚派名中医开设门诊，推广姚派医术，积极培养人才。临平区中医院建有本项目传承基地、专题展示馆；另有省中医院李学铭（姚系）传承工作室；嘉兴中医院、临平方回春堂、余杭区三院也设有本项目工作室；余杭区五院建有姚梦兰中医研究所；姚梦兰出生地永泰文化礼堂设姚梦兰陈列馆，马幼眉出生地设文化园等都是对姚梦兰中医内科的保护和传承发展。

第二章　主要学术思想和学术特点

第一节　学术思想

一、学承温病名家，明辨伤寒温病

姚梦兰作为江南地区温病四大家之后传，属于温病一系，深受温病四大家观点的影响，同时对伤寒和温病之辨有自己的认识。姚梦兰对外感时邪的诊治经验虽然重在温病，但又不仅限于温病，同样包括对伤寒的辨析。姚梦兰对温病与伤寒的认识，大体继承叶天士、吴鞠通等医家，认为伤寒与温病是并行存在的，都是外感病的病因，而非温病为伤寒化热。姚梦兰所著之《时感门类》开篇便是辨析伤寒与温病的方法，可见其对于明辨伤寒与温病的重视。由于伤寒与温病治疗之法大为不同，一旦寒温之辨证失误，治疗上便南辕北辙，因此姚梦兰认为在时行外感病中，当先辨其为温病抑或伤寒，从中便可见其"因辨寒病之原于水，温病之原于火也，而并及之"的学术思想。此外，姚门后学秉承姚梦兰之观点，素来认为治病不在用药之寒热温凉偏重，而在辨证是否精确，亦不应计较学派之争。

二、温病起病之因，姚门更创新识

叶天士对四时温病的证治进行了精深的研究，其所著的《临证指南医案·幼科要略》中指出："春温、夏热、秋凉、冬寒，四季中伤为病，当按时论治。”姚门继承叶天士学说，认为温病之发，其因在于温邪，而温邪性质不同，致病特点也自不同，故姚门历代医家总结经验，对温病的病因提出了创新认识。

姚梦兰在所著之《时感门类》中明确指出，四时均有外感，而病因不同，即所谓：“凡春夏秋冬四时，一切时邪外感之病，皆多时感。”姚梦兰对于江南地区外感时邪，认为主要是温邪为主。但是和其他温病医家的观点有所区别的是，姚氏立足于春夏秋冬四时气候的特点，认为四时所感外邪和四季有着密切联系，温邪根据四时的变化主要可以分为“春温”“夏热”“秋燥”“冬温”四大类型。而四大类温邪病因之下又包括各类具体的病因。即所谓“春温症连风温、温热、温毒、温疟多包括在内。夏热症连夏天暑热、湿温、暑温、火症多包括在内。秋燥症连秋温晚发多包括在内。冬温者，冬应寒而反温，人感之邪，为冬温，即风火病也，一切疫火、寒包火等症多包括在内也”。

三、温病伏邪杂病，异同剖析明晰

姚梦兰中医内科的主要学术思想源于温病学派，温病也顺理成章成为姚门历代传人学术研究的主要课题。温病主要是指人感受温邪而为病，与伤寒病相对，温邪类型多样，因而导致受邪之后出现不同的证候特点和传变规律。其中温病中并无明显病因而发作者，则被认为是温邪伏而后发，故被称为“伏邪”。患者身中伏邪发作，往往症状严重，预后不佳。而杂病一般多指内伤杂病，与温病伤寒等外感疾病相对而言，包括脏腑杂病、虚劳等。内伤杂病同样是姚门医家在行医过程中遇到的一类常见疾病。

这里值得一提的是，姚门医家在诊疗实践中发现，温病、伏邪、杂病三者之间往往相互影响、相互转变，并非孤立的三种疾病。温病为患者素体正气尚盛之下感受温邪所发；而伏邪则往往患者素体患有内伤杂病，温邪乘虚而入，当正邪尚能交持时邪气深伏而不发作，待到患者体虚愈盛，或又有诱因则发而为病，由于邪盛正虚，故往往症状严重。而杂病则往往是温病、伏邪的基础，决定了患者素体的阴阳偏向、是否对外邪的易感。同时，温病伏邪之后，患者往往有耗液伤津，而转成虚劳杂病。在临床上，往往多见患者素体早有内伤，偶触温邪，邪气深伏而后发为病，如《时感门类》载姚梦兰案“向有酒伤痰饮之宿症”，又兼“受暑湿热三气”，故而成“弥漫三焦”之症；如《逐日医案》载姚耕山治秋温案，其由乃是“脾湿不化，刻下感受秋风，援引宿疾”；姚门医家医案中屡见“体虚夹感”“体素不足，肝阴失藏”“素禀阴虚，暑温热三气，杂感郁遏气分”等语句，深刻体现了姚门医家重视患者素体杂病与伏邪、温病三者之间的关系。

四、温病祛邪为先，伏邪调正为本

姚门医家认为外感温邪与人相合，若是人体正气充足则为温病；若是正气不足则多隐伏后发而成伏邪，两者实为一病，不过因患者正气情况不同而相互转换。

对于温病，姚梦兰及其门人按照温病学说温热病系温邪为病的观点，以祛邪为治疗核心，提倡“邪去则正安”“去得一份邪即是复得一份正”的原则，主张“在卫汗之可也，至气才可清气，入营犹可透热转气”“温邪为病，须防内陷”。祛邪为先，治不离汗、下、清三法，主要是宣通表里，疏达三焦，以引邪外出。通过汗法，使邪从肌肤而外出，不致入里；使用下法，使邪从腑道下达，从里出外；使用清法，使温热邪气透达肌表，不致内炽。究其治法原理：汗法一般来说是解表法。姚门医家对“温邪上受，首先犯肺”体会深刻。盖肺主皮毛，温邪入侵人体，必先犯及肺卫，故温病初起往往出现发热、头痛、咳嗽、口微渴、舌红苔薄、脉浮数等症状。又有“感而即发，则为头疼身热，表分病也”，病机在卫在表，所以用汗法疏通腠理，逐邪外出。比如温邪初起，宜用辛凉解表，治疗上常用桑叶、菊花等；热象较甚加金银花、连翘等；夹湿加通草、米仁、白豆蔻等，汗法要贯穿一个“透”字，目的是引邪外出、透达于表。下法就是通腑法，前人谓此法为釜底抽薪，因

“温邪不从外达，必致成内结”“伏邪内发，以汗与下为去路”“伏邪为病，以出表为轻、下行为顺”，所以温病使用下法，能使内结之邪热通过泻下而外出。下法常用之法有苦寒泻火、凉膈散热、增液润燥三种。如苦寒泻火主要适用壮热而阳明腑实，大便秘结者，用大黄、芒硝等。下法要贯穿一个“通”字。清法运用在卫、气、营、血各时期，对于温邪留气分，须宣达出表，着重清气分热，比如身热不退、烦渴、苔黄，常用栀子豉汤加味；表邪未尽者加薄荷、桑叶、牛蒡子；夹湿加滑石、米仁、通草等；里热盛者佐以石膏、知母等；咳嗽加杏仁、象贝、桑皮，痰盛加半夏、胆南星等；津伤加鲜石斛、天花粉。

对于伏邪，姚门医家宗叶天士之论，认为其发作往往是“乘虚而发”，因此在攻逐之时多同时考虑患者正气的不足，攻逐之后亦当考虑患者的正气情况。叶天士伏邪理论中对于邪正关系的论述主要体现在两方面。一为“正虚邪留”，邪气侵袭于人，正气亏虚，则留而不去，缠绵难愈，潜伏于内，伏邪所生；二为“正虚邪作”，邪气内伏，正盛则病休，虚则伏邪乘隙而发。《临证指南医案》载“虚中邪伏”“水亏温伏”“邪乘内虚而伏”，均是对正气亏虚、邪气留伏病机特点的介绍。叶天士言“老年人须血气充溢，使邪不敢陷伏”，邪气陷伏因于体虚，体虚伏邪之内因也。邪气内伏亦损其正，《临证指南医案·风温》载：“风温热伏，更劫其阴。”正虚邪作，正虚之时即伏邪发作之际。如姚梦兰诊治元虚伏邪一案，认为患者“色苍形瘦，木火体质，阴液本自不充”，因受到温邪而发为“口苦带腻，身重而痛，耳听失聪。呕恶懊侬，继以呃忒，大便溏泄，水小溺涩，汗后胰疏，形寒洒淅，渴不恣饮”，断为“病属元虚伏邪”，因为胃中虚馁，中无弹压，深恐木贼土败，故在治疗上“宗叶氏湿温虑虚其阳，阳伤取之气，拙拟养胃清肝，佐以息风，疏痰浊其次之”，处方霍山石斛、钩藤、滑石、厚朴、橘红、蔻壳、川贝等。

五、参合伤寒温病，精确辨证论治

姚梦兰学术思想内核是把清代以来卫气营血、三焦等温病学派辨证论治方法融会贯通，并结合杂病的脏腑辨证方法，从而在临床实践中灵活运用。这是姚门最大的贡献，也是清代以来浙北地区温病学说的一次具有代表性的发展。

第三代传人叶熙春继承姚门学术思想，辨证最长于卫气营血与六经、三焦相结合。他认为中医治病的成败在于辨证。温热时病，来势急骤，变化繁多。其治疗之难，难于用药，更难于识证。叶熙春治热病，既宗仲景，又法叶派，辨证常以六经和三焦、卫气营血理论相结合，合伤寒、温病学说为一体，博采众长，互为提高。叶熙春认为，古谓之伤寒与今称之温病，皆四时外感之热病。《黄帝内经》言“今夫热病者，皆伤寒之类也”，从理论上奠定了伤寒、温病一体的基础。所谓伤寒和温病，只不过因地域、气候和人体体质的不同，而见有不同的证候表现而已。伤寒温病虽病名不一，学说体系各异，但学术上各有千秋。伤寒以六经分表里，温病以卫气营血、三焦察深浅、别进退，皆总结归纳了外感热病的传变途径和变化规律，为治疗提供了依据。其间并无矛盾，更无孰是孰非之争。故叶天士曾有“其病有类伤寒”和“辨卫气营血虽与伤寒同”的论述。叶熙春在临床中参合伤寒、温病学说，熔六经辨证与卫气营血、三焦辨证为一炉，使疾病表里、深浅、虚实病机清楚明晰，为施治提供了可靠的病理依据。正如吴鞠通在《温病条辨》凡例中说：“《伤寒论》六经由表入里，由浅入深，须横看；本论论三焦由上及下，亦由浅入深，须竖看，与《伤寒论》对待文字，有一纵一横之妙。学者诚能合二书而细心体察，自无难识之证。”综观叶熙春温热病验案，辨证明晰是其取得成效的重要经验之一。而这种慎思明辨的关键，就在善于将伤寒、温病等多种外感热病的辨证方法有机结合。如对湿温症“微寒身热，胸次塞闷，咳嗽多痰，不思纳谷，时时欲呕”者，断病因为“浊邪犯于清旷”“蕴湿留于中焦”，析病机是“温邪夹湿，困于太阴阳明”，故施治当“宣畅气机，清除湿热”，用药既散太阳之表，又化阳明之浊，表里双解而使“热减咳稀”。又如温病“神识昏迷，手足瘛疭，颧红面赤，脉来细数，似丝无神，舌紫绛，苔燥黑如龟壳，齿龈衄血”之邪入营血重症，断其病因病机“乃伏邪不得从阳分而解，内陷厥少二经而阴液涸竭，虚阳浮越”。湿邪气分不解，深入营血，邪热鸱张久羁，阴液倍伤，一则心营受劫而邪陷心包，甚或神昧动血；一则肝肾告竭而风动木燔，甚则热深痉厥。此案下焦厥少枯竭，下虚上脱，法宜滋填潜摄。故治拟三甲复脉加减，养肝肾之阴液，潜浮越之亢阳，佐宣窍以达余邪。

由此可见，姚门继承和发展了清代以来卫气营血、三焦的诸多辨证体系，并将之与传统的六经、脏腑经络辨证方法熔于一炉，实为清代以后中医界一大进步。

六、杂病基于脏腑，转归辨证详析

姚门对杂病的认识主要基于《金匮要略》，辨治基于脏腑的生理功能，治疗杂病顺应脏腑之性，在辨证和用药过程中尤其注重调整脏腑气化状态。

姚门医家特别擅长辨析脏腑杂病之中病机的转变，把握疾病的转归，将某病的始发病因，病机变化过程判断清楚。以姚梦兰治疗外寒脾湿腹胀之案为例，姚氏指出先有“风寒外束，内应于肺，肺气壅遏不通”之病机，因而“痰热交蕴不豁”，更兼之“脾湿未彻”，故此出现“酝酿为黄，格梗中焦，混如两截”的综合病机，故最终出现“腹胀形黄，恶风潮热，剧则面目浮肿，咳嗽痰稀，脉得浮弦，舌黄”的特点，在预后上“延防肺胀之变”，治疗上则根据病因病机先后，仿《金匮要略》法“姑先治其卒病，后治痼疾”，药用蜜炙橘红、杏仁、炒研牛蒡子、陈皮、羌独活、炒天虫、茯苓皮、连翘、大腹皮、前胡、广郁金、橘络、早竹茹等味。

由于姚门医家对疾病的发展转归有详细的辨析，因此往往对于疾病的愈后有非常精准的预判，并大多在初次处方时便将该疾病的后续转变写清楚，对于该病是否能治，是否会转为危症有明确的判断。如姚梦兰治疗某案里虚夹感，又值热入血室，认为此病“最可虑者，阳病得阴脉耳”，因此必须“慎防厥脱之变”，对于预后并不看好，只能“勉强再候高明”。姚门后世医家同样继承这一特点。如姚耕山治疗胃弱络热之症，认为可能发展为昏瞀或者癫痫，“须戒尽烟酒，犹可悬崖勒马”。马幼眉治疗白痦，见其“渐侵营分”，便认为“难免瘛疭之防”，治疗痰血并见之咯血症，及早干预，先安未受邪之地，“防渐成损”；其传人鲁荇青治疗胁痛病直言此证目前虽然无恙，“久延防成劳膈”，等等。

七、重视五运六气，诊治必当参合

叶天士在《临证指南医案》中指出：“夫春温夏热，秋凉冬寒，四时之序也。春应温而反大寒，夏应热而反大凉，秋应凉而反大热，冬应寒而反大温，皆不正之乖气也。”姚梦兰继承叶派思想，在他的著作《时感门类》即以时感为名，开篇即言四时所感温病，在医案的分类中也以春温、夏热、秋燥、冬温分类。温邪本为外受，辨病定证岂可不识天气乎？姚梦兰不仅注重四季变化，同样注重岁历，历年情况又随五运六气而变化。如在春温案中述“细按旧岁燥上退位，本运湿乃来，复又处早监之方，春气空中发动，湿亦随之，故今岁春温暗中又夹湿温之意”，又因行医素在江南，外感风寒之中，多夹湿邪，故选用之药多可兼散湿邪，是因地制宜也，天地人相参，因能致和也。

姚耕山受学于其父姚梦兰，同样非常重视五运六气对中医的重要性。现门派留存姚耕山基于《医灯集焰》学习五运六气的部分笔记，其中颇能体现姚门对五运六气的创见。姚耕山精研《素问·六微旨大论》，认为“忝考五行六气，即地理六节气位，并非六气时序之位，故发以立春为初起，行非大寒为始，起分南北东西四隅之方位是也”，进而以大地六方为六气之相合，定下“南—少阳相火，北—太阳寒水，东北—厥阴风木，东南—少阴君火，西北—阳明燥金，西南—太阴湿土”的六气格局。同时认为五运六气的源头来自天地五行生化，即“天一生水，地六成之；地二生火，天七成之；天三生木，地八成之；地四生金，天九成之；天五生土，地十成之”之理，以天干地支互为阴阳（子与丑合，午与未合，卯与戌合，辰与酉合，巳与申合，寅与亥合），再配合天地五行而形成推算五运六气的基本工具，即“甲己化土，乙庚化金，丙辛化水，丁壬化木，戊癸化火”，在此基础上进一步推算年份的太过不及，即“乙丁巳辛癸为阴为少主不及，甲丙戊庚壬为阳为太主太过；子寅辰午申戌为阳为太，丑卯巳未酉亥为阴为少”。需要指出的是，姚耕山对天符岁会的认识和一般的观点不同，他认为“阳为天符，阴为岁会，是天符岁会即太过不及之分也”。

姚梦兰嫡传弟子马幼眉有一个生死秘诀，称为“马侯诀”。先依据疾病所在，“胃”“神”“根”三气结果，再根据子午流注、阴阳五行、时令季节变化规律来推测患者的疾病转归、生死时间，故此在马氏的医案中屡屡可见诸如“防某病之变”等预判。马幼眉的得意门生巴桐轩同样注重运气学说。巴桐轩兼综医、药，曾按运气学说原理探索推测来年疾病流行趋势，用作进药品种和数量的参考，也就是司岁备物。

姚派后学更有阐发，如第三代传人史沛棠根据《内经》“夫道者，上知天文，下知地理，中知人事，可以长久”和“必先岁气，毋伐天和”，否则“不知年之所加，气之盛衰，虚实之所起，不可以为工”的思想，洞察人与自然密不可分的关系，充分认识五运六气对人体的影响，认为近世大多医者不识《内经》运气原理，忽略五运六气对人体的重要意义，有失偏颇。故而潜心探究古代运气原旨，删繁就简，于晚年专著《运气括要》一册，该书着重探讨五运六气的意义，运气规律的推演，以及在医学上的运用，并做出通俗阐解，以俾后学研习。如对于《内经》“风淫于内，治以辛凉，佐以苦甘，以甘缓之，以辛散之”之论，史沛棠认为“木郁达之，金能制木，故木旺惟金能平。辛为金之味，凉为金之气，风邪过胜而为病者，宜用辛凉之药以治之”，又“肝病欲缓，风淫亦欲缓，处方当佐甘药；肝病欲散，风病亦欲散，处方宜投辛味，此即甘缓辛散之意义”。其他如寒、暑、湿、燥、火（热）过淫之邪为病，治则可以此类推。

叶熙春则重视五运六气中地域气候的关系，特别是在对以往所谓的伤寒派、温病派的争论问题上，叶氏认为，这很大程度是因为没有从地域、气候和自然环境与人体关系上加以分析，若注意到这一点，就会看到伤寒、温病学派并无矛盾，而且各有千秋。我国地处亚洲，幅员辽阔。北方气候寒冷，风凛干燥，北人肌肤致密，身体壮实，感冒必用麻、桂、羌、防，一般伤风亦宜辛温发散；南方地处沿海，气候温暖潮湿，南人腠理疏松，多汗易泄，伤风感冒只宜辛凉轻解，如银翘、桑菊之属。叶氏认为："伤寒温病之争，焦点即在于此。又地理、气候加害于人，其病也有常有变。"如有北人患风热感冒，治用辛温而化燥伤津，演成败证；南人病风寒外感，误用辛凉而戕伐中土，反增胃病者。还有因人体禀质不同，同一病患所表现的病状各异，又非因人制宜不能为功。在整体思想指导下，叶氏对运气学说有深刻的研究。

姚派医家历代相传均重视天人合一之论，精研五运六气之说，并代有创新，代有发展，由此可见一斑。

第二节　学术特点

一、重视基础，历代相传方歌脉诀

姚梦兰本是儒医出身，因病肺痨而攻举子业不成，因而访名师以习医，其师严燮（字兼三）同样是"少攻举业"，《冷庐医话》中称严燮为"杭州儒医"。上溯至叶天士，叶氏在《类证普济本事方释义》序中自述："予幼习举子业……喜涉猎岐黄家言。"由此可见，姚门医家的传承和儒学分不开，可称为儒医，而儒医一脉尤为重视医学的基础教育。因此姚门特别重视医学基础知识，如严燮将"古人紧要之言"，汇编为"斯道入门之诀"，名曰《医灯集焰》，手抄传承，历代记诵。今略举《医灯集焰》中承吴坤安《伤寒指掌》之"察舌辨证歌"增减改编而来之“察舌别证诗”为例：“六淫感症辨何难，临证需将舌细观，察色分经兼手足，营卫表里悉心看”。故姚门后辈弟子入门往往要求背诵《伤寒指掌》《医灯集焰》《濒湖脉诀》《汤头歌诀》《药性赋》等医学入门著作，将中医学基础之脏腑、四诊、伤寒温病、方歌等以歌诀或赋的形式背诵记熟。在过去中医师徒相传的年代，师父收徒首先便是授予这些入门歌诀，其余均不多传，亦不为之解答，每日侍诊之时师长亦常常考校基本功，待到将这些歌诀背得滚瓜烂熟之后，方才讲解其中的精微之处，在临床中将实践和所背歌诀内容联系起来，因此不少姚门医家年近古稀仍然对这些方歌，脉诀倒背如流。由此可见姚门的理念是必先打好扎实的医学基础，后方可有临床之灵活运用。

二、学从竹林，亦擅妇科疑难杂症

虽然姚门医家主要精擅的疾病为温病和杂病，但姚梦兰早年曾患痨瘵，幸得瓶窑回龙庵一位曾在萧山竹林寺女科驻锡的老僧救治，故转危为安，病愈之后又得老僧传授竹林寺女科医术，故此后姚梦兰在从医生涯中精研女科。并有传说姚梦兰因善治妇科病而获得一“特别通行证”。姚梦兰后期在杭州坐堂行医，当时府台的母亲患妇科病，几乎找遍了城里有名气的郎中，仍治不好。最后找到了这位从乡下赶来坐诊的姚梦兰。几帖药方已显疗效，几次复诊竟被治好。府台老爷感激不尽，为姚氏挂匾，并送他两盏大灯笼，上剪贴大红“姚”字，落款是“杭州府台衙门”，这如同现在的特别通行证。不论任何情况，一律放行，即使深夜出诊，也得开启城门。从此，姚梦兰善治妇科病的名声越来越大。

姚梦兰擅治妇科病在其医案文献中也有记载。如在《永泰姚梦兰医案》记载一崩漏案：“某，二五，肾虚不固，经漏脉沉，法宜摄纳，佐以升提。”姚氏分析此案崩漏乃肾虚不固所致，药用驴皮胶、芡实、杜仲、怀山药、鹿角霜、菟丝饼、龟甲、熟地黄炭、牡蛎等固涩填补肾气为本，又不忘佐以升阳止崩之法，佐以潼蒺藜、升麻等升提阳气，如此则崩漏自除，以法统药，甚为精妙。姚梦兰将其诊治妇科病的经验以医案、师传等形式悉数授予门人弟子，如姚梦兰之子姚耕山有手抄姚梦兰所传《竹林女科》一部，论述妇科诸病甚为精详，虽无明确记载，推测为姚梦兰结合老僧所传及自身感悟所作，姚耕山得父所传，治疗女科疾病同样颇为应手。姚门医家学术思想一脉相传，姚梦兰的其余传人如马幼眉、莫尚古等，同样对于女科疾病有不少治疗经验，后世传人叶熙春、史沛棠等对于妇人疾病有不少精当论述。姚门医家对于妇科的疑难杂症同样颇为擅长，这在其医案中同样有较多体现。如记载一案“右，湿阻气分，冲任八脉失调，带下，腹胀兼痛，遍身酸疼，舌白腻，脉缓而软，法当通理阳明。”即是从八脉隶乎肝肾，冲脉隶属阳明的角度出发，燮理中焦气分之湿，以解妇人带下之苦。

三、四诊合参，尤为擅长望诊舌诊

“四诊合参”，是指四诊并重、诸法参用，综合考虑所收集的病情资料，从而准确诊断。疾病是一个复杂的过程，在临床可体现于多个方面且千变万化，而望、闻、问、切四诊是从不同的角度了解病情和收集临床资料，各有其独特的方法与意义，不能互相取代。因此，若要保证临床资料的全面、准确、详尽，必须强调诊法合参。正如《濒湖脉学》所说：“上士欲会其全，非备四诊不可。”《四诊抉微》也说：“然诊有四在，昔神圣相传，莫不并重。”张仲景说：“省疾问病，务在口给。相对斯须，便处汤药。按寸不及尺，握手不及足，人迎趺阳，三部不参……明堂阙庭，尽不见察，所谓窥管而已。夫欲视死别生，实为难矣。”医生不能全面了解病情，便难以做出正确的诊断。实际上，临床诊察过程中四诊资料具有相互参照、印证、补充的作用，收集时难以截然分开，往往望时有问、有闻，切时也有望、有问等。例如，对排出物的诊察，往往是既要望其色，又要闻其气，还要问其感觉。又如在腹诊时，既要望其腹之色泽形状，又要叩之听其声音，还要按而知其冷热、软硬，并问其喜按、拒按等。古人称之“望而知之谓之神，闻而知之谓之圣，问而知之谓之工，切脉而知之谓之巧。”临床诊病时，有时是望色在先，有时是闻声在先，有时是问病在先，应根据具体情况而定。通过相互参照，判断需进一步检查的内容，而并非按照固定的顺序按部就班地进行。

望诊是姚门医家的基本功，姚门医家将望诊概括为目内诊、面诊、手诊、便诊、舌诊等。姚门继承叶派温病，自古便有“伤寒重脉，温病重苔”的说法，叶天士在《温热论》中尤详于论述舌诊经验，后世吴坤安《伤寒指掌》、严燮《医灯集焰》等均有舌诊歌诀，为姚门医家所尊崇。因而姚门医家望诊特点之一是对望诊中的望舌有独到的体会，注重舌质、舌苔的改变，从而了解疾病的本质和发展。姚门医家认为“舌为心之苗，苔是胃之气”，观察舌质可知虚实，区别病邪性质，看舌苔能判断病位深浅，推测病势进退。如舌体柔软灵活，舌苔淡红或薄白，不滑不燥，说明身体健康；舌苔过于白，滑而湿润，说明体内有寒；舌苔粗厚，发黄带腻，说明体内有湿热；舌体颜色紫暗，或者有瘀斑瘀点，是瘀血表现；舌体边缘经常有牙齿痕印、舌体偏肿，是气虚的表现；舌体瘦小、色淡而萎软是气血两虚的表现；舌体偏小、质红、舌苔光剥往往是阴虚火旺。舌长为热、舌短为寒，质变属脏、苔变属腑。认为舌苔变化反映脾胃病的规律，一定要特别重视。许多姚门医家直到老年仍能熟背《医灯集焰》中的《舌苔歌诀》“满舌原来属胃家，中间亦属胃非差，尖根心肾旁肝胆，四畔为脾言不夸”，这是舌体提示的脏器部位。“白肺绛心黄属胃，红为胆火黑脾经，少阴紫色兼圆滑，绛紫肝阳暗又青”，这是凭色泽观察内脏疾病所属。舌苔变化还用来观察疾病变化、指导治疗、判断预后。白苔属表，当汗；黄苔属里，当下；绛苔宜清忌表。这是营卫表里治法。色淡意味邪浅，色深意味邪甚。由淡而深为病进，由深而淡为病退。苔色由白而黄、而灰、而黑为病情进展，苔色由黑而灰、而黄、而白为病情减退。由舌尖向舌根演变为进，由舌根至舌尖演变为退。由润渐燥为进，燥渐润为退。由薄渐厚为进，由厚渐薄为退。知进知退，才能知存知亡。

总之，姚门四诊合参，又长于望舌，长于通过舌诊辨明患者卫气营血和三焦的情况。凡卫分之邪，治当疏散；气分之邪，治宜清解，按卫气营血传变来说，温病初起多犯卫分，进而传入气分，气分之邪不解则传入营分，邪再不解则深入血分；按三焦传变来说，温病初起多在上焦肺卫，进而至中焦阳明或逆传心包，后期则伤及下焦肝肾之阴，通过舌诊辨析症候，方能以此论治。

四、薪火相传，重视流派经验传承

姚门医家受吴门叶天士及其弟子传人汇编医案成册之影响，大多在诊务之余将平时诊疗验案整理汇编，并总结医疗经验，以资后人学习，并将之作为师门授业传道的一种方式，是以姚门医家薪火相传，百年不绝。如姚梦兰修订自己验案而为《永泰姚梦兰医案》《时感门类》等著作，姚耕山仿其父而作《逐日医案》，马幼眉将验案汇集为《马幼眉医案》，鲁荇青著有《医案摘要》，叶熙春、史沛棠等同样将其医案汇编成书，后世门人弟子如劳建和、沈本铿等均热衷于收藏研究先辈医案，并将自己医疗经验汇集成册或发表成文。尽管经历动荡时期，姚门丢失了不少医案文献，但是在后人的努力之下仍然保存了为数不少的古籍手稿，应该说是将流派的经验传承比较好地保存下来了。

五、处方谨慎，习用香炉烛台处方

姚门医家之手写处方，往往具有特定的格式，如姚梦兰医案中的处方，药名以字数三二三或二三二呈镶嵌排列，称之“香炉烛台型”。这种处方格式在后世为弟子遵循，业内一看就知道方出姚门。

姚门第四代传人梁寿山曾叙述其原因。相传姚梦兰有年傍晚为一位病情危重的患者出诊，开出猛药。回家后细细推敲，唯恐有失而忐忑不安。拿出医书在纯阳祖师像前细细复读，查找该药相关注意事项。倦眼蒙眬，竟靠在椅子上睡着了。突然间见纯阳祖师屈着四指，伸开六指，长揖而退，于是惊醒。思索梦境含意猛然醒悟，纯阳祖师伸开六指，是“大毒治病十去其六，不可过剂”的意思；长揖而退，是病家向先生致谢。尽管已是夜深人静，但得此奇梦的姚梦兰更加惦挂患者，于是再赶至病家：恰病情已见转机，姚梦兰便立即要患者不必服完汤剂，次日剂量也减去一半。没几天，患者就得以痊愈。姚梦兰惦记病患，有所思而有所梦，由此借托神示，为告诫后人用药必须慎思明辨，故特创香炉烛台型处方格式以志记念。从此，这种处方格式便成了姚门医家的处方特征并世代相传。

六、师门深广，学派传承兼收并蓄

姚梦兰及其传人传承了叶天士虚心向学的遗风。叶天士素称“师门深广”，在医学上虚怀若谷，兼容并包，博采众长，只要医生在某方面的见解比自己高明，他都愿行弟子礼拜之为师。一听到某位医生有专长，便欣然而往，必待学成始归。从十二岁到十八岁，他先后拜过师的名医十七人，周扬俊、王子接等著名医家便在其中。

姚梦兰本人就深知学无止境，除了拜师于叶派，对吴鞠通、王孟英等诸家皆精，如医案常常出现“勉拟吴氏法以候商”“此即吴氏以牛黄丸不能分利，继以茯苓皮汤”“仿吴鞠通先生杏仁汤加减”“法从王氏宣达阳气”等字句。姚氏还求学于竹林寺女科，对女科经带胎产同样颇有治验。同时，就留存医案著作来看，姚氏除了内用汤药，丸散膏丹俱长；虽以内科为主，外科之病亦擅。

姚门后人更是将多方从师的师门传统发扬光大，传承方式上除了家传和师传，还创造了过堂的形式。过堂，即学医者跟随老师学习一定时间，达到一定的程度后，到另一位医家处学习一段时间，类似于今日的实习或进修。过堂通常由老师介绍，或由老师建议、弟子家庭设法安排。姚门在传承的过程中，过堂的情况十分常见，这开拓了习医者的眼界，也促进了各门派之间的学术交流，增进了行业间的团结互助。如姚门第三代传人叶熙春满师后，其师莫尚古曾举荐至太夫子姚梦兰处进一步深造，姚梦兰见叶熙春年少而勤学，悟性甚高，遂破例令其侍诊二年。叶熙春还在与姚梦兰齐名的余杭仓前葛载初处观摹观摩学习，颇得葛载初欣赏。嘉兴潘韵泉初从德清曲溪湾潘氏习外科，后从良渚莫尚古增学内科。余杭镇的石仰德、张杏官拜吴山李雄伯为师习儿科，后慕吴山巴桐轩、巴梦熊之名，又以巴氏父子为师，增习内科。“过堂”者及年资较深的门人，通常已有一定的功底，对老师的学术思想也有较深理解，因此往往也被老师邀请整理医案甚至协助编撰著述。

姚门的兼容并包不仅体现在中医门派的传承方面，还涉及中西医汇通。近代以来，姚门第三四代医家开始接触西方医药新知识。如史沛棠注重在学术上注重开拓视野，20 世纪 30 年代编著《金匮直注》时，即引用恽铁樵、陆渊雷等各家中西汇通论述和日本《皇汉医学》内容。1947 年在西湖元通寺方丈智行方丈资助下开办六通疗养院，史沛棠任院长。聘请当时的中西医专家为特约医师，慢性病以中药调治为主，疑难病以中、西会诊，宜于西药治疗则配合西医药，这可能是省内乃至国内最早以中医为主，治养结合的医疗机构。20 世纪 50 年代政府号召中医学习西医知识、西医学习中医知识。姚门第四代医家巴梦熊去嘉兴专区中医进修学校学习，不但聆听著名中医何任教授讲课，还受陈过、郁知非、马逢顺等西医专家教导。姚门第五代医家鲁硕彦也在实习期间研习解剖学、生理病理等课程。他们学习西医知识并不“弃旧图新”，而是各取优势，互为补充，互相引证。例如：西医的微循环学说，对中医的活血化瘀理论作了很好的诠释，为活血化瘀提供了病理依据。又如，西医对传染病的感染 – 菌血症 – 败血症 – 弥漫性血管内凝血等发展过程，与中医温病学说的卫气营血传变有许多相通之处。

博采众长兼收并蓄，绝不故步自封，这也是姚门能够长盛不衰的根本原因之一。

七、慎别药性，重视药材撰写《总录》

姚门医家选药尤为讲究，特别注重药物药性的辨别和道地药材的使用，以此来保证处方的药效和严谨性。

姚门医家选药首先慎别药性。姚梦兰之子姚耕山所著《药业总录》中专门记载了姚门医家常用药物的药性，如记载当归“性温和”、桔梗“苦辛”、常山“苦辛而实”、象贝“苦辛”、黄柏“苦寒微辛”、黄芩“苦寒”、大贝“苦寒”、苍术“甘温辛性烈”、防风“辛微温”等。《药业总录》又提出，药物出产的时间与药物的性质息息相关，因此必须在最为适宜的时间采摘药物，因此《药业总录》详细记载了大多数常用药物的出产时间，如“当归三月出”“川贝八九月出”“元胡五月出”等。

此外，姚门医家为了保证疗效，临床使用的大多是道地药材，《药业总录》一书特别记载了当时道地药材所出及其采购地点。道地药材是指在特定自然条件、生态环境的地域内所产的药材，且分布较为集中，栽培技术、采收加工也都有一定的技巧，以致较其他地区所产同种药材品质优、疗效佳，为世人所公认而久负盛誉。同种异地出产的药材，即使外形差异不大，药效却相去甚远。例如晋北西南地区和河北安国的黄芪——晋北西南地区坡度系丘陵山坡，土层深厚，腐殖多且较为肥沃的砂质土，坡地雨涝能排水，黄芪不会烂根或病害，在这样疏松多腐殖土的砂质壤土中种植的黄芪，根深能达 1 ～ 2 米；而河北安国所栽培黄芪位于大平原上，一马平川、地阴湿、土肥沃，又加施化肥，致使其地上部分生长过盛，而地下根却长不深，且支根多、纤维重、带咸味，便失却黄芪的温甘补益之性。医家常把某地出产的药材称为“道地药材”，而其他产地出产的则叫“非道地药材”。古今医家都喜欢使用道地药材，如唐代孙思邈在《千金翼方》中特别强调药材的产地，指出:“用药必依土地。”在中医处方上，我们也会经常看到药名前标有“川”“云”“广”等产地，即四川、云南、广东、广西，这就是道地药材的一种表示方法。在《药业总录》中就详细记载了不同的药物在不同产地所出的质量高下。如记载巴豆“四川出者佳，福建出者次，江西出者中”，记载西桂“出湖广色黄薄香者佳”，麝香“陕西出者为西香，道地。云南、四川、江南、六安出多毛多边无肉”，肉桂“交趾国出者为交趾桂，道地。东京窑地出者佳，秦地化州出者中，外洋出者为洋桂，安边、云南、耒云桂不入药，伤人”。

总之，姚门医家对药材和药性的重视是数百年来一脉相承的，这也是姚门医家独树一帜之处。

第三章　诊治经验

第一节　温热病

一、辨证治疗思路

在温热病的辨证体系上，姚门继承叶天士卫气营血理论，又结合张仲景、吴鞠通、薛生白等人的学术经验，在临床中参合伤寒、温病学说，熔六经辨证与卫气营血、三焦辨证为一炉，使疾病表里、深浅、虚实病机清楚明晰，构建了一套完整的温热病辨证体系。姚梦兰在《时感门类》中对于外感初起在上焦气分，提出解表五法，作为“初学样章”。若为太阴风热，如风温以及温热初起等症，则宜“辛凉宣透上焦”，方用牛蒡子、杏仁、羚羊角、生桑皮、前胡、豆卷、秦艽、蝉蜕、盐水炒吉红（即橘红）、瓜蒌皮等味；若为少阳风火，则宜“辛凉轻清上焦”，方用薄荷、钩钩（即钩藤）、天虫（即白僵蚕）、牛蒡子、马勃、苍耳子、羚羊角、广郁金、荆芥穗、夏枯草等味；若症见脉浮数，唇焦舌燥且黄，而渐焦黑烦渴，欲饮茶汤，则为上焦阴虚风热，则宜“滋阴透发取汗”，方用犀角、鲜生地黄、天花粉、淡豆豉、牛蒡子、鲜石斛、钩钩等味。若见发热呕恶无汗，脉浮数或弦或长等象，则为邪犯上焦少阳阳明肌表，宜“辛平解肌”，方用柴胡、生桑皮、杏仁、前胡、钩藤、葛根、荆芥、牛蒡子、秦艽、羚羊角等味；若为冬月感受寒邪，侵犯太阴、太阳，则当发散风寒，宜用“上焦辛温取汗”之法，方用蜜炙麻黄、羌活、前胡、吉红、苏叶、防风、杏仁、荆芥、生姜等味。姚门后世医家基本在温热病体系的框架下进行辨证论治。

二、治疗特色

姚门在温热病的治疗中，视救阴存津为第一要务。姚梦兰对叶天士“救阴不在血，而在津与汗”和后世温病学家“存得一分津液，便有一分生机”的论述有深刻的阐发。他在经验集《时感门类》中论述治温经验和验案，指出温病最可虑者为“阳邪未尽，阴液又伤”，如此则“恐未能稳许愈期”，立法当“益以培阴养液”，并认为“热病最怕反复与病后之复”，因此在用药饮食上需要特别注意保护阴液，不可滥用温补谷食，因为“谷食以及温补正相似而相类也”，即“切勿骤谷食助热”，又结合叶氏观点，认为“温补胶丸恐似炉烟虽熄，犹有细火存焉”，若“引以干叶燥草，其火复燃，势所必至”，并嘱后人“切宜记之，慎勿忘之”。

姚门医家史沛棠对温热时病的认识大体从叶氏之说，尝谓“昔贤所言之温热，实伤寒化热之变证，与时邪温病殊属不同”，高度评价了叶天士温热学派对温病学术的贡献，盛赞温病的辨治，至叶氏“始辨其源流，明其变化，指温热有时邪伏气之分，而主轻清凉解、育液存津之法，发明风温湿温辨论营卫气血，独开温热之生域”。在其著述中对温病卫气营血之辨，育液存津之用，结合临床做了充分的阐述和发挥，实践自拟经验方的运用，也颇得心应手，具有很高的实用价值。史沛棠亦谓“救阴不在填精，而在存津与液也”，育液存津特别注重润养胃之津液。反复强调“人身天真之气，即胃中津液也”；温病的治疗“正气犹存一线，则气复还而生；胃津不克支持，则气不还而死”“温热为阳邪，善伤其阴，真阴者，胃中之津液也，嘉言先生谓‘液津充盛，烈泉可溉；津液涸绝，瓶罄罍衰’。凡遇感证，必以存津液为急也”。在史沛棠的自拟验方中，以甘寒养阴生津的芦根、鲜石斛、天花粉、麦冬之属，为治温病卫、气证的常用药；而甘苦咸寒养胃生津、滋阴凉血的石斛、天花粉、生地黄、麦冬、玄参等亦为治疗营、血之证所常用。对温病后期，邪少虚多之证，史沛棠拟有玉液汤，用北沙参、麦冬、鲜石斛、梨肉汁、天花粉、西洋参、芦根汁、甘蔗汁、鲜生地黄、知母、地骨皮等。方论曰：“夫人之阴气，以胃为养，热邪内炽，胃液干枯，阴气复有何资？近世叶氏有甘寒养胃、生津育液之说，独开后人救阴之生域。此方甘而不腻，寒而不滑，气味冲和，专以生津育液、救阴泄热为能事，而邪少虚多之证，用之必获奇效。”

姚门医家叶熙春在温病治疗中应用扶正补虚亦有特色，特别注重滋阴存液。他常用天花粉、石斛、细生地黄、玄参、麦冬，以及西洋参、别直参、北路太子参等清补之。邪入中焦而津气已伤者，酌加甘寒凉润之品，尤其善用石斛：如湿热俱盛或致痢下者用鲜扁石斛，热多湿少大便不溏者用鲜石斛；邪盛正虚，津气不足者用藿山石斛；病后调养，胃阴不足者用川石斛。以上又常与天花粉同用，生胃津、润胃燥。治中焦湿热壅盛，正气大伤，无能达邪外出，以致瘖出不畅者，仿吴氏露姜饮法，用别直参浓煎滴姜汁少许，或与西洋参合用，或以北路太子参代之，急急扶正达邪，以防内闭。

总之，姚门在治疗上牢牢把握温病阴液受灼的病变机理，临床治疗上遵循叶氏“轻清凉解，育液存津”之大法；在明辨证候的基础上，强调治当“层层分别，尤宜顾虑津液为要”，把育液存津之治贯彻温病治疗之始末。这不能不说是姚派治疗温病的重要特色。

三、用药特色

姚门重视温病初期阶段的治疗，认为此时温邪在表而未深，若能达表而祛邪，则温病无深入之虞。姚梦兰遵叶天士治疗外感温邪“在卫汗之可也”之训，明察详辨外感时邪尚在卫气上焦之病状，将之大体区分为五大类型，并提出外感初起五法以及相应方药，作为姚门诊治外感病起手临证章程，现详述如下。

（一）论上焦太阴风热治法方药

尝谓：“论上焦太阴风热，法当辛凉宣透，如风温以及温热初起等症。牛蒡子二钱（便溏者炒研，不便溏者生研），杏仁二钱，羚角钱半，生桑皮三钱，前胡钱半，豆卷三钱，秦艽二钱，蝉衣一钱（盐水炒），橘红钱半，瓜蒌皮钱半。”（《时感门类》）

盖上焦太阴风热，法当辛凉宣透，是温病诸家共识也，姚所用之药确属辛凉宣透上焦之品，然细察其遣方用药，与后世医家用药亦多不同。方中牛蒡子、蝉衣、生桑皮，为辛凉透表宣肺之常药，风热若犯于太阴手经，则肺非但需宣发，亦当肃降，故稍用微苦之杏仁、前胡使肺气得畅，又肺为清虚之府，风郁热灼，最易化痰，故用瓜蒌皮、橘红等最善清化肺中痰热，豆卷解表而能化湿，亦此中良药；秦艽为风中润剂，为肺所喜，辛散苦泄，又能祛风热于经络之间，又有羚角、蝉衣能入肝行经络之风，故能宣透慎防郁闭而逆传心包。凡感于风火温邪之症，皆用羚角，现今多以羚角为热扰心包之药，以为入营而神昏乱者再用羚角，实则不然，《雷公炮制药性解》中言：“味苦、咸，性寒，无毒，入肝经。主伤寒热在肌肤，温风注毒伏在骨间，邪气不详，惊梦狂越，心神不宁，小儿卒热惊搐，产妇败血冲心，清心解毒，明目益气。烧灰又主食噎不通。其角多节，挂痕深入者为真。丹溪曰：羚羊属木，宜入厥阴。木得其平，而风火诸证无能乘矣。”叶天士亦在《温热论》中指出羚羊角为透热转气之品，而知其性善透达；后人却忽略其不但可以透出营分之热，而且主肌肤骨血之间邪气，无论在何阶段，风火之证，最宜用之。故姚梦兰所立之法，用功俱在上焦太阴，姚在自抄医案中也说到“时令风湿，首先犯肺……药宜达表宣肺，清解上焦，不得株连无故之地”，用力于上焦太阴，当故契合肺之性情，顾虑风热在其中之变化，未成者先防之，已成者则化之，令其不得留传于内而必外出而解。因方中牛蒡子虽能润滑肠道，却需顾虑寒药是否伤及脾胃，故气虚便溏者慎用，姚梦兰注出炒用可使苦寒滑肠性减，便溏者方可用之，而便不溏可受之者，当生研用之，可见姚梦兰用药之谨慎仔细，时时注重顾护脾胃，审度形势而祛邪外出。

（二）论上焦少阳风火治法方药

尝谓："上焦少阳风火，法当辛凉轻清。薄荷一钱，钩钩五钱，天虫二钱，牛蒡子二钱，马勃一钱，苍耳子三钱，羚羊钱半，广郁金一钱，荆芥穗钱半，夏枯草钱半。"（《时感门类》）

盖"少阳标阳本火，标本不异，故从本经云，少阳为甲木，主风火之为病"出自陈修园《注解伤寒论》，故知少阳之中，风火为病多矣，太阴风热进而流连上焦少阳，成风火病者不少，风火之势尤炽，太阴受之即入少阳，亦非罕见。此少阳非伤寒血弱气尽之少阳也，乃风火于少阳炽盛者也。因少阳标阳本火，火势自然甚于太阴，多成"火乘风势，风驾火威，风火相煽，留恋阳络"之势，故姚梦兰不但以羚角一味透火散风于经络内外，钩钩（即钩藤）、天虫（即白僵蚕）亦轻清入肝胆，清肝，祛风出于经络。配合入薄荷，辛凉之势亦重于太阴法中蝉衣、桑皮等辛凉之品。仍恐散风之势不足，而入辛而微温之荆芥穗，则散风之力更强而无燥伤阴血之虞。马勃虽言辛平，散热清金之要药也；牛蒡子，能入肺胃，而少阳便在太阴之表与阳明之胃之间，故太阴、少阳、少阳阳明三方之中皆选用牛蒡子。风火俱为阳邪、少阳亦为阳位，火性更为炎上，邪易流连于头面，甚则成外游风、紧喉风之症，诸药皆能上于头面，故姚梦兰指出太阴以宣透为要，少阳风火务使轻清之品。择苍耳子祛风通窍便为此意。此风火抟于少阳炽盛之病，不若太阴肺中能贮痰之虑，却当防风火相抟之势，故透风于热外为要务。若虑少阳在太阴阳明之间亦能结而化痰，亦于辛凉之中，稍佐苦咸，如方中夏枯草、天虫、牛蒡子等，便取其散结祛痰之功，而不用橘红、瓜蒌、豆卷、秦艽等味，其理则如陈士铎评夏枯草："头目之火可祛，胸膈之痞可降。世人弃而不收，谁知为药笼中必需之物乎。夫肺气为邪所壅，则清肃之令不行，而痰即结于胸膈之间而不得散。"全方皆用轻清之品，唯郁金稍重，因郁金于诸活血行气药中，能入心肺肝胆，最能上达，最善解郁热，清降火热，实则上下皆能行者，诸升药中，稍佐降火之药，两相方能使少阳火邪尽去，又因其行散之性并无引邪内闭之虑，且能助散结祛痰之效，于此方中不可谓不妙哉！

（三）论上焦阴虚外感治法方药

尝谓："上焦阴虚外感，法当滋阴透发取汗，如脉浮数，唇焦舌燥且黄，而渐焦黑烦渴，欲饮茶汤。犀角五分，鲜生地四钱，天花粉二钱，淡豆豉三钱，牛蒡子三钱，鲜石斛五钱，钩钩六钱。"（《时感门类》）

盖此法当指上焦阴虚外感温邪，尤特指风温之邪，所举例之证皆热灼阴伤之证，热邪激迫气脉则浮数，兼风而脉浮者亦不少，本已阴虚，温邪最能伤津耗阴，故唇焦舌燥，欲饮茶汤，舌黄为温邪热象现于苔中，若不救治，渐成焦黑烦渴"津枯火炽"之势。阴虚之本当滋，津本不足，更受热伤，而透发取汗则需津液载邪外出，姚梦兰尊叶天士温病"救阴不在血，而在津与汗"，在阴虚外感中滋阴补津并用，而所用之药均非黏腻之品，免留邪之忧，复用辛苦凉之品发透取汗。发透取汗取钩钩、牛蒡子、淡豆豉三味即已，过汗即恐伤阴，务在逐风邪外出，并透热邪，而热邪非但用透法，清法在滋阴透发诸法中俱都体现。前已论钩钩、牛蒡子二味，本虚者，风热之邪所入亦较深，豆豉能散胸中邪气，与栀子豉汤热欲入阳明第一方之意相仿，姚所言滋阴法中，又有滋阴、生津二类也，鲜生地苦重于甘，清热养阴生津同行，鲜石斛甘而微寒，两者皆益胃生津，滋肾清热，天花粉入肺胃，主清热泻火、生津止渴，阴津足则堪受发汗，能透邪外出，而不化燥热。方中不用羚角而用犀角，便如叶天士《本草经解》所论："犀角气寒，禀天冬寒之水气，入足少阴肾经；味苦酸咸无毒，得地东南北木火水之味，入手少阴心经、手厥阴风木心包络经、手太阳寒水小肠经。气味俱降，阴也……其主之者，苦寒可以清热散毒也。气寒壮肾水，味苦清心火，火降水升，心肾相交，一身之天地位矣，所以能除邪杀鬼，不迷惑魔寐也。"可知犀角为阴虚外感所宜，清热护阴并行，而其中则不需特取羚羊角透达之性。

（四）论上焦温邪犯少阳阳明治法方药

尝谓：“上焦温邪犯少阳阳明，法当辛平解肌，如发热呕恶无汗，脉浮数或弦或长等象。柴胡五分，生桑皮三钱，杏仁二钱，前胡钱半，钩钩四钱，葛根钱半，荆芥二钱，牛蒡子三钱，秦艽钱半，羚角钱半。”（《时感门类》）

盖上焦温邪犯少阳则郁闭，故而无汗，热犯阳明而热入更深则津液耗损，故而发热，表受热闭则脉浮，内受热迫则脉数，偏于少阳郁闭不舒则脉弦，阳明热盛则脉长，少阳郁闭、阳明热迫津伤皆令人呕恶。邪仍在上焦，津已伤则当补津液而散邪，故为解肌法；虽曰辛平解肌法，受温邪总以寒凉之药为多，笔者认为所以言辛平解肌法者，乃指其中补津液而解肌二味，葛根、秦艽，性接近为平，为少阳阳明之特法，加之柴胡、荆芥亦辛而气近于平，也取其散火之力，故方中对于温邪，总以清透外达为主，不以清消为要，故姚梦兰谓少阳阳明为辛平解肌法。

方中除牛蒡子、钩钩、羚羊角三味外透上焦温热之邪所共取之药外，少阳阳明解肌最宜葛根，葛根非但能解肌退热，又能通经活络，少阳之外邪郁阻，经气不利，最宜用之，甘辛性凉，清热生津止渴，最宜阳明津液耗损。又言葛根善治呕恶者，其善能升清解肌，欲降之、必升之，又能清阳明胃脘中之热邪，故热浊不复上作也。秦艽亦为风中之润药，同样能疏通经气，善能清热补津，实为少阳阳明良药也。少阳阳明里外有邪，气机不利，柴胡亦辛平微寒疏散枢机，然清透热邪之力不亚于诸性凉之药，因其疏散之力深，邪能从少阳而出，许多辛凉药乃轻清草叶之类，只能从太阳太阴之表透出，故并不取薄荷等作用表浅之辛凉药，荆芥微温，虽为草类，却取其茎，亦达少阳风木之邪，如叶天士《本草经解》所言：“荆芥气温，禀天春升之木气，入足少阳胆经、足厥阴肝经；味辛无毒，得地西方之金味，入手太阴肺经。气味俱升，阳也。少阳胆经，行半表半里，邪客之则往来寒热；荆芥辛温，和解少阳，所以主之……荆芥辛以达风木之气，温以发相火之郁，郁火散而风宁，诸症平矣……荆芥入肝，温能行气，所以主之。”四种辛平类药物，葛根、秦艽、柴胡皆为根而质地稍重，葛根、秦艽质润而不需言，柴胡兼苦香味，方能解肌而散邪，大略寒凉而能入经络之品少，何况一派寒凉容易阻遏经气。钩钩、羚羊角等味便是能疏散经气，可透较深层次温邪的凉性药味，便用之，不拘辛平，可见姚梦兰更加重视在少阳、阳明中对疏通经气而透散外邪，对于入经络药继承了叶天士的用药见地，选用更是精准。温邪入于少阳、阳明，热势较深，何况少阳不利则升降亦失常，而至于呕恶，故辛平、辛凉之升散药中，稍佐苦味下气之药，苦能泄胆胃中之邪火，俾气机得降、胃气得通，方中择生桑皮、杏仁、前胡三味宣降上焦之气机，姚梦兰在太阴法亦以此三味宣降通畅肺气，桑皮甘凉微苦，最能泄肺热而和脾胃，正如叶天士所言“桑皮气寒，禀天冬寒之水气，入足少阴肾经；味甘无毒，得地中正之土味，入足太阴脾经。气降味和，阴也。中者中州脾也，脾为阴气之原，热则中伤；桑皮甘寒，故主伤中……其主之者，桑皮甘以固脾气而补不足，寒以清内热而退火邪，邪气退而脾阴充，脾主肌肉，自然肌肉丰而劳极愈矣。”需知温邪在少阳阳明，肺已受邪，少阳亦含表邪郁闭之意，虽邪已深入，肺中之邪不泄安能自退？前胡辛苦微寒，降气化痰之中又兼散风清热，杏仁亦苦而降上逆之气，又兼宣发壅闭，为降中兼宣之品，三药合用降中寓宣，宣中寓降，可保气机畅达矣。

（五）论上焦外感风寒治法方药

尝谓：“上焦外感风寒，法当辛温取汗，冬月发散风寒，如太阴、太阳等症。蜜炙麻黄三分，羌活钱半，前胡钱半，橘红一钱，苏叶一钱，防风二钱，杏仁三钱，荆芥二钱，生姜一片。麻黄勿蜜炙可加葱白，如蜜炙勿加葱白，以葱得蜜炙而杀人也。”（《时感门类》）

盖上焦外感风寒，自当辛而散风，温而散寒，取汗俾邪外出，风寒在东南之地，多发于冬月，故云冬月发散风寒，若风寒从口鼻而入则犯于太阴、风寒从肌表而侵则病为太阳。无论在太阴或者太阳，以辛温取汗为法则无误矣。方中麻黄、苏叶、防风、荆芥等味，皆叶天士以为“气温，禀天春和之木气，入足厥阴肝经”“气味轻升，阳也”之品，共能轻升宣散太阴太阳之风寒邪气，其中麻黄还入“味苦无毒，得地南方之火味，入手少阴心经”，散寒力雄；苏叶、荆芥，尚“味辛无毒，得地西方之金味，入手太阴肺经”，温肺气畅；防风“皆主之者，风气通肝，防风入肝，甘温发散也”；生姜“气微温，禀天初春之木气，入足少阳胆经、足厥阴肝经；味辛无毒，得地西方之金味，入手太阴肺经。气味俱升，阳也”，散太阳之风寒、温肺散太阴之邪、化肺中将成之痰皆宜，不可不谓外感风寒之良药；羌活“气平，禀天秋燥之金气，入手太阴肺经”，而历代素以羌活为太阳解表散寒之要药，气味雄烈，能走行经络，祛邪外出；前胡“气微寒，禀天初冬寒水之气，入足太阳膀胱经；味苦无毒，得地南方之火味，入手少阴心经。气味俱降，阴也”。前已论太阴药中加入前胡、杏仁，宣降畅上焦之必要性，便不赘述，太阳病亦因表气不宣，肺气不行，亦当用之，伍以橘红以防气不畅而痰结之势。姚梦兰在外感风寒之中所用之药，亦不同于经方。笔者认为，这与中草药之时代变迁、地域特色有关，如荆芥辛温《神农本草经》虽载，而其广泛使用却自温病而盛，苏叶虽见于《名医别录》，但言其“主下气，除寒中”，至明《本草纲目》方载：“紫苏，近世要药也。其味辛，入气分，其色紫，入血分……同香附、麻黄，则发汗解肌……同木瓜、厚朴，则散湿解暑，治霍乱脚气。”吴越之地，气多夹湿、人多内湿，且腠理亦不如北地寒冷之人坚密，苏叶外散风寒之中又有调中化湿，故可谓要药，邪在上焦，入草叶之类，质地轻盈之品益佳，故如李中梓所言“苏叶能发汗散表，温胃和中……不敢用麻黄者，以此代之”。防风、羌活“味甘无毒，得地中正之土味，入足太阴脾经。气味俱升，阳也。脾主肌肉，湿则身重矣。久服轻身者，风剂散湿”亦擅祛风之中，兼而散湿。外邪郁闭，人多有内湿，先以橘红理气化痰，助汗开胃。故因地制宜，姚梦兰选用这些药物为风寒起手之法。

方后所注，蜜炙麻黄不得与葱白同用，乃姚梦兰对后学之谆谆教诲也。蜜与葱白自古便有记载不可同食。《医心方》引《养生要集》云：“葱薤不可合食白蜜，伤人五脏。”《金匮要略》云：“生葱不可共蜜食之，杀人。”又说：“食蜜糖后四日内食生葱韭，令人心痛。”这是所见最早的蜜葱食忌文献。《千金食治》言："葱实，味辛温无毒，明目补中，茎白，主伤寒寒热，骨肉碎痛，能出汗……黄帝云，食生葱即啖蜜，变作下利，食烧葱并啖蜜，壅气而死。正月不得食生葱，令人面上起游风。"药中加葱白同煮则为烧葱，其辛温被蜜胶结，乃为邪气，使人壅气于内，更加麻黄之辛温，不更伤人乎？或云不至杀人之险，总如《养生要集》所言"伤人五脏"，医家当勉之。

第二节　伏气病

一、概述

伏邪理论的产生是以《内经》的相关论述为依据，经过后世医家不断阐释发挥而构建，意指人体感受邪气不即刻发病，病邪在体内潜伏一段时间，或在有外邪引动的作用下逾时而发。《伤寒论·平脉法》中载伏气之名论曰："伏气之病，以意候之，今月之内，欲知伏气。假令旧有伏气，当须脉之。"成无己《注解伤寒论·平脉法第二》注："冬时感寒，伏藏于经中，不即发者，谓之伏气。"论述伏寒化温的病机。清·吴又可《温疫论》倡"伏邪"之名，并提出"邪伏膜原"病机。刘吉人的《伏邪新书》是论述伏邪的专著，《伏邪新书·伏邪病名解》载："感六淫而不即病，过后方发者，总谓之曰伏邪。已发者而治不得法，病情隐伏，亦谓之曰伏邪。有初感治不得法，正气内伤，邪气内陷，暂时假愈，后仍复作者，亦谓之曰伏邪。有已治愈，而未能除尽病根，遗邪内伏，后又复发，亦谓之曰伏邪。"叶天士是伏邪理论的践行者，叶案中多次提到伏气、伏邪、伏热、伏暑、伏饮、伏毒等病理概念。

姚门医家对伏邪的基本认识大体上继承叶天士的论述，又尤其着力于伏湿、伏暑两证，认为"伏气为病，四时皆有。但不比风寒之邪一汗而解，温热之气投凉即安，夫暑与湿，为熏蒸黏腻之邪也，最难骤愈。

若治不中，暑热从阳上熏，而伤阴化燥；湿邪从阴下沉，而伤阳变浊”。

二、辨证治疗思路

姚门认为“凡伤寒必究六经，伏气须明三焦”。治疗伏气当首先辨明暑湿二气何者为重，再究其病在营分或者气分。且六气伤人因人而化，若为阴虚火旺之人，则邪归营分为多；若为阳虚湿胜之人，则邪伤气分为多。前者耐清，后者耐温，脏性之阴阳，从伏暑和伏湿的从化可知。伏气病在上者以辛凉微苦，如竹叶、连翘、杏仁、薄荷之类；在中者以苦辛宣通，如半夏、泻心之类；在下者以温行寒性，质重开下，如桂苓甘露饮之类，此皆治三焦之大意也。假如邪气有兼夹，在治疗方法上又须通变。比如治气分证有寒温之别，寒者宗白虎汤及天水散意；温者从乎二陈汤、正气散法。治疗营分证则应知清补之宜，清者如犀角地黄汤，补者有三才复脉汤等方。又如病性兼杂如湿热混交之苍术石膏汤，或气血两燔之玉女法。开闭逐秽则当与牛黄丸及至宝、紫雪等剂。假如是虚证则当补虚，进参附汤及两仪汤诸法。总而言之，临证治疗伏气当以三焦为主，审其阴阳，随证治之，运用之妙，存乎一心。

第三节　虚劳病

一、概述

叶派对虚劳病的认识独具一格。华岫云所编之叶天士《临证指南医案》指出“久虚不复谓之损，损极不复谓之劳，此虚劳损三者，相继而成也”。叶派认为虚劳致病之由，原非一种，所现之候，难以缕析，然治虚劳之用意，在于分其体质之阴阳为要领，上中下见症为条目，传变至先后天为生死断决。因而叶派在治法上，大凡因烦劳伤气者，多用治上治中，所以有甘凉补肺胃之清津，柔剂养心脾之营液，或甘温气味建立中宫；又因纵欲伤精者，当治下而兼治八脉，又须知填补精血精气之分、益火滋液之异，或静摄任阴、温理奇阳之妙处；若因他症失调、蔓延而致者，当认明原委，随其机势而调之。

姚梦兰继承叶派治疗虚劳经验，认为虚劳病之大纲在于辨证治之，其要义则在胃肾两脏，肾乃系元气者也，脾乃养形体者也，认为其源在肾，其本在胃，水谷不化精微气血，日久必成虚劳。他在《虚劳门类》中指出，“劳损一症”若在于“肝肾藏阴不足”，则“相火厥阳上逆，乘肺则咳嗽，动络则咯血，甚则音嗄，金破碎也”，在中焦则“有上损过胃，下损过脾，均属难治也”，在治疗上当以“温柔拇下，甘平益上，于斯症尤属急务也”，最后也不能忽视调养，“必慎劳倦节饮食，培养生生之气，否则必致反复”。

姚门史沛棠则更加阐发，认为中焦胃气尤重于肾，治疗上更当倚重胃气，正与邪相争全依赖水谷津液，胃气足则正气足，正气足方可大胆攻邪。脾胃属土，土为万物之母，生化之源，运行之脏，后天之本，而疾病服药也赖胃气吸收转输。所以在辨证施治中注重顾护胃气，用药以甘凉清补为主，避苦寒滋腻，要清而不伤其脾，补而不碍其胃。

二、辨证治疗思路

叶熙春治虚劳，必以鼓动胃气为首务。姚门传人中，叶熙春得莫尚古心传，更于金元李东垣脾胃学说有所深究，故临床对虚劳、痰饮、肿胀及脾胃病等有独到的体会。他指出：必以鼓动胃气为首务。尝谓：虚劳之源在于肾，其本在于胃。水吞腐熟不化精微气血，日久必虚。何况服药必赖脾胃以转输。故胃气不振，治疗任何虚损证皆无从着手。此与叶天士“内伤必取法东垣”之说一脉相承。他还认为，劳热者其源在肾，其本在胃，水谷不化精微气血，日久必成虚劳；药物入胃，亦赖胃气转输，故若胃气一败，百药难施。用药避苦寒滋腻，以甘凉轻补为主，他喜用麦门冬汤参入百合、玉竹、怀山药、扁豆养肺胃，白薇、青蒿梗、地骨皮、十大功劳清虚热，可以补而不碍其胃，清而不伤其脾。

三、用药特色

姚门认为温病耗液伤津，热去之后，往往转为虚劳杂病。举例来说：对于伏邪瘥后，调正是治本之法，而调正往往需平和缓剂之法，因而治疗虚劳病用药多选用荸荠、海蜇头等药食两用之品，缓缓收善后之功；论述老人年高则“亢阳浮动之火勃升，阴虚或阳不潜，龙雷莫制，所谓亢则害承之意，平日宜食海参炖冰糖，或用大淡菜猺桂煮作饮食品”等；姚门医家善用青蒿治疗虚劳发热，现存姚梦兰庚申年医案第四册中，青蒿、青蒿梗在治虚劳方剂中有相当比例。史沛棠论治阴虚，治当养阴清热，佐以健脾和胃，青蒿梗也是他注重之药；而临阳虚之证，当燮理阴阳，佐以健脾化湿，不得误用阴药，青蒿梗亦是佳选。

第四节　咳嗽病

一、概述

有声无痰为咳，有痰无声为嗽，临床上多表现为痰声并见，难以截然分开，故以咳嗽并称。叶天士阐明了咳嗽的基本规律和治疗原则，如《临证指南医案·咳嗽》云：“咳为气逆，嗽为有痰。内伤外感之因甚多，确不离乎肺脏为患也。若因于风者，辛平解之；因于寒者，辛温散之；因于暑者，为熏蒸之气，清肃必伤，当与微辛微凉……”姚门医家继承叶派经验，认为咳嗽之病位为肺，而与五脏六腑均相关。如叶熙春曰：肺居至高，主气，司肃降，体之至清至轻者，外感六淫，内伤七情，肺金多戕，咳嗽之病由此而作。故虽《素问·咳论》“五脏六腑，皆令人咳，非独肺也”，而其要皆在于肺，盖肺主气，气逆则声从此出矣。姚门医家认为古人论咳嗽，以有痰为咳，无痰为嗽，不论有痰无痰，咳嗽之作，总由肺气失以宣降而上逆所致，此为症，为病之标，而引起肺气上逆之各种病因病邪，乃是致病之本。故姚门医家治咳嗽，注意辨析内伤与外感，病邪之寒热，脏腑之偏胜以及症情之缓急，兼症之轻重等。明悉标本，辨证以治，故疗效显著，素享盛誉。

二、辨证治疗思路

咳嗽病，叶天士擅用脏腑五味治法。治外感咳嗽，主张用辛微苦法，辛可散邪宣肺，微苦可平降逆气，搭配使用可恢复肺的宣发肃降。《临证指南医案》中云“辛以散邪，佐微苦以降气为治”，又云“肺位最高，主气，为手太阴脏，其脏体恶热恶寒，宣辛则通，微苦则降”，又云“风温入肺，气不肯降……辛凉佐以微苦，手太阴主治”，叶氏反复强调其治法，可谓是要言不烦。

姚门医家史沛棠结合叶天士治咳嗽经验，认为咳嗽有内伤与外感之分。咳嗽虽为肺脏疾病的主要症状，与肺的关系最为密切。但由于内脏的相互作用，一旦有病，也可相互影响。故除了外感风、寒、暑、火等，直接伤肺引起咳嗽外，其他如内伤杂症之阴虚劳损、阳虚痰饮等，皆能影响及肺而导致咳嗽。兹将姚派治疗外感咳嗽的证治分述如下。

1. 伤风咳嗽　鼻塞恶风，咳嗽痰白，无明显寒热者。治宜宣肺散风，化痰止咳。药用：冬桑叶三钱，浙贝母三钱，杏仁三钱，前胡一钱五分，薄荷（后入）一钱，炒苏子二钱，炙橘红一钱五分，炒牛蒡子二钱五分，炒枇杷叶三钱，生甘草一钱。鼻塞重者，加辛夷一钱五分，苍耳子三钱。（参见第六章“伤风咳嗽方”）

2. 风热咳嗽　咳嗽痰脓，身热头痛，口渴喜饮，舌红苔白，脉浮数者。治宜辛凉宣肺，化痰止咳。药用：桑叶四钱，甘菊二钱，连翘三钱，淡芩一钱五分，浙贝三钱，橘红一钱五分，嫩前胡一钱五分，杏仁三钱，薄荷（后入）一钱，炒牛蒡子二钱，生甘草一钱，川石斛三钱，鲜芦根五钱。

3. 风寒咳嗽 咳嗽痰白而稀，恶寒无汗，身热头痛，舌苔白滑，脉浮迟或浮紧。治宜辛温散邪，宣肺化痰。药用：麻黄八分，杏仁三钱，苏子霜三钱，炙橘红一钱五分，象贝三钱，紫菀三钱，甘草一钱，生姜二片，葱白四根，生前胡一钱五分。鼻塞，加辛夷八分，细辛五分。

4. 暑热咳嗽 咳嗽，头痛身热，口渴思饮，小溲短赤，痰出不爽，舌苔微黄，尖边色绛，脉象浮滑而数。治宜清宣暑热，化痰止咳。药用：西瓜翠衣一两，青蒿三钱，川贝母一钱五分，鲜芦根一两，瓜蒌皮三钱，连翘三钱，黄芩一钱五分，炙前胡一钱五分，桑皮二钱，杏仁三钱，荷叶包鸡苏散四钱。

5. 秋燥咳嗽 干咳咽燥，口干喜饮，大便干燥，舌苔燥白尖赤，脉象浮数。治宜清燥润肺，生津止咳。药用：麦冬三钱，沙参三钱，杏仁三钱，梨皮一两，桑皮二钱，桑叶三钱，川贝、浙贝各二钱，炙前胡一钱五分，瓜蒌皮三钱。如兼形寒头痛者，加甘菊二钱，薄荷八分以辛凉解表；身热，加知母三钱，连翘三钱以清热除咳；咽喉疼痛者，加蝉蜕一钱五分，金果榄三钱，射干一钱二分，以清火利咽。

6. 湿郁咳嗽 咳嗽痰多稠黏，头重肢困，小便短少，舌苔白腻，脉缓滑。治宜理气祛湿，化痰止咳。药用：制半夏二钱，茯苓四钱，陈皮一钱五分，杏仁三钱，薏苡仁三钱，炒苏子二钱，炒前胡一钱五分，冬瓜仁四钱，炒枇杷叶四钱。如兼形寒发热头痛者，加连翘三钱，黄芩一钱五分，以清热燥湿；如胸脘痞闷者，加蔻仁（杵）一钱，制川朴一钱五分，以理气畅中。

7. 伏火咳嗽 多由外感风寒引发，属表寒里热之咳嗽。咳嗽痰热胶结，表分不宣。症见形寒恶风，身热头痛，咳嗽两胁引痛，痰色黄白，质厚黏韧，舌苔厚白，或黄白中见浊腻，脉象弦滑而数，按之有力。治宜外散表寒，内清痰热。药用：麻黄八分，杏仁三钱，石膏四钱，甘草一钱，炒竹茹三钱，瓜蒌皮三钱，白前二钱，甜葶苈子二钱，炙橘红一钱五分，浮海石三钱，旋覆花（包）三钱。

8. 寒饮咳嗽 内有寒饮，外感风邪，属表热里寒之咳嗽。症见肌肤发热，汗出不退，洒淅恶风，咳嗽痰多色白，胁痛胸闷，舌苔白腻或白滑，脉小弦，治宜外解表邪，内化寒饮。药用：连翘三钱，黄芩一钱五分，桂枝一钱，茯苓四钱，杏仁三钱，姜半夏三钱，炒苏子二钱，白芥子（炒）一钱，紫菀一钱五分。兼食滞者，加炒莱菔子三钱。

三、用药特色

姚门医家姚耕山遵叶派思想，认为“咳为气逆，嗽为有痰。内伤外感之因甚多，确不离乎肺脏为患也”。在病因上，明辨六淫，若因于风者，辛平解之；因于寒者，辛温散之；因于暑者，为熏蒸之气，清肃必伤，当与微辛微凉、苦降淡渗；若因于湿者，大抵以理肺治胃为主；若因于火者，即温热之邪，亦以甘寒为主。对于内因，则根据内伤之脏腑逐一分之。木扣而金鸣者，当清金制木，佐以柔肝入络；若土虚而不生金，真气无所禀摄者，有甘凉甘温二法。

同时姚耕山兼习徐灵胎治伤风经验，自拟治咳八法：一曰驱风，以苏叶、荆芥散肺经贼风；二曰消痰，以半夏、象贝去肺中燥痰；三曰降气，以苏子、前胡降上逆之肺气；四曰和营卫，以桂枝、白芍调肌表之营卫；五曰润津液，以瓜蒌仁、玄参养阴润燥；六曰养血，阿胶、当归滋养阴血；七曰清火，以黄芩、山栀清肺家实火；八曰理肺，以桑皮、牛蒡升降肺气，复宣降之常。

第五节　暑湿病

一、概述

姚门医家对暑湿病的认识主要遵叶天士之说。暑病又称热病，暑湿有阴阳之分，按《内经》所论，发于夏至以后的称为暑病。叶派认为本病在发病和病机方面有两个重要特点：一是“夏暑发自阳明”，即本病发病之初即现阳明气分热盛的见症，如壮热、口渴、多汗、脉洪等症。正如《临证指南医案》所说：“大凡暑与热，乃地中之气吸受所致病，亦必伤人气分，气结则上焦不行，下脘不通，不饥不转食，不大便，皆气分有阻，如天地不交，遂若否卦之义，然无形之质，所以清之，攻之不效。”二是暑邪每易兼夹湿邪为患。由于暑热当令，天暑下逼，地湿上蒸，故暑邪常与湿邪合而为患，即叶天士所说“暑必夹湿”。如《临证指南医案》所载：“天之暑热一动，地之湿浊自腾，人在蒸淫热迫之中，若正气设或有隙，则邪从口鼻吸入，气分先阻，上焦清肃不行，输化之机失于常度，水谷之精微亦蕴结而为湿也。人身一小天地，内外相应，故暑病必夹湿者即此义耳。”

二、辨证治疗思路

叶天士在《临证指南医案》中指出暑湿当三焦分治，“认明暑湿之气何者为重，再究其病……于是在上者，以辛凉微苦，如竹叶、连翘、杏仁、薄荷之类；在中者，以苦辛宣通，如半夏泻心之类；在下者，以温行寒性，质量开下，如桂苓甘露饮之类，此皆治三焦之大意”。

姚梦兰对暑湿证的治疗主要以芳香逐秽和清热利湿为主，提出“宜香味涤秽者，如藿香、荆芥、薄荷之类是也，清热利湿，可以互用者，如苓皮、冬瓜皮、西瓜翠衣、活水芦根、大腹皮、萆薢、淡竹叶之类是也”。

叶熙春继承姚门思路，对暑湿治疗提出了概括性的见解。他认为，暑湿初起，身热指冷无汗，可用香薷、鸡苏散或苏蒿梗、蔻壳、赤苓、通草、竹叶、连翘、钩藤之类。若暑湿郁滞阳明，发生呕恶者，可用广藿香、姜汁炒川连、佩兰、姜汁竹茹、蔻仁、紫金片之类。若见舌苔白腻，身热不甚者姜半夏、川朴、陈皮等亦可酌用。倘暑湿郁滞大肠，大便溏泄，粪甚秽臭，可用黄芩、葛根、炒金银花、谷芽、扁豆衣之类。若暑热伤阴，眼无泪，鼻无涕，鼻翼扇动，舌绛少津，苔色黄白而燥，可用西洋参、麦冬、石斛、生地黄、蔗汁、梨汁、天花粉、沙参之类。

若液燥风动，手足抽掣，颈项强直，宜用养阴息风，如“三甲”、贝齿、羚羊角、钩藤、白芍、天花粉、石斛、生地黄、何首乌、滁菊等。

第六节　湿温病

一、概述

湿温，是由湿热病邪所引起的一种急性外感热病。初起见恶寒身热不扬、身重肢倦、胸闷脘痞、苔腻脉缓等湿遏卫气证候。叶天士在《温热论》中将温病分为夹风、夹湿两大类，提出湿热病与体质有关，即“在阳旺之躯，胃湿恒多；在阴盛之体，脾湿亦不少，然其化热则一”。还提出分解湿热的具体方法应是“透邪于热外，渗湿于热下，不与热相搏，势必孤矣”及“通阳不在温，而在利小便”等观点。

姚门后世医家叶熙春在此基础上认为湿温系由湿、热二邪相搏而成，由于湿为阴邪，其黏腻、淹滞难化的特殊性质和“湿遏热伏，热在湿中”的病理特点，构成湿温之证在证候变化和病机演变方面有起病缓、病程长、变证多而缠绵难愈等特征。湿邪黏滞，易损人阳气，若湿与热合，互相搏结，则易化热化燥、耗津伤液。故叶熙春治疗湿温重视湿热的多少，强调临床应鉴别是湿重于热、热重于湿或湿热并重，以及湿热化燥与否。叶熙春对湿温的辨证，常以三焦为基础，结合六经和卫气营血的分类方法，特别注意对舌苔、二便与白痦的观察，据此判断湿热的轻重、邪正的消长和病势的进退，作为立法处方的依据。湿重者，以除湿化浊为首务，仿吴鞠通“气化则湿化”，主张清热必先化湿，化湿必先调气。热重于湿，特别是湿热化燥，遵吴氏“化气比本气更烈”之说，以清热渗湿、生津润燥为治。

二、辨证治疗思路

湿温证以邪从外透为顺，内陷入里为逆，治疗湿温之邪在中上二焦以及初入下焦营分者，俱以透邪外出为要务，并按湿邪之特性与湿热之间的因果关系分而治之。临床中治上焦湿温用宣肺透表，达邪外出为主；中焦湿温以化湿清热，分消开泄为治；湿从热化初入营分，尚可清营透热，转气外出，并按湿温特点，酌情辅入生津化湿之品。盖热在湿中，徒清无益；欲清其热，先化其湿；欲化其湿，当先调其气；俾气行而湿化，热不与湿合，其势乃孤。故姚门医家治湿温常投苦辛芳香淡渗之品，以宣肺、化气、渗湿、清热为大法。

1. 宣肺透表　常用大豆卷、柴胡、葛根、蝉蜕、牛蒡子、杏仁、淡豆豉等。良以湿为阴邪，湿温初起，邪遏肺卫，解表不用辛凉而改投辛温。又湿与热合，热为阳邪，则辛温解表又不宜太过。故姚门医家治疗湿温证，用以解表达邪之药物常采用豆卷、柴胡、葛根三味。良以豆卷以麻黄汁拌制，改甘平为辛温，解太阳之表，治上焦湿温初起以发热、恶寒、无汗为主症者，恶寒较甚者，加苏梗。柴胡味苦微寒而味薄气升，为足少阳胆经表药，治寒热、自汗、口苦为主症者。葛根辛甘性平，轻扬升发，入阳明经开腠发汗，解肌退热，用以解阳明之表，治疗以壮热、无汗、微恶寒、渴饮，或微汗出而热不为专病论治汗解为主症者。蝉蜕、芫荽、牛蒡子宣肺气，透白痦。杏仁宣肃肺气，有利于白痦外透，与前胡、橘红、贝母合用，可以豁痰治咳，以免热与痰合，内蒙心窍。豆豉苦泄肺，寒胜热，发汗解肌，可与豆卷合用以增发散解表之力，合山栀成栀子豉汤，解表清热兼治神烦懊侬不安者。

2. 化浊宣窍　常用郁金、鲜石菖蒲、连翘心、藿香、佩兰、白蔻仁、安宫牛黄丸、牛黄至宝丹、紫雪丹等。郁金、鲜石菖蒲、连翘心，味苦辛，气芳香，化浊开窍醒神，凡湿热炽盛而神烦懊侬或并见谵语者，即当用此。或合安宫牛黄丸治湿温化燥而邪入心营以及温热证之邪入心包者；或合牛黄至宝丹治热多湿少而初入心包之神识时昏时昧者。

菖蒲、郁金、蔻仁、佩兰亦治湿热困阻，气机痹阻之胸脘塞闷。蔻仁、菖蒲、藿香合杏仁、牛蒡子、薏苡仁宣散上焦湿热，亦治中焦湿温热少湿多而肺胃气滞以致瘖出不彻者。

3. 淡渗除湿 常用生米仁、滑石、芦根、淡竹叶、茯苓、通草等。湿重热轻用薏苡仁、茯苓、通草之淡渗。湿热并重选薏苡仁、滑石、芦根、淡竹叶，合连翘、黄芩两清湿热。对于热多湿少或湿从燥化而归属阳明者，少量应用淡竹叶、茯苓等淡渗微苦之品参入泄热荡积剂中，或与黄芩、黄连、金银花、连翘等合用，以除其未尽之湿邪，并酌情加入鲜石斛、天花粉与知母等甘寒濡养，补其已伤之津液。若一旦湿热化燥，吸尽西江，津液枯涸而邪陷营血，疾病性质与温热营血证类同，断无再用渗利除湿药物之由。

4. 清解热邪 常用连翘、黄芩、山栀、金银花、知母、石膏、黄连、大黄、鲜生地黄、牡丹皮、犀角、羚羊角等，其中以连翘与黄芩最为常用。连翘苦寒微辛，清中寓散，若与连翘心同用，又能清心宣窍，开热闭治神昏，在湿温上中下三焦证中都宜应用。黄芩上清肺热，下清大肠，且苦味又能燥湿，此药主要用于湿温上中二焦之证候，临床应用时，合柴胡治湿温寒热不解，配芍药疗湿热致痢，与滑石、淡竹叶等同用能分消湿热，对于中焦湿热证尤为相宜。山栀苦寒，横解三焦，又能燥湿，泻心肺之邪热，使之屈曲下行从小便去，用于湿温中焦证或将入中焦之湿热并重与热多于湿者，以症见身热不解而口干，懊憹不安，舌苔微黄者为宜。此药合薏苡仁除湿，配豆豉除烦，与茵陈同用治湿热黄疸。此外，如湿热邪盛用黄连，热结胃腑用大黄，化燥伤津加知母，湿热伤络投金银花，壮热汗多烦渴加入生石膏。如若湿热化燥而陷入营血，治法与温热证相近，亦常用鲜生地黄、牡丹皮合玄参、麦冬辈合成清营、清宫诸法以清营凉血为治，或加犀角清心凉血，或加羚羊角凉肝息风，以及钩藤、玳瑁等均可随证加入。姚门医家治疗湿温证时对于清热药的应用十分谨慎，犹恐苦寒太过而外遏卫阳，内伤中阳，导致阳弱而湿无以化，气虚而白瘖难以透。特别在高热不解，行将化瘖，或正值白瘖渐透渐解之际，切忌过用寒凉而遏阻病邪外透之机，治疗总以轻开淡渗微苦为法，至于所用黄芩、连翘的剂量亦不过10克而已。

5. 扶正补虚 常用天花粉、石斛、细生地黄、玄参、麦冬，以及西洋参、别直参、移山参、野山参等。凡邪入中焦而津液有伤者，酌加甘寒凉润之天花粉、石斛、麦冬。对于石斛之应用十分讲究，湿热俱盛而津伤，或滞下血痢者用鲜扁石斛；热盛津伤或虽夹湿而邪轻，故大便不溏者用鲜石斛；邪盛正虚致津气两伤者用藿山石斛；病后调养用胃阴不足者用川石斛。以上诸石斛常与天花粉同用，生胃津，濡胃燥。湿温中焦证属于湿热盛而正气大伤，无力达邪外出，以致痦出不畅者，仿吴鞠通露姜饮法，用别直参浓煎滴入姜汁少许，露一宿而服之，或与西洋参合用，或以北路太子参代之，急急扶正达邪，以防内闭。以上诸参常与藿山石斛或鲜石斛、麦冬等同用。对于邪入下焦业已化燥者，已成吸尽西江之势，治用厚味滋养，其用药方法与温热营血证类同，不复赘述。

第七节 痰饮病

一、概述

痰饮病是津液代谢失常，水液停聚于身体某一局部的一种病变，此认识在《内经》时期即已形成。如《素问·脉要精微论》曰："溢饮者渴暴多饮，而易入肌皮肠胃之外也。"及至汉代，张仲景在《金匮要略》中承延了这种认识，并加以完善。正如徐忠可在《金匮要略论注》中所认为的："饮非痰，实乃有形之水也。"可见"饮"即是停留于人体内的病理之水。《金匮要略·痰饮咳嗽病脉证并治》将痰饮划分为"痰饮""悬饮""溢饮""支饮"。此外，还有从饮邪停留的时间长短、部位的深浅、水饮的轻重、侵扰的脏腑来命名的"伏饮""留饮"和"水在五脏"。以上除"水在五脏"外，被后世尊崇为饮病的"四饮六证"。此外，还存在一些其他的称谓。如清·陈修园《医学实在易》归纳饮病命名特点为："然又有聚而不散者名留饮；僻处胁下者名癖饮；流移不定者名流饮；沉伏于内者名伏饮。又因酒而成癖者名酒癖。"其中所称之"癖饮"类似于悬饮和留饮。流饮类似于狭义痰饮，而酒癖强调的则是饮病因酗酒而来。可以看出，痰饮病的病名演变基本遵循了《金匮要略》中的称谓，虽略有变化，然终不越仲景之藩篱。

二、辨证治疗思路

痰饮病证，《金匮要略》主要分痰饮、悬饮、溢饮、支饮四种。其实痰与饮又有不同：痰为浓厚之物，饮为稀薄之涎。叶天士有云："水积于阴则为饮，饮凝于阳则为痰。"《金匮要略》谓："其人素盛今瘦，水走肠间，沥沥有声。"确是阳虚水饮内停，并非浓厚之痰内结，故张仲景治疗，仍以温药和之。然亦有涉及阳旺者，仲景另立木防己汤治之。姚门医家尊崇叶天士对痰饮病"外饮治脾，内饮治肾"的治疗大法并有所创新。痰饮初成，脾虚湿滞为患，病浅而轻，为外饮，责之脾运不健；倘饮病久发，外湿引动肾水，水泛为饮，病深且重、属内饮，咎在肾阳虚衰。若饮邪留中，则肠中沥沥有声；饮邪上泛，则咳嗽气逆；饮邪流于四肢，当汗不汗，则为浮肿；饮邪流入胁间，咳嗽引痛，是为悬饮。此即仲景所论之四饮，现就其辨治大法略述于下。

1. 支饮 由于中阳不足，脾失健运，水谷之气化为饮邪，上阻肺经，气化失宣，而咳嗽气逆，甚则倚息不得卧，日久脾肾阳衰，不能畅达四肢，则全身出现浮肿。临证治疗，分为下列几型。

（1）饮邪伏肺：症见咳嗽时作，每以冬季气候寒冷时易发作，咳嗽痰稀色白，饮食二便如常，舌苔薄白或润，脉象小弦或细濡。治宜蠲饮化痰，温和肺经。药用：炙桂枝一钱，姜半夏三钱，茯苓四钱，陈皮一钱五分，清炙甘草一钱，杏仁三钱，清炙冬花二钱，苏子霜三钱，冬瓜仁四钱。若有气喘，加旋覆花（包）三钱，煅赭石五钱；若胸胁不舒或痛，痰白稠韧者，去桂枝、冬花，加甜葶苈子二钱，白芥子一钱，炒苏子二钱，炒枳壳一钱五分，煅瓦楞子八钱，金沸草三钱；若痰出薄白，口淡乏味，大便时溏者，佐以健中化饮，扶土生金，加党参三钱，炒白术二钱，淡干姜八分，炒扁豆三钱。

（2）痰饮因感寒或受风邪而发：症见形寒头痛，咳嗽痰出不爽，或韧或黏，或有胸闷气急，舌苔白滑，脉象浮弦或细滑。治宜温肺散邪，化痰涤饮。药用：麻黄八分，细辛五分，清炙甘草一钱，杏仁三钱，姜半夏三钱，甜葶苈子二钱，炙橘红一钱五分，炒苏子二钱，茯苓四钱，炙前胡一钱五分。如有心悸、头昏、微汗，去麻黄，加桂枝一钱。

（3）肺脾虚寒，饮逆咳嗽：支饮日久，或年老体弱，肺脾虚寒，饮邪凝滞不化，经常上泛，气不下降，咳嗽形寒，胸脘不舒，舌苔薄白，脉象弦细。治宜健脾温肺，通阳逐饮。药用：桂枝一钱，淡干姜八分，细辛五分，茯苓四钱，姜半夏三钱，清炙甘草八分，杏仁三钱，炒白术二钱，陈皮一钱五分。如有痰血，去桂枝、细辛、干姜，加旱莲草四钱，茜草炭四钱；略有气逆，加旋覆花（包）三钱，磁石八钱；有汗加黄芪皮三钱，炒党参三钱。

（4）脾肾阳虚，痰嗽气逆：饮病多年，反复不已，命门火衰，不能温养脾土，脾阳虚弱，土不生金，以致形寒肢冷，咳嗽气逆，动则更甚，痰出稀白，纳少便溏，形体日削，苔白，脉弱或小数。治宜补益脾肾，纳气归原。药用：炒党参三钱，炒白术二钱，姜半夏二钱，煅磁石八钱，干姜五分捣炒五味子一钱，清炙甘草一钱，炙橘红一钱五分，茯苓四钱，杏仁三钱，炙桂枝一钱，黑锡丹（分吞）二钱。

（5）肺肾阴亏，咳嗽痰血：阴虚咳嗽不已，痰中带血，气逆不平，下午虚热，舌质绛，苔薄白，脉象小数或弦细，或寸口洪大。治宜补肾益肺，滋阴化痰。药用：炒生地黄四钱，蛤粉炒阿胶三钱，川贝二钱，旱莲草四钱，甜苦杏仁各三钱，牛膝炭二钱，盐炒橘红一钱五分，煅赭石八钱，麦冬三钱，旋覆花（包）三钱，炒白薇三钱，琼玉膏（冲）一两。本证原属阳虚痰饮，但因久服温燥之药，或素嗜烟酒辛辣，灼伤肺阴，而致痰血频见，有似肺痨，临床上较为常见，故列此作为参考。

2. 悬饮 《金匮要略》云：“脉沉而弦者，悬饮内痛。病悬饮者，十枣汤主之。”临床上常以控涎丹或甘遂半夏汤加减治疗，兹将其分为两型介绍如下。

（1）阳虚水饮内蓄：症见阳虚而寒，水饮内蓄胸胁，咳嗽，痰出稀白，如泡沫状，咳时两胁肋隐痛，行动气急，洒淅畏寒，形瘦体弱，面色少华，舌苔薄白，脉象沉细而弦。治宜通阳化饮，疏通胁肋。药用：甘遂一钱至一钱五分，姜半夏三钱，细辛五分，桂枝一钱，旋覆花（包）三钱，白芥子一钱至一钱五分，陈皮一钱五分，炒竹茹三钱，茯苓四钱，山楂三钱，丝瓜络四钱。若甘遂、白芥子不用，可用控涎丹（吞）八分。

（2）悬饮夹感化热：素有悬饮，又夹外感，饮阻不宣，邪从热化，身热，咳嗽不爽，两胁疼痛，口微渴，但不多饮，舌苔薄白，脉象浮沉均弦。治宜理气化饮，清热化痰。药用：宋半夏二钱，甘遂一钱至一钱五分，旋覆花（包）三钱，煅瓦楞子八钱，丝瓜络四钱，陈皮一钱五分，茯苓四钱，炙前胡一钱五分，炒苏子二钱，甜葶苈子二钱，干芦根五钱，浮海石五钱。若热势甚者，加连翘三钱，黄芩二钱。

3. 痰饮　脾胃阳虚，水谷不化精微，而化为浊饮，饮留中焦，则肠间沥沥有声，脘腹自觉胀闷不适，饮食减少，甚则呕吐痰涎清水，大便或溏，小溲较少，舌苔薄白带腻，脉来濡细或沉弦。治宜温中通阳化饮。药用：桂枝一钱，茯苓四钱，炒白术二钱，清炙甘草八分，炒党参三钱，姜半夏二钱，陈皮一钱五分，带壳砂仁一钱，煨生姜三片。（参见第六章“痰饮验方”）如阳虚阴寒甚者，可加淡附块一钱五分，干姜八分。

4. 溢饮　脾阳虚弱，运化不健，水谷之湿泛溢四肢，本可汗解而不汗，逐渐出现全身轻度浮肿，自觉肌肤作胀，身重乏力，四肢酸重作痛，胃纳不佳，大便或溏，小溲清长，舌苔薄白，脉象迟细。本病起病缓慢，治宜温中健脾，通阳化饮。药用：桂枝一钱，茯苓四钱，姜半夏二钱，炙陈皮一钱五分，防己二钱，黄芪皮四钱，炒薏苡仁四钱，冬瓜皮四钱，炙陈香橼皮二钱。

溢饮初起，四肢微肿，身体不虚，并有恶寒发热之表证者，可照《金匮要略》原意，以大青龙汤治之。若并无表证，并见喘咳者，当用小青龙汤治之。但一般临床所见之溢饮，大都已属慢性病症，并涉及肺脾两虚，根据临床经验，以桂枝茯苓丸合防己黄芪汤加减治之，较为稳妥。

第八节　胃脘痛

一、概述

《内经》云：“谨守病机，各司其属，有者求之，无者求之。”姚门注重胃脘痛的病机，着意于脏腑之间的相互关联和影响，认为治疗胃痛，对于有症之所当求之，无症之处亦当求之。对于脾胃的基本生理，姚门遵叶天士“脾属己土，脏宜藏，脾宜升则健，脾主运化；胃属戊土，腑宜通，胃宜降则和，胃主纳”的思想，认为脾胃共同完成水谷的消化、传输，但各有特点，临证当分而治之。胃脘痛以胃痛脘胀，嘈杂泛恶，纳便不调为主症，可伴有胃脘部痞、满、痛、纳便不调等兼证，多由胃气不和、腑气少运所引起。叶天士在《临证指南医案》胃脘痛篇中，归纳有治胃先治肝、治分气血、久病入络、温通胃阳、温补脾阳、顾护胃阴等学术思想，姚门在此基础上又有发展认识。

二、辨证治疗思路

脾胃相合，俱属土脏。脾为脏，属太阴而恶湿；胃为腑，属阳明而喜润。故脾为阴土，胃属阳土。《内经》云：“五脏者，藏精气而不泻；六腑者，传化物而不藏。”胃属腑，以通为用，以降为和。胃之通降，赖腑阳之温运，亦须有津液之濡润。若有太过不及之变，则通降失司，痛胀等症作矣。

1. 胃火过亢　《内经》曰：“诸逆冲上，皆属于火；诸呕吐酸，皆属于热。”胃火过炽，伤津杀谷，灼津耗液，以致阳土失柔，胃气不和，通降失司，于是胃病及呕酸、嘈杂、善饥、口干、口苦等症悉由所起。遵热者清之，每用黄连、金银花、蒲公英等苦寒以清胃家太过之火，石斛、天花粉、芦根等甘寒以濡阳明不足之液，参入醋制香附、盐水炒娑罗子等疏肝利气，消胀止痛，或加漂淡海螵蛸制酸。若大便干结，小溲短赤，神烦寐劣者，酌加黄芩、大黄，佐生姜、半夏而成苦辛开泄之法，泻心胃之火，复阳明之用。姚门治胃火过旺，重在运枢轴、复升降、调气化，用药遵仲景泻心汤意，阴阳相合，苦辛相济，寒热并用，或反佐取之。

2. 胃阳不足 胃阳内虚，阳虚生寒，寒性凝泣而主收引，以致气行不畅，腑阳失运，症见胃痛，以及脘胀，嗳噫，呕酸，形寒不渴，痛甚彻背。“寒者温之”，治用桂枝、吴茱萸、干姜，或选用川椒、荜茇、甘松，加入生姜、制香附、娑罗子、威灵仙、姜半夏等温中逐寒，行气和胃。夹湿者加制茅术、制川朴、茯苓，夹食加炙鸡金、焦神曲、陈皮；若寒客厥阴之络而兼少腹胀痛，加入天仙藤、台乌药、白檀香之类；呕酸者，舌苔薄白加海螵蛸，舌苔白腻加煅白螺狮壳。方中香附一味，无湿者，用制香附；夹有湿者用生香附，取其味辛性燥以除脾除胃湿，散结气，更为允洽。

3. 脾胃湿滞 湿困中焦，遏阻阳气，脾阳不舒，胃阳不展，失以通降，以致胃脘痛，伴以脘闷、纳呆，或见呕酸，或吐清涎。姚门医家认为胃湿之萌，过在脾土。《内经》云：“脾者，为胃行其津液。”故凡湿滞胃腑者，常兼纳呆、疲乏、肢软、便溏等脾虚见症。此外，素嗜酒醴之人，每多患此。酒者，质寒性热，于人体，盖同气相求，故胃火旺者从阳化热，成为湿热蕴结之候；中阳虚者从阴化寒，致成湿困腑阳之证。治湿阻中焦者，喜用陈平汤去甘草之满中，常以制茅术、制川朴、炒陈皮、姜半夏、茯苓为主药，寒甚者加桂枝、生姜、干姜；夹热者合黄连、黄芩、干姜，甚者加入炒黄柏、煨草果之苦温以燥之。其他如炒党参、炒白术、清炙草之健脾补虚，木香、香附、甘松之理气止痛，亦可用胃苓汤之类以治，均随证酌情而投。

4. 燥土失润 胃属燥土，宜柔宜润，胃阴不足，母病及子，肺金失润，肃降力弱，腑气不调，发为胃痛，兼见咽干、恶心、呕吐。治仿叶天士甘寒凉润之意，常用沙参、玉竹、石斛、甘草等寒凉濡养合甘酸化阴，配合金银花、蒲公英微苦以清，或加青盐制陈皮、姜竹二青降胃逆，或参枇杷叶，饭蒸霜桑叶以肃肺气。亦有投以枸杞子、白芍等合成酸甘化阴以生胃液。胃属腑阳，以通为用，又常佐入红绿二梅、佛手柑、醋制香附等调气，舒其胃用。若胃阴不足而兼气虚者，改用麦门冬汤。

第九节　不寐病

一、概述

姚派对不寐病的治疗溯源于《内经》，取法于叶天士。《灵枢·邪客》曰："夫邪气之客人也，或令人目不瞑、不卧出者……五谷入于胃也，其糟粕、津液、宗气分为三隧：故宗气积于胸中，出于喉咙，以贯心脉，而行呼吸焉。营气者，泌其津液，注之于脉，化以为血，以荣四末，内注五脏六腑，以应刻数焉。卫气者，出其悍气之慓疾，而先行于四末分肉皮肤之间，而不休者也。昼日行于阳，夜行于阴，常从足少阴之分间，行于五脏六腑。今厥气客于五脏六腑，则卫气独卫其外，行于阳，不得入于阴。行于阳则阳气盛，阳气盛则阳跷陷；不得入于阴，阴虚，故目不瞑。"《灵枢·大惑论》曰："黄帝曰：病不得卧者，何气使然？岐伯曰：卫气不得入于阴，常留于阳。留于阳则阳气满，阳气满则阳跷盛，不得入于阴则阴气虚，故目不瞑矣。"详细论述了阴阳不交是不寐的基本病机，阴阳协调消长变化决定了人体的寤寐。又《素问·逆调论》："胃不和则卧不安。……夫不得卧，卧则喘者，是水气之客也。夫水者，循津液而流也，肾者水脏，主津液，主卧与喘也。"《类经·不得卧》云："凡五脏受伤，皆能使卧不安。"叶天士深有体悟，《临证指南医案·卷六》不寐篇记载了叶天士治疗不寐的具体方药，虽然仅有12则案例，但充分展现了他治疗不寐的学术思想——阳不交阴，终至不寐。如《叶氏医效秘传·欲寐》云："卫者，昼则行阳，夜则行阴。行阳则寤，行阴则寐。"他对阴阳理论在失眠病症中有广泛的应用，在临证辨治失眠时，紧紧抓住阴阳这一主要矛盾，灵活地从不同角度协调阴阳，从而达到阴阳的动态平衡。姚派后人抓住不寐之机窍为阴阳失衡，将阴阳观具体阐发，拓展为内伤外感，虚实诸端，细化了辨证治疗方药。

二、辨证治疗思路

姚氏医家继承叶天士"不寐之故，虽非一种，总是阳不交阴所致"的学术思想，将不寐的病因分为外邪和内伤。倘若因外邪而不寐者，如伤寒疟疾的爆发，营卫必然窒塞，升降必然失常，其人愁楚呻吟，日夜难安，当速去其邪，攘外即所以安内也；若因里病而不寐者，或焦烦过度，而离宫内燃，从补心丹及枣仁汤法；或忧劳愤郁，而耗损心脾，宗养心汤及归脾汤法；或精不凝神，而龙雷震荡，当壮水之主，合静以制动法；或肝血无藏，而魂摇神漾，有咸补甘缓法。胃病则阳跷穴满，有半夏秫米汤法。胆热则口苦心烦，前有温胆汤，又有桑叶、牡丹皮、山栀等轻清少阳法。营气伤极，人参人乳并行。阳浮不摄，七味八味可选。余如因惊宜镇，因怒宜疏，饮食痰火为实，新产病后为虚也。

三、用药特色

姚派对不寐病的治疗以补虚泻实、调整阴阳为原则，安神定志是基本治法。六淫病中的失眠，为邪热炽盛、神魂不安所致，当清其邪热，俾邪去神安，自然得寐。内伤病中见失眠，有因肾水不足，心火偏亢；或阴虚肝阳上扰；或脾虚不能交通心肾；以及胃不和则卧不安等。

1. 阴虚火亢，心营失守 咯血后阴虚火亢，心营失守，肝少藏魂，夜寤少寐不宁，营卫两怯，客邪易受，肺失清肃，咳嗽少痰，喉燥咽干，脉弦。药用：根生地、牡丹皮、粉沙参、川贝、冬桑叶、茯神、甘菊炭、杏仁、女贞子、黑栀、首乌藤、知母、全瓜蒌、川斛。《灵枢·本神》言："肺藏气，气舍魄。"肺主气司呼吸，宗气充足，一身之气旺盛，魄归于肺。又有《未刻本叶天士医案》中记载某案："咳嗽少寐。阴亏气燥所致。"若肺病咯血，必心火亢奋、肝不藏血，故肺不藏魄，肝不藏魂，终成不寐。冬桑叶、甘菊炭相须为用清肝肺之热、润肝肺之燥，菊花炒炭有止血之效；粉沙参、川斛、全瓜蒌、川贝母养阴清肺化痰；牡丹皮者，《本草经解》言其"气寒可以清热，味辛可以散寒解表也……益肺平肝，肝不升而肺气降"，杏仁，苦而下泄，与牡丹皮合用复肺之肃降之职。黑栀、根生地清心凉肝、凉血止血；女贞子、知母入肾经，合金水相生之意；茯神气平清金，首乌藤养心安神，全方共奏潜肝育阴、补阴清肺、凉血清心之意，不可谓不妙哉。

2. 心肾两亏 皆因烦劳过度，肾水不足，心火偏亢，浊火上僭所致。症见失眠，烦躁，舌绛、苔薄白，脉小涩或细数。药用：大生地黄四钱，麦冬三钱，辰茯神四钱，制远志一钱五分，莲子（去心）三钱，龙眼肉三钱，制首乌三钱，龙齿三钱，桑椹四钱，炒阿胶三钱，川连七分，炒枣仁三钱。如有梦遗者，加益智仁三钱，莲须三钱，五味子一钱，芡实四钱。"心主一身之火，肾主一身之水，心与肾为对峙之脏。心火欲其下降，肾水欲其上升，斯寤寐如常矣。"心属火，在上焦；肾属水，在下焦。心中阳气下降于肾，能温养肾阳；肾中阴水上腾至心，则能涵养心阴。心火和肾水升降协调，彼此互通，保持动态平衡。叶天士认为肾水不足，不能上腾以制约心火，导致心火不能被约束，向上向外发散，不能归位，以致心烦不寐，此乃心肾不交之不寐，出现心烦不寐，急躁等症。正如《景岳全书发挥》所云："有因肾水不足，真阴不升，而心阳独亢者，亦不得眠。"治当滋阴和阳，清心安神，交通心肾。"壮水之主，以制阳光"，滋肾水以制心火，心火宁则阳入于阴，夜寐得安。《三家医案合刻》言："心肾不交，无寐，阴不制阳，阳强易动，与坎离交媾法。”叶天士指出以阿胶、生地黄滋养肾阴为君药；苦寒之川连清虚火，泻火存阴；龙眼肉补心养血；茯神、远志、莲子、制首乌、炒枣仁养心安神，安神即引火下行；佐以质沉之龙齿，引阳下行以助水火之交。如此则上火下潜，下水上达，阴藏阳敛，坎离交融，夜寐乃安。

3. 阴亏木火上扰 因烦劳过度，或嗜烟酒刺激，阴虚肝阳偏亢，化火上扰心神而致失眠。症见烦躁易怒，脉象弦数。药用：炒川连一钱，炒丹皮一钱五分，夏枯草四钱，甘菊二钱，麦冬三钱，辰茯神四钱，炒白芍三钱，黑山栀三钱，炒枣仁三钱，珍珠母一两，琥珀末（冲）六分或吞琥珀多寐丸。“肝者，将军之官，谋虑出焉”，肝的将军性能主导协调全身的气血运行，使肝主疏泄、藏血等生理功能得以正常发挥，故肝气条达、肝血充盈、气血运行顺畅、阴阳出入有常，则情志调达、五脏和谐，自可酣然入寐。肝的疏泄功能正常，则气机调和畅达，情志顺畅。肝的疏泄与藏血功能正常是入睡的基础，若功能失常影响气血运行，血不归肝，则导致不寐。烦劳过度或嗜烟酒刺激，可致肝的疏泄功能失常，肝木失于条达，气血不畅，肝气郁滞太久，容易化火而致肝火上扰，出现不易入睡、胸胁胀闷窜痛、善太息、情志抑郁易怒等症，当清肝泻火、宁心安神。以菊花、牡丹皮、夏枯草清肝泄热，三药皆入肝经，味苦，而性寒，能清肝热、泻肝火，使得郁结之肝脏舒畅条达，肝木得以升发，则郁火自散。山栀子善清三焦火热之毒，辅以清泻肝火，肝火清则寐自安；苦寒之川连清虚火，以泻火存阴；白芍酸收甘缓；佐以茯神、珍珠母、炒枣仁养心安神。全方共奏清泻肝火，以安神魂之效。

第十节　黄疸病

一、概述

黄疸，古称“黄瘅”，《素问·平人气象论》曰：“溺黄赤，安卧者，黄疸。……目黄者曰黄疸。”巩膜黄染和小便色黄赤是黄疸的基本特征；《素问·六元正纪大论》曰：“溽暑湿热相薄，争于左之上，民病黄疸而为胕肿。”言明“湿热相薄”是其主要发病机理。

张仲景在《内经》的基础上，从伤寒发黄与内伤发黄两个方面阐释，使湿热黄疸病治从理论上趋于成熟。外感方面，张仲景认为“寒湿在里不解”“瘀热在里”及“火劫其汗”之类的失治误治导致“两阳相熏灼”而发黄是外感发黄的基本病理改变：“伤寒发汗已，身目为黄，所以然者，以寒湿在里不解故也，以为不可下也，于寒湿中求之”“但头汗出，身无汗，剂颈而还，小便不利，渴饮水浆者，此为瘀热在里，身必发黄”“太阳病中风，以火劫发汗，邪风被火热，血气流溢，失其常度，两阳相熏灼，其身发黄”；内伤方面，认为饮食不节、酣酒成癖导致脾胃湿热，纵欲无度、劳役失衡导致虚损伤肾，是内伤发黄的主要原因。《伤寒论》发黄虽与《金匮要略》黄疸立名不同，但治法大多相同。

叶天士认为仲景主要论述外感病之《伤寒论》中的“发黄”与内伤杂病之《金匮要略》中的“黄疸”，实属黄疸疾病，不必用外感和内伤将其分述。同时，在张仲景在《伤寒论》“瘀热在里，身必发黄”和《金匮要略》“脾色必黄，瘀热以行”，以及酒疸、女劳疸的论述中认识到湿、热、痰、瘀、虚是黄疸的主要病理因素。隋唐以后对黄疸的认识一度混乱，认为“疸不用分其五，同为湿热”，治法多以苦寒清热、泻下法为主，叶氏一概不予认同，总结前人经验，坚持结合张仲景辨证论治的思想来辨治黄疸。在吸收韩祗和、罗天益的经验中，叶氏又提出“病以湿得之，有阴有阳，在脏在腑”“阳黄治在胃，阴黄治在脾”的从脾从胃论治学说，充分体现了中医的辨证论治的特点。此外，叶天士提出辨治黄疸首先要审察小便利与不利，并以此来鉴别湿热黄疸与太阳蓄血证，两者虽然都有发黄，但太阳蓄血属于瘀血黄疸范畴，主以抵当汤治疗，故叶氏在《叶氏医效秘传》中提出:“太阴脾土，湿热相蒸，色见于外，必发身黄。若湿气胜，则如熏黄而晦，一身尽痛，乃湿病也。热气胜，则如橘黄而明，一身不痛，乃黄病也。伤寒至此，热势已极，且与蓄血症大抵相类。若小便不利，大便实，为发黄。小便自利，大便黑，为蓄血也。发黄，宜通利小便，分导其气，流行其湿可也。故曰:治湿不利小便，非其治也。”姚派治疗黄疸病的经验主要取法于叶天士，并根据叶天士提出的主要治疗原则，在治法方药上予以具体发挥。

二、辨证治疗思路

黄疸，症见身黄、目黄、溺黄。致病因素以湿邪为主，分阴黄阳黄，病位在腑在脏。阳黄发病，湿从火化，瘀热在里，胆热液泄与胃之浊气共并，上不得越，下不得泄，熏蒸遏郁，侵于肺则身目俱黄。热流膀胱，尿色为之变赤，黄如橘子色。阴黄发病，湿从寒水，脾阳不能化热，胆液为湿所阻，渍于脾，浸淫肌肉，溢于皮肤，色如熏黄。《伤寒论》的发黄，《金匮要略》的黄疸虽然病名不同，但治法相同，有辨证三十五条，有治法十二方。治疗黄疸的难易首先在于小便之利与不利，在于口之渴与不渴。然后在辨瘀热入胃的病因，或因外感，或因内伤，或因饮食，或因饮酒，或因劳累。上焦热盛者，一身尽热；下焦郁阻者，小便为难。又有表虚里虚，湿热壅滞而发黄。疾病有不同的病因，故治疗方案有不同。脉弦胁痛，因少阳未罢，仍主以和法。渴饮水浆，阳明化燥，应当泻热。湿邪在上用发汗辛散之法；湿邪在下，用苦泄渗湿治法。病势入蓄血，必当攻下。发汗后尿白浊，宜当投补。喜欢饮酒之人多湿热，应当清利湿热，兼补脾阳。妇女带下湿热，应当清热通下，并滋补肾阴。表虚者因补卫气，里虚者应当建中，病情复杂者应当灵活应对。如果遇到了病情逆转或变化的情况，需要根据具体情况制定不同的治疗方案。这些都是为了给后来的学习者提供指导和帮助。寒湿在体内的治疗，虽然在阳明篇中只提到了一次，并没有给出具体的药方和论述，但是可以通过对寒湿的理解来寻求治疗方法。脾脏本身害怕木气，而喜欢风燥，能够制约水湿而厌恶寒湿。现在的阴黄病症，既不是由外界的风、寒、暑、湿、燥、火六淫引起，也不是由内部过度的欲望或不良习惯造成，而只是单纯的寒湿。这就好比湿润的泥土需要强烈的阳光来晒干，对于纯粹的阴证，使用辛热的药物来治疗是毫无疑问的。虽然具体的药方没有给出，但是治疗的方法已经很明确了，不需要过于复杂或多样的治疗，以免让患者感到困惑。

三、用药特色

1. 阳黄 全身皮肤、眼白均呈金黄色，小溲短赤如浓茶，大便燥闭，口苦思饮，舌苔黄腻或白厚，舌质红绛，脉弦滑有力或数大。治宜解热渗湿，清泄中焦，茵陈蒿汤加减。药用：茵陈八钱，制军二钱，黑山栀三钱，川柏一钱五分，郁金三钱，枳实二钱，赤苓四钱，连翘三钱，猪苓三钱，淡苓三钱。如有呕恶，可加川连六分，姜半夏二钱，广藿香一钱五分；如便闭，加龙胆草一钱五分。若湿热内闭，直逼营血，而现神昏烦躁，或吐血、衄血者，乃属黄疸之重症，治当清营泄热，解毒开窍；可在原方中加入犀角（磨汁冲服）五分，鲜大青叶一两，鲜石菖蒲一钱五分，金银花三钱，安宫牛黄丸（化吞）二粒。

2. 阴黄 全身皮肤、眼白均黄，色暗不明，小溲短赤，大便或溏，胸脘痞闷，或形寒，筋骨酸痛，或时有呕恶，胃纳呆滞，舌苔薄白或白腻，脉象缓滞。治宜和中除湿，疏表退黄，茵陈五苓散合平胃散加减。药用：茵陈八钱，制川朴一钱五分，茅术二钱，姜半夏二钱，茯苓四钱，泽泻三钱，郁金三钱，陈皮一钱五分，广藿香一钱五分，姜竹茹四钱，猪苓三钱，秦艽一钱五分，桂枝八分。如无形寒身痛，可去桂枝、秦艽；形寒发热者，去桂枝、秦艽，加柴胡一钱。若因湿浊内蒙，清窍不宣，出现神识昏愦，或口噤嗜卧，妄言乱语者，亦属重证黄疸，慎防内闭外脱，急当佐以芳香宣窍之品，如紫雪丹八分，鲜石菖蒲一钱五分。另有湿热久郁，黄疸日深，阴液耗损而现晦黄，甚者如黑疸者，不得误为阴黄而妄投温燥之药，或误为黑疸治以本益，仍以阳黄辨治，并可佐以存津育液之品，如鲜生地黄一两，鲜铁皮石斛五钱，鲜芦根五钱，知母三钱等。面黄而暗四肢乏力，久病入络，瘀血何疑，阴虚火旺。药用：生首乌、桃仁、陈蒿梗、豆卷、参三七、丹参、炒香豉、银胡、肥玉竹（盐水炒）、茜根、冬瓜皮子、泽兰、土鳖虫、佩兰叶。

方中陈蒿梗、佩兰叶、豆卷、冬瓜皮子均能利湿退黄，而各有其偏倚，陈蒿梗，平、微寒，主风湿寒热之气、热结黄疸；佩兰，辛、平，主利水道，除胸中痰癖；豆卷，甘、平，主利中焦之水湿；冬瓜皮，甘、微寒，主除小腹水胀，利小便；冬瓜子，消痈排脓，利湿；上药泻上、中、下三焦之水湿；土鳖虫、参三七、泽兰、茜根、丹参、桃仁行瘀止血，泽兰活血化瘀，三七、茜根止血去瘀，又恐瘀血去而无新血生致阴虚风动，故使土鳖虫、丹参、桃仁补血活血，补血又不使得阴血滞腻；生首乌、肥玉竹滋阴生津，又言玉竹以盐水炒，是以久病伤阴恐伤肾水；炒香豉、银胡清退虚热；全方共奏育阴去瘀清热之效。不可不谓梦兰用药之妙矣！

3. 黑疸　即仲景《金匮要略》所言之女劳疸。是因房劳过度，烦劳不息，肾中气阴两伤，秽浊瘀热不除，肾色外现之故。症见全身皮肤逐渐出现黑色，面色如青铜，晦暗不明，但眼白不黄，小溲清长，精神十分倦怠，性欲减退，男性则阳痿早泄，女性则月事不调，舌白脉涩。治宜补肾柔肝，滋阴养血。药用：当归三钱，白芍三钱，干地黄四钱，血余炭三钱，丹参三钱，菟丝子三钱，淡苁蓉三钱，枸杞子三钱，炒阿胶三钱，鹿角霜三钱。

第四章　名论选读

“姚梦兰中医内科”学派著述较多，大多由传人私藏，随着时代的变迁，散佚者有之，书名、篇名残缺者有之，要考证和确定名论出处，实属困难。“姚梦兰中医内科”学派的学术是一脉相承的，本章按类择选原文，并列之，未标出处，请读者见谅。

论时感病因并寒温分证

时感者，凡春夏秋冬四时，一切时邪外感之病，皆多时感。如春温、夏热、秋燥、冬温是也。春温症连风温、温热、温毒、温疟多包括在内；夏热症连夏天暑热、湿温、暑温、火症多包括在内也；秋燥症连秋温晚发多包括在内；冬温者，冬应寒而反温，人感之邪，为冬温即风火病也，一切疫火、寒包火等症多包括在内也。凡发热不恶寒而渴者，为温邪，右脉浮大于左手。发热恶寒，头疼骨痛，舌白不渴，脉必浮紧，左脉大于右手，为寒邪。

温病急救三宝用法并气血先后治法

凡外感一切重证，初恶寒，次化热，热郁关窍，宜用至宝、牛黄、紫雪丹之类。若见春夏秋冬阴邪内伏，名曰寒阻关窍，宜用苏合丸之类，必须临证详审，安可妄用。又云：痰少、热多用牛黄丸，湿多、热多、痰少紫雪丹，痰多、热甚用至宝丹，外热内寒、不渴、脉不数是谓阴甚，用苏合香丸。不可并用，须寒热斟酌，随证不误。

论香薷用法及阳暑阴暑辨

余遍视诸书，惟先贤仲景先生颇明，极有敏见之训。香薷辛温香散而不宜阳暑也。盖阴暑无汗，用香薷以发之，阳暑多汗用之实害乎！李时珍曰：香薷夏月解表之药，犹冬月之用麻黄。由是论之，其发表之功可见矣。今人不别阴阳，概用之，则误甚。经云：阳暑可清热，阴暑可散寒，近火近痰，分多分少而治之。长夏伤暑、冒暑、中暑、暑风、暑温、暑咳、暑瘵、霍乱、痧气、秽浊，以及暑湿，诸互仿考医集，可为审证之明辨耳。

至春变温论

原夫世人之病，十有九虚，虚则肾怯，则水失以涵养，而五志之火勃然依升也。然水者，人生之本也，先天之职，故不能亏乏其常矣。盖水不可竭，而火不可炽，病安从来乎？先哲有云：火性炎上，宜使之下，水性就下，故宜使之上，明使水上火下，是为之交。交者循序生长，不交者诸病丛生也。虽然今有伏气为病，重在冬不藏精，肾脏内亏，邪伏于少阴。甚者，当即速发，微者，必不即发，待至春来，阳气开泄，木火内燃，而复感外邪乘虚后犯，以营卫交病，互相触发为患矣。昔乎伏气为病其变证有五，有春温、有风温、有温病、有温毒、有晚发也。其病因众多，治法无定。或因痰火上逆，清其上焦痰热；或因邪炽津伤，治以泄热生津；或因温毒发疹，多以解毒之品为主。外此之法，晰考其明，明其本末之殊焉，可庶乎无误矣。

治汗要诀

人身之汗，本体中所含之水分所化是也。该水分含蓄在于气血之中，即为滋润脏腑，营养筋脉，温分肉，泽肌肤，灌溉百骸之原料，是以平素无故。此种水液，不能妄泄。若劳动则火自内生，腠理疏豁，毛孔大开，则内脏之水液，即从毛孔漏泄于外，便变为汗。故古人言汗为心之液，又云在内者为血，在外者为汗；又言夺血者无汗，夺汗者无血；又云阳加于阴为之汗；又言人之汗，以天地之雨名之。种种传说，无非欲人明了人身之汗，为心脏所主之阴液，或由阳旺而泄，或由阳虚外漏，其盗汗自汗之病理，已可包括数语之中矣。惟其得以秘藏而不漏泄者，又在乎腠理为之严密保护。古人言腠理为卫气畅行之处，即人身之藩篱。腠理之外，即是表皮，表皮密生毫毛，名曰汗孔，毫毛内连腠理，外达皮肤，西医以毛孔之下，呼为毛囊，一名汗腺是也。观其所称毛囊与汗腺，实是古人所说之腠理与玄府，良以腠理叠摺，用显微镜测之，其形如囊，由此深究，更知汗之来源，并不真属心脏之血液，确系人体气血中所含之水分，从腠理散出于外所致也。盖《内经》以心脏主血，是以云汗为心之液，殊不知在内为血分中之滋润之水气，透出于外，便为之汗。须知水即是气，气即是水，譬如地气上为云，天气下为雨相等。凡夏秋天气最热之时，人体饮水亦多，吸受之空气，非仅淡薄，反而亢热曝烈，腠理因热太过，不能紧闭，故夏令秋初，腠理常疏，所饮之水，不及渗入膀胱，下为溲便，即从肌腠散出于外而为汗。试观暑月人多汗出，其溲甚少，即是此义。冬季日光虽淡，空气浓厚，吸受之者，腠理反而紧闭严密，是于深秋冬令并春初等时，腠理常闭而无汗，小溲自多。此即《内经》所谓热则腠理开，汗大泄，寒则腠理闭，汗不出是也。由此推考，恒见夏秋阴雨之日，外界热度减低，人身汗就少出，若冬季过于劳动，热自内生，腠理忽松，身遂汗出。可见出汗，为排泄体内热度，平均身中体温作用故也。换言之，夏令外界热度高，空气薄，人在气交之中，吸受之暑热，全在汗孔散放，肌腠排泄，乃得保持原有之状态；冬令日光淡，外界热度甚低，幸空气浓厚，故吸受其气者，反将汗孔紧闭，肌腠严密，并不出汗，减少原有之温度。

体之盗汗自汗，各有门径，医者必须先知生理之如何，然后可以明白病势之进退。昔贤所谓知其常，然后可以明其变，确为知本之言也。全考前医方案，皆以盗汗为阴虚，自汗为阳虚，仔细思之，其理尤未尽然。因盗汗虽属阴虚，亦有阳虚而病者，自汗虽云阳虚，或由阴虚所致者，病同证异，终当以舌脉见状为凭，岂可拘泥古说，误己而误人焉。按盗汗必其人睡熟而出，一醒即止，使人不知不觉，无以自主，故名曰盗。自汗稍劳即出或不劳动其汗亦自外流，不论昼夜，不分寤寐，或仅在头部，或在颈胸背腹，或全身皆有，或偏于手足。究其所以汗出之故，在内伤症中，仍不外乎古人阳虚阴虚二大根源。所谓阳虚者，即气分不足，卫外失守，腠理不能秘密所致。阴虚者，即血液衰少，内火偏旺，腠理因热疏豁，失以封固所致。但阳虚之汗，汗出常冷，其脉必沉迟软弱，懒言少气，舌白不燥，面色萎黄；阴虚之汗，汗出反热，脉必弦细涩数，内热口干，舌质带绛，面赤或黄。读叶天士《指南》有云：汗为心之液，又言肾主五液，故患汗症，未有不由心肾虚而得者。心之阳虚，不能卫外而为固，则外伤而自汗。自汗者不分寤寐，不因劳动，不由发散，其毛孔常开，溱溱然自相漏泄，由阴越于阳分也。肾之阴虚，不能内营而退藏则内伤而盗汗。盗汗者，汗从寐中漏出，即《内经》所称之寝汗是也，睡着则出，一醒即收，甚或如水淋漓，衣被尽湿，由阳蒸于阴分也。故阳虚自汗，治宜补气以卫外，充实腠理为主。阴虚盗汗，法当滋阴以营内，固摄肌腠为主。倘气虚表弱，藩篱不固，自汗不止者，仲景每用黄芪建中汤，后贤或用玉屏风散，以为施治。如阴虚阳旺，汗孔不密，盗汗发热者，景岳治以当归六黄汤，或柏子仁丸，以为主剂。此阴阳互虚自汗盗汗之治法，即后世初学之准绳也。他如劳伤心神，气虚而热，自汗盗汗者，叶氏主用生脉散，与四君子汤并投。若见营卫二虚，不分寤寐，时有汗出者，仍宗仲景黄芪建中汤，当以辛甘化阳法，稍加敛摄为主。若卫阳偏虚而汗出者，可用芪附、参附、真武等汤，或甘麦大枣扶阳理阳方法，轻者宜投玉屏风散，或补中益气汤，加减为治。以上推考，虽然古人以自汗为阳虚，盗汗为阴虚立说，其自汗属于阴虚者，仍可以盗汗阴虚之方施治，如盗汗属于阳虚者，亦可以自汗阳虚之方主治，所云治法在人，贵乎有识者，自己权变也。愚以阴虚盗汗，每用穞豆衣、浮小麦、桃干、牡蛎、龟板、龙骨、鳖甲、青皮、制首乌，方虽轻淡，其效甚著。若再不止，原方中加入乌梅一枚，或五味子十四粒，并萸肉二钱，佐以收敛肌腠，定能见功。若治阳虚自汗，须用生芪皮、别直参、清炙甘草、白茯苓、炒於术、煅龙骨、牡蛎之类，颇有奇效。万一不止，重加参芪，大补其气，盖气旺则藩篱自密，不致漏泄外渗，故非阳亡四逆，自汗脉微等证，舌必白滑或白中带灰，切勿骤用姜附之刚燥。若无阴枯阳亢，盗汗发热，舌燥脉洪者，不必拘泥六黄之阴腻。倘遇阴虚之极，阳虚之甚者，不得不宗古法施治，《三因方》有芪附、术附、参附三汤，皆为阳虚自汗而设。喻嘉言推而论之，发明卫外之阳不固而自汗，则用芪附；脾中之阳遏郁而自汗，则用术附；肾中之阳浮游而自汗，则用参附，凡属阳虚自汗，不能舍三方为治，须知三方立法高古，寓意至深，对症用之，效如桴鼓。若施治失当，其祸尤烈。初学之人，慎勿轻以尝试为是，以上均为内伤汗症施治之大略。

至于外淫症中，亦有自汗或盗汗病者，惟盗汗较少，其治法与内伤相异，故特分别详述如下。夫古医论自汗，其以阳虚之外，另有风温自汗、湿温自汗、痰热自汗、伤寒阳明热越自汗、中风营弱卫强自汗、中暑自汗、中湿自汗、伤寒阳亡厥逆自汗，各种病理治法丝毫不同，稍有疏忽，祸不旋踵，所以不厌求详，谨将治法，细细述及，若俾业医者，得无虚实谬乱之害也。大抵因风温而自汗者，其病纯热，古人言温为热之气，风乃火之母，风热由口鼻吸受，伤于肺胃，灼伤气分，腠理自然疏豁，汗孔不闭，汗遂漏泄，治当先解风温，清泄气热，则汗自止，此自汗为副证，不必专以治汗，最忌敛漏之药，闭其毛孔，以遏外邪，须用桑叶、连翘、淡芩、知母、焦栀、石斛、蒌皮、杏仁、芦根、粘子、蝉衣之类，轻清凉解为主。若因湿温自汗，亦属气分之热，惟湿为黏腻有形之水邪，虽然化热蒸灼，其性仍阴，最易伤人阳气，故气伤则腠疏，热盛则汗孔自开，是以身热胸闷，口舌黏腻，小溲短少，汗常溱溱自出也，与风温病状不同，自汗亦异。但湿温自汗仍属副证，切勿过用寒凉并止汗固腠之药，宜投益元散、猪赤苓、苡仁、连翘、青蒿、淡芩、焦栀、豆豉、橘红、通草、芦根、川斛、杏仁、蔻壳、广郁金之类，仍以清热渗湿，宣通气分，使湿热化解，其汗自瘥，不必见病治病也。倘湿不化热，偏于阴性者，便为寒湿，寒湿自汗，即为中湿或称脾中之阳郁遏所致，大都寝痻湿地，久居卑滥之所，或涉水溺水，或冒雨露，其湿浸淫肌肉，不从水道下渗，久之卒然病发，症必舌白而滑或带灰色，四肢逆冷，自汗不休，头重脘痞，脉沉濡细小，溲甚少，当用干姜、茅术、茯苓、苡米、川朴、姜夏、陈皮、泽泻之类，重则须加附子、党参、芪皮，龙骨以益其气，而壮其阳，此即湿胜阳伤，州都失利，水液反从肌腠旁溢之故也，治宜温中助阳、崇土逐湿为主。俾脾藏得健运之职，湿浊仍由水道下渗，虽不止汗，而汗自止矣。若痰热内停患自汗者，在痰症类伤寒中最多，其病自汗，并不过于淋漓，定有咳嗽胸满胁痛之见证，治当化痰清热，凉泄气分，轻宣肺经为主，不必强用止汗之药，如川贝、竹茹、橘红、杏仁、前胡、瓜蒌、覆花、桑叶、翘壳、知母、钗斛、枯芩之类，或仙夏、苏子、茯苓、苡米、瓦楞子、郁金、丝瓜络、栀豉等药加减施治可也。若伤寒犯入阳明，热邪外越自汗者，与温邪顺传阳明相等。其主证必高热渴饮面赤舌燥、或黄或绛，脉必洪大滑数，甚则胡言乱语，手扬足掷狂妄不清，惟伤寒邪多在气，舌必老黄，可用白虎法。如便秘脉实，腹满硬痛，可投承气，佐入白虎为治。若温邪暑热，或有入营为患者，其舌必现绛赤而燥，其他均与气热大同小异，宜用犀角地黄汤，或羚羊、石斛、鲜生地、粉丹皮、翘、栀等类为主，仍不必见汗止汗也。但中风自汗，仲景称谓营弱卫强，主以桂枝汤，和其肌表，其汗即敛，古人《伤寒集注》，反复论述，想读者不难自明。倘有类中风症，自汗而喘，或汗出如油，发直头摇，已成脱症，均属不治，又非桂枝汤所可投，若误用之，立见待毙，不可不慎也。至于中暑自汗，因暑热从口鼻吸入，直犯肺胃，弥布三焦，肌腠燔灼，气不收束，以是汗孔大开，水液直从外泄，仍与伤寒阳明热越自汗同类，古人以暑必伤气，故用人参白虎法，佐以益元生脉加减施治。所以亡阳自汗，病最危险，因人体阳即是气，亡阳即阳气大虚耗散于外，且气即是水，故散于肌表者，便为自汗，是以汗出愈多，其阳愈虚，在内不能鼓动五脏原有之工作，维持其升降出入，血脉运行，乃有烦躁脉伏，神识昏昧，呼吸短促之危象。在外不能温分肉，实腠理，约束毛窍，以是四肢逆冷，汗出不止，或全身不温，四肢拘挛，考其病或由误汗而致者，或由阴湿过盛而致者，其病虽曰亡阳，实是阳伤之剧变，故仲景有真武理中，或桂枝加附子等汤，以为救治。如正气大亏，阳分欲脱，即是的确之亡阳症，虽用人参、野术、上芪、龙牡、附子、炮姜，深恐亦不能挽回，此真假缓急之别，贵在多读方书，经验宏富，庶可明察秋毫，洞见其所以然也。以上为外因症中，自汗所治之大略。若盗汗因外邪所致者，只湿痿黄疸，或感受风热等病，其他均属罕见，然治法仍当清邪为主，不得误为阴虚，骤进滋补。总之内伤之汗，全属乎虚，外邪之汗，仍因乎邪，毫厘之失，千里之差，司命者，岂可不兢兢业业者也。

伤风解

风为阳邪，善行数变。其伤人也必从俞入。俞皆在背，故背常固密，风弗能干。已受风者常曝其背，使之透热则潜消热散。经文所谓：乘虚来犯，固矣。若其人素有痰热壅遏于太阴阳明之经，内有窠囊，则风邪易于外束，若为之昭引者，然所谓风乘火势，火借风威，互相鼓煽。治实之法：秋冬与之辛温，春夏与之辛凉，解其肌表，从汗而散。治虚之法：固其卫气，兼解风邪。若专与发散，或汗多亡阳，或屡痊屡发，皆治之过也。治风火之法，辛凉外发，甘苦内和，勿与苦寒，恐正不得申，邪不得解耳。

论虚痨

《内经》之言虚痨，惟是气血两端。至《巢氏病源》，始分五脏之痨、七情之伤，甚而分气、血、筋、骨、肌、精之六极，又分脑髓、玉房、胞络、骨、血、筋脉、肝、心、脾、肺、肾、膀胱、胆、胃、三焦、大小肠、肉、肤、皮、气之二十三蒸。《本事方》更分传尸鬼疰，至于九十九种。其凿空附合，重出复见，固无论矣。使学者惑于多歧，用方错杂，伊谁之咎？盍以《内经》为式，第于脾肾，分主气血，约而该，确而可守也。夫人之气虚，不属于气，即属于血。五脏六腑，莫能外焉。而独举脾肾者，水为万物之元，土为万物之母。二脏安和，一身皆治，百疾不生。夫脾具土德，脾安则土为金母。金实水源，且土不凌水，水安其位，故脾安则肾越安也。肾兼水火，肾安则水不夹肝，上泛而凌土湿，火能益土，运行而化精微，故肾安则脾越安也。孙思邈云：补脾不如补肾。许学士云：补肾不如补脾。两先生深知二脏为生人之根本，又知二脏有相赞之功能，故其说如背，其旨则同也。救肾者必本与阴血，血主濡之，血属阴，主下降，虚则上升，当敛而抑，六味丸是也。救脾者必本于阳气，气主煦之，气为阳，主上升，虚则下陷，当升而举，补中益气汤是也。近世治痨，专以四物汤加黄柏、知母，不知四物皆阴，行秋冬之气，非所以生万物者也。且血药常滞，非痰多食少者所宜。血药常润，久行必致滑肠。黄柏、知母，其性苦寒，能泻实火。名曰滋阴，其实燥而损血；名曰降火，其实苦先入心，久而增气，反能助火，至其败胃，所不待言。丹溪有言，实火可泻，虚火可补。痨证之火，虚乎实乎？泻之可乎？矫其偏者，辄以桂附为家常茶饭，此唯火衰者宜之。若血虚燥热之人，能无助火为害哉？大抵虚痨之证，疑难不少，如补脾保肺，法当兼行。然脾喜温燥，肺喜清润，保肺则碍脾，补脾则碍肺。惟燥热而甚，能食而不泻者，润肺当急，而补脾之药亦不可缺也。倘虚羸而甚，食少泻多，虽喘咳不宁，但以补脾为急，而清润之品宜戒也。脾有生肺之能，肺无扶脾之力，故补脾之药尤要与保肺也。尝见痨证之死，多死于泻泄。泻泄之因多因于清润。司命者能不为兢兢耶？又如补肾理脾，法当兼行。然方欲于甘寒补肾，其人减食，又恐不利于脾；方欲于辛温快脾，其人阴伤，又恐愈耗其水。两者并衡而较重脾者，以脾土上交于心，下交于肾故也。若肾大虚而势困笃者，又不可拘。要知滋肾之中，佐以砂仁、沉香；壮脾之中，参以五味、肉桂。随时活法可耳。又如无阳则阴无以生，无阴则阳无以化，宜不可偏也。然东垣曰：甘温能除火热。又曰：血脱补气。又曰：独阴不长。春夏之温可以发育，秋冬之寒不能生长。虚者必补以人参之甘温，阳生阴长之理也。且虚痨证受补者可治，不受补者不治。故葛可久治痨，神良素著，所垂十方，用参者七。丹溪专主滋阴，所述治痨方案，用参者亦十之七。不用参者，非其新伤，必其轻浅者耳。

自好古肺热伤肺，节斋服参必死之说，印定后人眼目，甘用苦寒，直至上呕下泄，犹不悔悟，良可悲矣。幸李濒湖、汪石山详为之辨。而宿习难返，贻祸未已。不知肺经自有热者，肺脉按之而实，与参诚不相宜。若火来乘金者，肺脉按之而虚，金气大伤，非参不保。前哲有言曰：土旺而金生，勿拘拘于保肺；水壮而火息，毋汲汲于清心。可谓洞达《内经》之旨，深窥根本之治也。

肿胀诸治

《内经》之论肿胀，五脏六腑，靡不有之。详考全经，如《脉要论》曰：胃，脉实则胀。《病形篇》曰：胃病者腹䐜胀。《本神篇》曰：脾，气实则腹胀。经溲不利。《应象论》曰：浊气在上则生䐜胀。此四条皆实胀也。《太阴阳明论》曰：饮食起居失节，入五脏则满闭塞。《师传篇》曰：足太阴之别名曰公孙，虚则臌胀。二条皆虚胀也。《经脉篇》曰：胃中寒则胀满。《方宜论》曰：脏寒生满病。《风论》胃风鬲寒不通，胃善满，失衣则䐜胀。此三条皆寒胀也。《六元正纪》《至真要大论》等论有云：太阴之初气，太阴之胜复，皆湿胜之肿胀也。然《经》有提其纲者曰：诸湿肿满，皆属于脾。又曰：其本在肾，其末在肺，皆聚水也。又曰：肾者，胃之关也，关门不利，故聚水而从其类也。可见诸经，虽皆有肿胀，无不由于脾肺肾者。盖脾土主运行，肺金主气化，肾水主五液。凡五气所化之液，悉属于肾。五液所行之气，悉属于肺。转输二脏，以制水生金者，悉属于脾。故肿胀不外此三经也。但阴阳虚实，不可不辨。大抵阳证必热，热者多实；阴证必寒，寒者多虚。先胀于内，而后肿于外者为实；先肿于外，而后胀于里者为虚。小便黄赤，大便秘结为实；小便清白，大便溏泄为虚。滑数有力为实，弦浮微细为虚。色红气粗为实，色悴声短为虚。凡诸实证，或六淫外客，或饮食内伤，阳邪急速，其至必暴，每成于数日之间。若是虚证，或情志多劳，或酒色过度，日积月累，其来有渐，每成于经月之后。然治实颇易，理虚恒难。虚人气胀者，脾不能运气也；虚人水肿者，土虚不能治水也。水虽制于脾，实则统于肾。肾本水脏，而元阳寓焉。命门火衰，既不能自制阴寒，又不能温养脾土，则阴不从阳，而精化为水。故水肿之体多属火衰也。丹溪以为湿热，宜养金以制木，使脾无贼邪之患；滋水以制火，使肺得清化之权。夫制火固可保金，独不虑其害土乎？惟属热者宜之，若阳虚者，岂不益其病者？更有不明虚实，专守下则胀已之一法，虽得少宽于一时，真气愈衰，未几而肿胀再作，遂致不救，殊可叹也。余子之症，察其实者，宜清阳明，反掌收功；苟得虚者，温补脾肾，渐次康复。其有不大实，亦有不大虚者，先以清利见功，继以补中调摄。又有标实本虚者，泻之不可，补之无功，极为危险。在病名有臌胀与虫胀之殊。臌胀者中空无物，腹皮绷急，多属于气也。虫胀者，中实有物，腹形充大，非虫即血也。在女科有气分血分之殊。气分者心胸坚大，而病发于上，先病水肿，而后经断；血分者血结胞门，而病发于下，先因经断，而后水肿。在治法有理肺与理脾之殊，先喘而后胀者，治在肺；先胀而后喘者，治在脾。

以上诸法，是其大略也。

若夫虚实混淆，阴阳疑似，贵在临诊之顷，神而明之，其免于实实虚虚之害乎？

死证：腹胀身热者死。腹胀寒热如疟者死。腹大胀、四肢清、脱形、泄甚者死。腹胀便血，脉大时绝者死。以上胀满，唇黑或肿肝伤；缺盆平心伤；脐突脾伤；足心平肾伤；背平肺伤。以上五伤者皆死证也。阴囊及茎肿腐者死。泻后腹胀而有青筋者死。大便滑泄，水肿不消者死。水肿先起于腹，后散四肢者可治。先起于四肢后归于腹者死。以上论水肿。

脉法：盛而紧、大坚以涩、迟而滑皆胀满。沉而滑、浮而迟、弦而紧，皆水肿。此二病之脉，实大者可治，虚弱者难治。

论痿症

《内经》言：痿症有五，其病源皆因热盛所致。所谓五者，心、肝、脾、肺、肾五脏是也。考其大要，如心气热者为脉痿；肝气热者为筋痿；脾气热者为肉痿；肾气热者为骨痿。唯肺气热者，不曰毛痿，而曰痿躄。躄系不能步履之病状，实为五痿中必俱之证。夫五痿皆因于热，热则津液消灼，阴血不充，大筋小络，并失涵养。其四肢必先废弛，是以手震而不能握，足软无以步履。五种痿病，其四肢弛废，无不皆然。经文举一以例其余也，学者可自反之。至于治法，虽各不相同。但《内经》独取阳明，以阳明为水谷之海，主润宗筋。宗筋主束骨而利机关。又云：阳明虚则宗筋弛纵，带脉下引，故足痿不能任地。盖五痿病理，《内经》虽已详细分述，惜其文简义深，后世仍难取法。反以五痿或附载于虚劳，或散见于风湿病中，大失经旨，良可叹也！兹将五痿证状以及治疗方法分述如下，以便读者，洞达病情，有所参考也。

脉痿 《内经》云：心气热则下脉厥而上，上则下脉虚，虚则生脉痿，枢折挈，胫纵而不任地也。盖心主血，又主脉，实为人体血液循环之总机关。古医以心藏号离宫，称神明之宅。又云心属君火，与肾水相配偶，水火交济，全体安和，百疾不生。若人用心过度或悲喜太过，君火妄动，水失其济，以致阴血暗伤，则下焦脉络所藏之血液，皆因火迫而厥逆于上。血既上行，反供心阳无为之煎灼，其下焦络脉，俱失涵养，而为脉痿。痿病已成，则枢折断，胫股皆纵，两足当然软弱，不能任地而步履。大凡患此病者，必由操用神机，日夜营谋，思虑不已之人居多。因是心脑并伤，神经与血脉俱失滋养，自渐入深，非仅手足痿软，其他必有心悸不寐、内热形瘦之副证，甚则小便尿血，病势更重。按脉或浮洪而数，或芤且革，或细小疾数，舌质光绛是也。法宜滋阴降火，养血安神为主。当投生地黄、枣仁、丹参、茯神、归身、白芍、首乌、龟板、远志、钗斛、麦冬、莲肉、丹皮、黑栀、玄参、川连之类。如拘泥治痿独取阳明之经旨，以阳明属胃，专从胃治，焉能取效？惟胃为水谷之海，后天生化之大源。故血虚之病，必须顾及胃府。俾纳谷加飧，血气自旺，非补胃可以治痿也。治法在人，笔难尽述，全仗心地灵巧，好自为之是耳。

筋痿 《内经》以肝主筋。又云肝气热则胆泄口苦，筋膜干，筋膜干则筋急而挛，发为筋痿。又言思想无穷，所愿不得，意淫于外，入房太甚，宗筋弛纵，发为筋痿，及为白淫。故下经曰：筋痿者，生于肝，使内也。盖肝既主筋又司藏血。胆附肝内，专贮肝脏所制之苦汁，辅助消化作用。筋痿之病，虽属于肝，细察经文，其病来源，不止一端。或由盛怒伤肝，激动肝阳，木火燔灼，血液枯燥而筋急者；或由色欲过度，肾虚水不涵木，肝风暴动而筋痿者。惟是病必头眩目花，耳内常鸣，全身筋脉时常抽掣，手指震掉，足不能步，脉候双弦是也。若由情怀不畅，木火自灼者，必兼口苦舌燥；由肾虚及肝者，定有腰痛、遗精。一宜清泄，一宜滋补，所治不同，故用药自然相异。如肝阳偏旺，化风自扰者，当投桑叶、菊花、钩藤、丹皮、钗斛、白芍、石决明、煅牡蛎、女贞子、制首乌、茯苓、白蒺藜、天麻、川牛膝、萸肉、龟板之类。倘肾水不足，不能涵养肝木，肝燥生风，筋脉痿废者，可用首乌、萸肉、龟板、牡蛎、甘菊、白芍、龙齿、生地、茯神、芡实、狗脊、杜仲、淡苁蓉、沙蒺藜、川断、枣仁之类，以上二法，为筋痿医治之大略也。学者可三反之。

骨痿 《内经》云：肾气热则腰脊不举，骨枯而髓减，发为骨痿。又言骨痿者，生于大热也。盖肾主骨，又主藏精，古人称为水脏，即人身命根系焉。细考骨痿之故，良由精血消耗，骨髓不充，非但不能柔润筋脉，即骨骼亦失涵养。是以形肉消瘦，面目黧黑，腰垂背曲，骨枯髓减而痿。按是病大都由于色欲过度或远行劳倦，致伤肾脏真阴所致；或痨症末期中，尤为多见；或先天中病，俗名瘫子是也。若由他病而致者，或伤寒温热大病之后，余邪遗热，逗留不净，内热常蒸，五液暗耗，渐次深入肾脏，肾热则精血干涸，不得润泽百骸，濡养筋脉，外而形容憔悴，内而骨枯髓减，日积月累，骨痿所有存成焉。今医一遇此病，仍不知其为何症，每以虚痨名之，大失经旨，故其治也，岂能占效。惟其病为先天精髓已伤，下焦真阴内竭，速宜厚味填补，冀挽一二。须用龟胶、鹿胶、牛骨髓、猪骨髓、淡苁蓉、甘杞子、大熟地、生地、首乌、制萸肉、川牛膝、潼蒺藜、炒杜仲、川断、菟丝子、归身、炒白芍、煅牡蛎、炙鳖甲之类主治。夫是病初起若遇明眼，依法调理得当，尚能脱险，倘迁延过久，病深蒂固，决非草木所能恢复也。

肉痿 《内经》云：脾气热则胃干而渴，肌肉不仁，发为肉痿。又言肉痿者得之湿地也。夫肉痿之病，或因寝寐湿地，居处潮湿则湿自外来；或因嗜茶饮酒过度，中阳剥削，脾土卑滥，则湿从内生。内外二湿，虽来路不同，及其注入肌肉，为病则一。盖湿即水也，为有形之浊邪，可以浸淫肌肉，阻碍关节，渍入筋骨，妨害脾运。古人以脾主四肢，胃主肌肉。经文云：湿之伤人，皮肉筋骨。又言：湿热不攘，大筋软短，小筋弛长，软短为拘，弛长为痿。是以肉痿之病，必肌肉不仁，四肢不用，成为不得动作之人。且脾喜温燥，必需胃阳以和之，胃喜清润，必需脾阴以滋之。此二说为中医哲理之奥妙，非究科学者，所可得而知也。《内经》言：脾胃同居中土，其一阴一阳，实有交互相济之功。若脾脏因湿所困而化热，则脾阴内耗，胃府失其救济，势必偏燥而乏润养，即不能涵滋宗筋，约束筋骨，灌溉百骸，流利机关，是以手足弛纵，成为肉痿。其实系湿邪浸淫肌肉，筋不束骨，四肢痿废而然也。推而思之，肉痿即湿痿，其病并非全虚，故形体不瘦、毛发不枯，饮食如常，寤寐亦安。惟小溲短少，或白如米泔，或淡黄色浑，或兼梦遗、肉瞤、头眩耳鸣、舌腻、脉形缓大或沉小而涩。治当通补阳明，分清热渗湿为主。候湿热净解，再行补正，切忌滥投滋补，增加湿浊。可用茯苓、仙夏、茅术、泽泻、萆薢、米仁、陈皮、豆卷、川斛、蒿梗、厚朴、甘菊、钩钩、沙苑蒺藜、杜仲、狗脊、牡蛎、芡实、天麻、桑叶之类。至于精遗溺浊，皆因湿热过盛，下扰精室所致，不得误认肾虚，妄用厚味填补。五痿之中，只肉痿因湿为患，先宜清邪。仲景《金匮》仅云肺痿，不言五痿，故无方法可宗。学者当考《外台秘要》并《三因方》论，便可自知其奥妙矣。

肺痿 《内经》云：肺者脏之长也，为心之盖。有所失望，所求不得，则发肺鸣，鸣则肺热叶焦。故曰五脏因肺热叶焦，发为痿躄，此之谓也。盖肺为娇脏，居于至高，与心毗连。古人以心属君火，肺为柔金，凡天气六淫之邪，人气五贼之变，皆能伤害。《内经》虽举其一，须学者好自三反为善。若肺有所伤，始则气管不和，发生咳嗽，其咳嗽既久，肺中气液均耗，内火妄动而煎灼，则津液变为稠痰，痰出愈多，肺脏愈失润泽，其叶自然焦萎。痿症皆属于热，其肺痿病理，譬如夏月烈日下照。万卉枝叶，立见枯萎相等。痿即败也，故病者，必形容枯槁，咳嗽音嘶，痰出白韧，有类胶水。惟痰出或带腥秽，其或咳出如烂肉，秽臭异常，口亦腥臭，饮食日减，面白少神，足软无力，不能行走，此为肺痿，必其之证状。今医不明所以然，仍称为肺痨，或误为肺痈。但肺痿为肺叶腐烂属虚，与肺痈之咳吐脓血者，判若天壤。古人以右寸脉旺，咳吐脓血，舌黄而燥或白厚而腻，胸痛胁痛，形容不瘦者，为肺痈，治以苇茎汤，专主清热化脓为主。复以面白脉细，精神怯弱，饮食衰少，咳嗽痰白带腥者，为肺痿，治以生脉散或补肺阿胶汤，以滋阴保肺为主。一实一虚，辨别甚清，后世自可依法侦察，对症处方，何可颠倒发药，夭人长命。故《内经》以肺痿之病，其说理先云所求不得，则发肺鸣，鸣则肺热叶焦，发为痿躄，其以足之痿躄，由于肺叶焦败而成。指示肺痿初起，无非咳嗽痰腥，及其形瘦肉脱，肺叶腐烂，则筋骨不用，足不能步矣。此即金枯于上，不能下生肾水，肺肾同败之兆。西医以是病为肺痨末期，绝无治法。惟古人仍主养肺生阴，化痰涤热，犹期挽回。宜投西洋参、天麦冬、白燕根、炒玉竹、川贝、花粉、叭杏、桑皮、橘红、竹茹、茯苓、枇杷叶、梨皮、地骨皮、钗斛、海石、旋覆花、蛤壳、丹皮、白薇之类。若见呼吸短促，音嘶喉烂或食少便溏，无法可治，不可不知。更有湿温病后或疟疾不清，其湿热郁滞上焦，肺叶因而腐烂，遂成痿症者，其状又与前述不同。须知因湿热胶肺，肺叶腐烂者，症属急性肺痿，其病必咳嗽痰黄或白腻而浊，胸中不舒，时有内热，小溲短少，足仍能步，脉或而滑或细而数，舌苔带腻，口有秽气，治宜清肺化痰，分清湿热为主，宜用瓜蒌、杏仁、川贝、桑皮、斗令（马兜铃）、橘红、旋覆花、蛤壳、米仁、赤苓、苇茎、郁金、蒿梗、豆卷、香豉、川斛、丝瓜络、海石、海蜇头、竹茹、冬瓜子、前胡、白前之类，此急性治法，又与慢性不得同日而语也。按陈年芥菜露为治急性肺痿之要药，如有患者不妨一试，但此物须求其实，方可占效。

积聚小议

积之成也，正气不足而后邪气踞之，如小人在朝，由君子之衰也。正气与邪气，势不两立，若低昂然，一胜则一负。邪气日昌，正气日削，不攻去之，伤亡从及也。然攻之太急，正气转伤，初中末之三法，不可不讲矣。初者，病邪初起，正气尚强，邪气尚浅，则任受攻；中者，受病渐久，邪气较深，正气较弱，任受且攻且补；末者，病魔经久，邪气侵凌，正气消残，则任受补。盖积之为义，日积月累，匪朝伊芳夕，所以去之，亦当有渐，太急则伤正气，正伤则不能运化，而邪反固矣。

余尝制阴阳二积之剂，药品虽峻，用之有度，补中数日，然后攻伐，不问其积去多少，又与补中，待其神壮，则复攻之，屡攻屡补，以平为期，此余独得之诀，百发百中者也。经曰：大积大聚，其可犯也，衰其半而已。故去积及半，纯与甘温调养，使脾土健运，则破残之余积，不攻自去。必欲攻之无余，其不遗人夭殃者鲜矣。经曰：壮者，气行则愈；怯者，着而为病。洁古云：壮盛人无积，虚人则有之，故当养正则邪自除。譬如满座君子，一二小人，自无容身之地，虽然，此为轻浅者言耳。若大积大聚，不搜而逐之，日进补汤无益也。审知何经受病，何物成积，见之既确，发宜人之兵以讨之，何患其不愈？《兵法》云：善攻者敌不知其所守，亦是医中之良将也。脉候坚强者生，虚弱者死。沉细附骨者，积脉也。沉而有力为积脉，沉紧者为寒积，脉浮而牢积聚也。

论反胃噎膈

反胃噎膈，总是血液衰耗，胃脘干槁，槁在上者，水引可行，食物难入，名曰噎塞；槁在下者，食物虽可入，良久复出，名曰反胃。二证总名为膈。故《内经》中有“三阳结，谓之膈”一语。洁古分吐症为三端：上焦吐者，皆从于气，食则暴吐；中焦吐者，皆从于积，或先吐而痛，或先痛而吐；下焦吐者，皆从于寒，朝食暮吐，暮食朝吐。巢氏浪分五噎十膈，支派烦多，或人滋甚，惟张鸡峰以为神思间病，法当内观静养，所言深中病情。大抵气血亏损后，复因悲思忧恚，则脾胃受伤，血液渐耗，郁气生痰，痰则塞而不通，气则上而不下，妨碍道路，饮食难进，噎塞所由成也。脾胃虚伤，运行失职，不能熟腐五谷，变化精微，朝食暮吐，暮食朝吐，食难入胃，复反而出，反胃所由成也。二者皆在膈间受病，故通名为膈也。噎塞之吐，即洁古上焦吐；反胃之吐即洁古下焦吐。王太仆云：食不得入是有火也，食入反出是无火也。噎塞大都属热，反胃大都属寒。然亦不可拘也。脉大有力，当作热治；脉小无力，当作寒医。色之黄白而枯者，为虚寒；色之红赤而泽者，为实热。以脉合证，以色合脉，庶乎无误。经曰：能合色脉，可以万全。此证之所以疑难者，方欲以健脾理痰，恐燥剂有防津液；方欲以养血生津，恐润剂有碍于中州。审其阴伤火旺者，当以养血为亟，脾伤阴盛者，当以温补为先。更有忧恚磅礴，火郁闭结，神不大衰，脉犹有力，当以仓公河间之法下之。小小汤丸，累累加用，关扁自透，膈间痰盛，微微涌出，因而治下，药势易行，设或不行，蜜盐下道，始终勾引，自然宣通。此皆虚实阴阳之辨，临诊之权衡也。或泥于《金匮》《局方》，而偏主辛温，或泥于玉机心法，而偏主清润。凡若是者，皆赖病合法耳，岂云法治病乎？

死证：年满五旬者难治。粪如羊屎者，不治。口吐白沫者，不治。胸腹嘈痛，如刀割者，死。

脉候：紧而滑者，吐逆，小弱而涩者反胃；沉缓无力，或大而弱为气虚；数而无力，或涩小为血虚；弦为痰，滑为饮。寸紧尺涩，胸满不能食而吐。《难经》曰：脉革则吐逆。

诸疟及治法

经言：夏伤于暑，秋为痎疟。又言：痎疟皆生于风。又言：风寒之气不常。又言：汗出遇风，及得之以浴，此皆风寒暑湿为言也。语温疟，则曰风寒中肾；语瘅疟，则曰肺素有热。夫冬寒既可以中肾，则心肝脾肺四脏独无令气之邪，可以入容乎？肺热可以成疟，则肝心脾肾之气，郁而为热者，独不可以成疟乎？然语六气者，道其常；语五脏者，尽其变也。须知风与暑，阳邪也。寒与水，阴邪也。风者，阳中之凉气也。暑者，热中之寒邪也。由是则四者皆属于寒。夫夏伤于暑，汗出腠开，当风浴水，凄沧之寒，伏于皮肤，及遇秋风新凉束之，表邪不能外越，阴欲入而阳拒之，阳欲出而阴遇之。阴阳相搏而疟作也。浅者，病在三阳，随卫气以为出入，而一日一作；深者，病在三阴，邪气不能与卫气并出，或间日，或三四日而作。作愈迟者，病愈深矣。经之论曰：疟无漏，义也。而仁斋、丹溪，又分痰与食，饮与血，瘴与痨与牝，此不过疟之兼征耳，非因而成疟者也。故治疟者，察其邪之浅深，证之阳阴，令其自脏而腑，散而越之，邪去则安。古法有汗欲其无汗，养正为先；无汗欲其有汗，散邪为急。然邪在阳者取汗易，邪在阴者取汗难。必欲由阴而阳，由晏而早，乃得之也。

又热多者，凉药为君；寒多者，温药为主。至于痰、食、血、饮、瘴、痨与牝之七症，各随其甚者，而兼理之。世俗有又鬼疟之名，此为时行疫气，投平胃散，无不截者。总之脉实症实者，攻邪以治标；脉虚症虚者，补正以治本。久疟必虚，惟人参、生姜各一两，连投二服，于未发之前，莫不应手取效。贫困者白术可代，血亏者当归可代。近世不明表里虚实，辄用知母、石膏、黄连、栀柏，若表未解而得此寒凉，则寒邪愈固。或用常山、草果、巴豆、砒、雄，若正已虚，而得之克伐，则元气转虚。故夫缔延不已者，皆医之罪耳，岂病之咎耶？发散疟疾，多因风寒暑湿。夫之邪气所伤，当分经络而发汗。其七情痰食血水，皆兼见之疾，随证治之。

风疟，恶寒自汗，烦躁头疼，必先热后寒。宜柴胡、苏叶、细辛、白芷、羌活、生姜之类。

温疟，受冬月之寒，复因暑风而发，亦先热后寒。如热多者，小柴胡汤；寒多者，小柴汤加桂。

寒疟，纳凉之风寒，沐浴之水寒，先受于腠中，复因秋风凉肃而发。先寒后热，宜羌活、紫苏、生姜之类，散其太阳之邪，次用柴胡汤。近来不问何经，但用柴胡者，非也。

瘅疟，肺素有热，阴气先绝，阳气独发。少气烦冤，手足热而呕，此但热而不寒。盛暑发者，人参白虎汤；秋凉发者，小柴胡汤。

湿疟，汗出澡浴，或冒雨，或湿袭，其症身体重而痛，呕逆胀满。胃苓汤加羌活、紫苏。

牝疟，阳气素虚，当盛暑时，乘凉饮冷，阴盛阳虚，故但寒而不热也。柴胡姜桂汤。

食疟，或肥甘无度，或生冷受伤，食滞痰生，其症饥而不能食，食则胀满，呕吐腹痛。青皮、草果、豆蔻、砂仁、神曲、山楂之类。

瘴疟，岭南地方，天气炎，山气湿，多有风瘴之毒。发时迷闷，甚则在妄，亦有不能言者，皆由血瘀于心，涎聚于脾，须疏通大腑。凉膈散，或小柴胡加木香、大黄。

痨疟，或素有弱症，或因疟成痨，十全大补汤，有热者去桂。

疟母，治之失宜，营卫虚损，伏邪肝经胁下有块，此症当以补虚为主，每见急于攻块者，多致不救。六君子汤加木香、肉桂、蓬术、鳖甲。

鬼疟，俗以夜发者为鬼疟，非也。邪入阴分，发于六阴，宜四物汤，加知母、红花、升麻、柴胡，提起阳分，方可截之。惟时行不止之气，真鬼疟也，宜平胃散加雄黄、桃仁。

截疟法，疟发四五遍后，曾经发散者，方可截之。何首乌散、常山饮、独蒜丸，久疟大虚者，人参一两，生姜一两，连进三服。若病邪初起，未经发散，遽用酸收劫止之剂，必致绵延难愈，或变成他症，不可不讲也。

脉候，疟脉自弦，弦数多热，弦迟多寒，弦而浮大可吐，弦短伤食，弦滑多痰，微则为虚，代散则死，迟缓者愈。

痢症本源

痢之为症，多本脾肾。脾司仓廪，土为万物之母；肾主蛰脏，水为万物之元。二脏皆根本之地，投治少差，冤沉幽冥，究其庇误，皆寒热未明，虚实不辨也。晚近不足论，即在前贤，颇有偏僻，如《局方》与复庵，例行辛热，河间与丹溪，专用苦寒，何其执而圆，相去天壤耶！夫痢起夏秋，湿蒸热郁，本乎天也。因热求凉，过吞生冷，由于人也。气壮而伤于天者，郁热居多。气弱而伤于人者，阴寒为甚。湿土寄旺于四时，或从于火，则阳土有余，而湿热为病，经所谓敦阜是也。或从于水，则阴土不足，而寒湿为病，经所谓卑监是也。言热者遗寒，言寒者废热，岂非立言之过乎？至于赤为热，白为寒，亦非确论固尔，则赤白相兼者，岂真寒热同病乎？必以见证与以色脉辨之，而后寒热不淆也。须知寒者必虚，热者必实，更以虚实细详之，而寒热愈明耳。胀满恶食，急痛惧按者，实也；烦渴引饮喜冷畏热者，热也；脉弦而实者，实也；脉数而滑者，热也。外此则靡非虚寒矣。而相如之际，尤当审察。如以口渴为实热似也，不知凡系泻痢，必亡津液，液亡于下，津涸于上，安得不渴？更当以喜热喜冷，分虚实也。以腹痛为实热知矣，不知痢出于肠，脏胃必伤，脓血剥肤，安得不痛？

更当以痛之缓急，按之可否，脏之阴阳，腹之胀与不胀，脉之有力无力，分虚实也。

以小便之黄赤短少为实热似也，不知水从痢去，溲不必长，液以阴亡，溺以色变，更当以便之热与不热，液之涸与不涸，色之泽与不泽，分虚实也。

以里急后重为实热似矣，气陷则仓廪不藏，阴亡则门户不闭。更当以病之新久，质之强弱，脉之衰盛，分虚实也。

至于何邪所伤，何脏受病，如因于湿热者，去其湿热；因于积滞者，去其积滞；因于气者，调之；因于血者，养之。新感而实者，可以通因通用；久病而虚者，可以塞因塞用。是皆常法，无待言也。

独怪世之病痢者，十有九虚，而医之治痢者，百无一补。气本下陷，而再行其气，后重不益甚乎？中本虚衰，而复攻其积，元气不愈竭乎？湿热伤血者，自宜调血，若过行推荡，血不转伤乎？津亡作渴者，自宜止泄。若但以渗利，津不转耗乎？世有庸工，专守痛无补法，且曰：直痛止，方可补耳。不知因虚而痛者，若愈攻则愈虚愈痛也。此皆本末未明……脉来微弱者可补，形色气薄者可补，疾后而痢者可补，因攻而剧者可补。然而尤有致要者，则在脾肾两脏。如先泻而后痢者，脾传肾，为贼邪难疗；先痢而后泻者，肾传脾，为微邪易医。是知在脾者病浅，在肾者病深。肾为胃关，开窍于二阴，未有久痢而肾不损者。故治痢不知补肾，非其治也。凡四君归脾十全补中皆补脾虚，未尚不善。若病者火衰，土位无母，设非桂附大补命门，以复肾中之阳，以救脾家之母，则饮食何由而进，门户何由而复固，真元何由而复耶？若畏热不前，仅以参术补土，多致不起，大可伤也。

头痛小论

经之论头痛，风也、寒也、虚也。《运气》论头痛十条，《伤寒》论太阳头痛一条，皆六气相侵，与真气相搏，经气逆上，干犯清道，不得运行壅遏而痛也。头为天象，六腑清阳之气，五脏精华之血，皆会于此。故天气六淫之气邪，人气五贼之变，皆能相害，或蔽覆其清明，或瘀塞其经络，与气相搏，郁而成热，脉满而痛。若邪气稽留，脉满而气血乱，则痛乃甚，此实痛也。寒湿所侵，真气虚弱，虽不相薄成热，然邪客于脉外，则血泣脉寒，卷缩紧急，外引小络而痛，得温则痛止，此虚痛也。因风痛者，抽掣恶风；因热痛者，烦心恶热；因湿痛者，头重则天阴转盛；因痰痛者，昏重而欲吐不休；因寒痛者，抽急而恶寒战栗；气虚痛者，恶劳动；其脉大血虚痛者，善惊惕其脉芤。头痛，自有多因，而古方每用风药，何也？高巅之上，惟风可到。味之薄者，阴中之阳，如地升天者也。在风寒湿者，固为正用，即虚与热者，亦假引经。须知者，但名头痛，深而久者，名为头风，头风必害眼者，经所谓东风生于春，病在肝。目者，肝之窍。肝风动，则邪害空窍也。察内外之因，分虚实之证，胸中洞然，则手到病去也。

论胸腹诸痛

《内经》之论心痛，未有不兼五脏为病，独详于心，而略于胸腹，举一以例其余也。心为君主，义不受邪，受邪则本经自病，名真心痛，必死不治。然经有云：邪在心，则病心痛，喜悲，时眩仆，此言胞络受邪，在腑不在脏也。又云：手少阴之脉动，则病嗌干心痛，渴而欲饮，此言别络受邪，在络不在经也。其络与腑之受邪，皆因怵惕思虑，伤神涸血，是以受如持虚，而方论复分九种：曰饮、曰食、曰热、曰冷、曰气、曰血、曰悸、曰虫、曰疰。苟不能偏识病因，将何以为治耶？胃属湿土，列处中焦，为水谷之海。五脏六腑，十二经脉，皆受气于此。壮者，邪不能干；弱者，着而为病。偏热偏寒，水停食积，皆与真气相搏而痛。肝木为乘为贼邪，肾寒厥热为微邪。夹他脏而见证，当与心病相同。但或满或胀，或呕吐，或不能食，或吞酸，或大便难，或泻利，面浮而黄，本病与客邪，必参杂而是也。

胸痛即膈痛，其与心痛别者，心痛在歧骨陷处，胸痛则横满胸间也。其与胃脘痛别者，胃脘在心之下，胸痛在心之上也。经曰：南风生于夏，病在心俞，在胸胁，此以胸属心也。肝虚则心痛引背胁；肝实则胸痛不得转侧。此胸属肝也。夫胸中，实肺家之分野，其言心者，以心之脉从心系却上肺也。其言肝者，以肝之脉贯膈上注肺也。胁痛旧从肝治，不知肝固内舍胠胁，何以异于心肺内舍膺胁者，若谓肝经所过而痛，何以异于足少阳、手心主所过而痛者哉。若经谓脉夹邪而痛，何以异于经筋所过而痛者哉？故非审色按脉，熟察各经气变，则不能万举万当也。且左右、肺肝、气血、阴阳亦不可尽拘，而临症者，可无详察耶？

腹痛分为三部：脐以上痛者，为太阴脾；当脐而痛者为少阴肾；少腹痛者为厥阴肝；及冲任大小肠，每部各有五贼之变，七情之伤，六气之害，五运之邪，至纷至博，苟按其气息虚实，内伤外感，而为之调剂，无不切中病情矣。

心痛有停饮，而恶心烦闷，时吐黄水，甚则摇之作水声，平胃散或胃苓汤。

食积则饱闷，噫气如败卵，得食辄甚，香砂枳术丸，加神曲、莪术。

火痛，忽增忽减，口渴便闭，清中汤。

外受寒，内食冷，草豆蔻丸。

虚寒者，归脾汤加姜、桂、菖蒲。

气壅，攻刺而痛，沉香散降气。

死血，脉必涩，饮下作呃，手拈散，甚者桃仁承气汤。

心痛而烦，发热悸动，此为虚伤，妙香散。

虫痛，面上白斑，唇红能食，或食后即痛，或痛后即食，或口中沫出。上半月，虫头向上，易治；下半月，虫头向下，难治。先以鸡肉汁，或蜜糖饮之，引虫头向上，随服剪红丸。蛔虫啮心，痛有休止，或吐蛔虫，蛔动则恶心呕吐，乌梅丸、芜荑散。

鬼疰心痛，昏愦妄言，苏合香丸。

热厥心痛，金铃子散。

寒厥心痛，术附汤。

胃脘痛，治法与心痛相仿。

但有食积，按之薄痛者，下之大柴胡汤。

虚寒者，理中汤。

胸痛肝虚者，痛引背胁，补肝汤。肝实者，不得转侧，喜太息，柴胡疏肝散。

有痰，二陈汤加姜汁。

三焦概述

上焦篇概述

夫寒为阴邪，伤阳最易；温为阳邪，伤阴最厉。故伤寒先言太阳，温病首举太阴也。盖太阴者，肺也。温病之邪，大概由口鼻吸入，一发即热，不若伤寒之由表入里，变化为热也。凡病于温，则太阴经中之阴气，即为之郁遏，而津液亦未有不伤，故病一起，必咳嗽、自汗、口渴、身热诸症渐显于外。治之之法，或银翘散或桑菊饮之类，辛凉轻平以解之。间有肤表受邪，而恶风寒者，以桂枝汤类辛甘以解肌，亦不可拘泥于忌。

虽然，温病一总名耳，又为所云者，指温之一气与温病一症也。其有二气相兼、数症夹杂者，又不限于此。如暑温、秋燥、风温、冬温、湿温等之不同。如感风引动伏邪为病者，名曰风温，治当薄荷、牛蒡之属；冬感寒，引动伏邪为病者，名曰冬温，法当荆芥、豆豉之流；夹于湿者，则名曰湿温，而治法当豆蔻、苡仁等。他如暑温之治以清利，秋燥之治以辛散。断不可用大剂苦寒，或阴腻之药，以召滞邪之祸。若神识昏迷、舌焦且黑，则急当以至宝丹、紫雪丹等，直开心窍，以防其闭也。总之温病初起时，邪在上焦，当未侵入肠胃，只可治以轻灵之法。至病重时，用药不峻，投剂不猛，必不应手，因循坐误，医之罪也。

中焦篇概述

夫温病之于风寒，在初起时，已自不同。风寒为病，大都发热恶寒；温邪为病，但发热不恶寒，且病一起即为口渴，可见其在太阴时，早与里热相合，消烁津液也。因中焦本为津液输布之所，保阴之法，亦当更为重要。所以鞠通以白虎、承气二汤，冠于中焦篇首也。盖中焦者，脾胃也，位居中而属土，温邪既入，则中土必因燥烈，久之而肾水亦受煎熬，非以白虎汤退其热，无以化其邪。若病仍不解，而为热结，则当以承气汤类下夺之，使温热之邪无由而聚，肾水亦不致为累也。然证之复杂，因之相殊，治法亦非此已也。如谵语小便不利无汗者，以牛黄丸；下后复汗出者，以益胃汤。更有三焦俱急，大渴大热，脉不浮而躁甚，虽似可下之证，然下之则阴液立见消亡，以小陷胸汤合承气汤，涤三焦之邪，一剂俱出，下后仍须再下，有护胃承气、增液承气诸变法。至于扶阳有理中四逆，可谓俱备矣。神而明之，岂有误哉？

下焦篇概述

夫温邪踞中焦，不成实热，未可遽下，燔蒸久之，其阴津阳土，未有不伤，势必无抵御之力，遂致陷入于下焦也。盖温邪既趋于下，则阴分受灼而精耗。精本藏于肾，肾伤则水竭，肝木断不能独持，以致耳聋、不卧、目闭、痉厥等证即显于外，苟不速治，真阴之亡，可立而待，故鞠通设有复脉汤以复其精，精复则肾水盛，而肝木自可得其滋养，邪虚正实，实则生也。斯温邪在于下焦，初起必有之证，而治亦必然之法也。此外如下利、咽痛、胸满心烦者，以猪肤汤。按猪为水畜，而津液在肤，当此水火未济之时，用其肤以除虚火，火降而水亦升，下利自止也。如心中烦、不得卧者，以黄连阿胶汤，此阴阳各自为道，不相交接，故以黄连、黄芩泻壮火，芍药、阿胶获真阴，鸡子黄通彻上下，以预息内风之震动也。他如术附汤、温脾汤之设，以治经病，谁谓鞠通之学，专于寒凉轻灵哉？何证何因，从斯谛实，则手到病除，更无急变之足言矣。

上焦之银翘、桑菊，中焦白虎、承气，下焦复脉，此三大端是鞠通所守也。至于变法之杂沓皆后人著书之通病，鞠通亦不能独免。今之巫觋医流以银翘、桑菊之类通治百病，以为精于鞠通之学，喜用轻灵方剂。要之鞠通未尝不通于仲师，不揣其本而斋其末，殆成是三篇揭发大义，可为鞠通雪耻。

六淫总论

六淫者，即天之六气，风寒暑湿燥火也，外感之病皆由六气阴阳偏驳所致，六气各异，变化无穷，然不离阴阳之体，如寒气为阴邪，伤人之阳气，火气为阳邪，伤人之阴液。

风为阴中之阳，风邪伤人在冬令成伤寒病，春末夏初天气温热，成风温病。盖风属木，其母水，水性寒，其子火，火性热，冬为感发之寒风，以其带水寒之母气，春为解冻之温风，夏初为解愠之熏风，故兼火热之子气。又风湿、风燥、风暑，以风能兼五气。此邪随时令阴阳而变也。

暑为阳中之阴，盖湿为阴邪而与火合，则名暑。大凡六气因人而变，如人感暑邪，若阴虚火旺之体，则暑随火而化燥，邪归营分为多，故暑邪从阳上熏而伤阴化热，以致神昏耳聋、舌绛龈血；若在阳虚湿胜之体，则暑随寒而化湿，邪伤气分为多，故湿邪从阴下沉而伤阳变浊，以致脘痞呕恶、肢冷洞泄。此邪之阴阳随人身之阴阳而变也。盖曝于烈日之中暑不张，盖此因暑热而病偏于手太阴肺者，多属热邪；有贪凉有饮冷，此因暑热而病反是寒，若夏天贪凉则表寒，饮冷则里寒，若贪凉而兼饮冷则表里皆寒。其病在足太阳者身必无汗，其病在足太阴者腹必隐痛，表里同病者，乃症之寒者也。此因暑而致病也。

湿本阴邪，然有寒湿、热湿之辨。寒湿者，以湿本阴邪，或值阴雨之时，或在阳虚之体；热湿者，以其母属火，盖火生土，土主湿，或值暑湿交蒸之际，或在阴虚偏热之人。或受于表，或受于里，当分辨其寒湿热湿。

风与火合则化热燥，属阳；风与寒合则化寒燥，属阴。盖物之焦干者为热燥，水之成冰者为寒燥。或燥于表，或燥于里，或燥于上，或燥于下，必辨寒燥热燥。

火本阳邪，有天火、人火之分，君火、相火之别，真火、假火之辨。天火者外感天时之火，人火者炙煿燥热之火，君火者心中炎灼之火，相火者肝胆色焦龙雷之火，真火者乃为实火，假火者乃为虚火，斯阴火阳火之所由以分也。

是以阴阳变化而成六气之异也，业医者不可于六气之中而详辨其阴阳者哉。

诸家医论

不读本草，焉知药性；专泥药性，必不识病。假饶识病，未必得法；识病得法，医工之甲，能穷《素问》。病受何气，便知用药，当择何味；不诵十二经络，开口动手便错；不通五运六气，检遍方书何济？经络明认得标，运气明认得本，求得标只取本，治千人无一损。

十二经中病不同，望闻问切理无穷。
七方十剂须当究，分别工因内外同。
仲景伤寒法最精，汗和吐下补温清。
阴阳表里经分六，养正驱邪辨要明。
河间治暑理三焦，路王瘟营卫胃调。
湿热薛王条辨晰，温邪叶氏法高超。
杂症从来如海宽，群书博览细心观。
阴阳脏腑分通补，滋燥刚柔辨热寒。
医经《内》《难》妙无涯，《金匮》《伤寒》是祖家。
朱李刘张皆可法，巢孙庞吕许罗查。
张高薛陆严娄盛，柯喻方程缪葛赊。
吴戴汪杨王宇泰，香岩叶氏美无瑕。
百家诸子难详举，集大成兮眼莫花。

察舌辨证诗评

六淫感症辨何难，临症须将舌细观，
察色分经兼手足，营卫表里悉心看。

凡诊病当看舌之形色，分别手经足经，营分卫分，在表在里，再参脉症施治。

白肺绛心黄属胃，红为胆火黑脾经，
少阴紫色形圆厚，焦紫肝阳阴是青。

此以形色分六经，兼心肺两手经，足六经不言太阳者，以太阳初感，舌未生苔。故凡临症，见舌无苔而润，或微白而薄，即是太阳，黄苔阳明，红色少阳，黑苔太阴，紫色少阴，焦紫厥阴阳邪，青滑厥阴阴邪。太阳与肺同主表，邪尚在表，故舌无苔，而或薄白。

表白里黄分汗下，绛营白卫治分歧，

次将津液探消息，润泽无伤涩已亏。

白苔属表当汗，黄苔属里当下，绛苔营分之邪，宜清忌表，白苔卫分之邪，宜汗忌清。再以舌之润燥验津液之存亡，不拘何色，但以润泽为津液未伤，燥涩为津液已耗。伤寒邪从肌表而入，以舌苔之黄白分表里，而施汗下；温邪由口鼻吸入，以舌苔之绛白分营卫，而用清解。

白为肺卫仍兼气，绛主心营血后看，

白内兼黄仍气热，边红中白肺津干。

凡温热之邪，先到卫分不解，然后入气分，气分不解，然后入营分，营分不解，然后入血分，卫之后方言气，营之后方言血，在经络为营卫，在脏腑为气血。凡温热病初起，发热而微恶寒者，邪在卫分，宜汗不宜清，汗之之法，宜辛平解散，如荆防、牛蒡之类。若不恶寒而但恶热，兼小便色黄，邪已入气分矣，到气分宜清气，清气热，方用辛凉如薄荷、花粉、象贝之类。若脉数舌绛，邪入营分，然虽入营，犹可开达，乍入营分，犹可透热，仍转气分而解，如犀角、羚羊、玄参之类。若舌色深绛，烦扰不寐，夜有谵语，已入血分矣，至于入血，则恐耗血动血，直须凉血散血，如鲜生二地、阿胶、赤芍、丹皮之类，若舌苔白内兼黄，仍属气分之热，不可便用营分之药，若舌白边红，此温邪入肺，灼伤肺津，不可辛温达表，轻清凉解为当。盖卫属上焦，营主中焦，血则下焦，故温热病，从上中下三焦立法施治。

卫邪可汗宜开肺，气分宜清猛汗难，

营分犀羚能透热，若然到血地丹安。

凡舌苔白润而薄，邪在卫分可汗，太阳与肺均主表，故开肺即是开太阳，药用辛温如麻黄、羌活、荆防、芎苏之类。如苔白而厚，或干涩，是邪已到气分，只宜解肌清热，如葛根、防风、翘、薄之类，不可用辛温猛汗也。若寒已化热，过卫入营或温邪吸受，竟入营分，则舌苔红绛而燥，惟犀角、羚羊角为妙品，以其能于营中透热也。若邪入营分不解，渐入血分，则发热不已，宜清血分之热，如鲜生地牡丹皮之类，

白黄气分留连久，战汗之机尚可望，

舌绛仍兼黄白色，透营泄卫两相将。

凡舌苔白中带黄，日数虽多，其邪尚在气分流连，可望战汗而解。若舌红绛中仍带黄白等色，是邪在营卫之间，当用犀羚以透营中之热，羌防以散卫分之邪，两解以和之可也。

白而薄润风寒重，温散何妨液不干，

燥薄白苔津已少，只宜凉解肺家安。

风寒与风热，治法不同。凡风寒初入太阳，则舌无苔，即或有苔，亦白润而薄，此寒邪重，津液不亏，可从足经治，用温散药，辛温汗之可也，如麻黄、桂枝、羌活、川芎、秦艽、苏叶、荆芥、防风之类。如白苔虽薄而燥，或舌边舌尖带红，此风热之邪，伤于气分，病在手太阴肺经，津液已少，不可过汗，当从手经治，用轻清凉解药，如前胡、苏子、杏仁、连翘、薄荷、黄芩、竹叶之类。

苔若纯黄无白色，表邪入里胃家干，

老黄断裂邪归腑，腹满而疼下乃安。

舌苔纯黄无白，邪入胃经，热而未实，宜栀豉及白虎等汤，清热凉润，若焦黄断裂，热入胃腑，而实症必腹满坚痛，故可用凉膈承气等方下之。舌中心属胃，凡肠中有燥粪，舌中心必有黄燥、黑燥等苔，然腹无硬满胀痛之状，亦只须养阴润燥，不可骤下。必舌苔黄厚焦老、中心裂纹，外症腹中硬满胀痛，方可用承气下之。外邪以舌之黄白分表里，舌燥有津亏邪实之不同，须分别施治。

太阴腹满苔黏腻，苍术陈苓湿结开，

黄浊若还胸痞闷，泻心小陷二方裁。

湿邪结于太阴，胸腹满闷，湿阻气机，以苦温开之。若痰热湿邪，结于心下，而痞痛者，邪滞中宫，宜泻心陷胸，以开痞涤痰。太阴湿滞而满，舌苔白而黏腻，阳明实邪作满，舌苔老黄断裂。太阴湿满，满在

心下胃口，阳明实满，满及脐下少腹。湿邪结于太阴，胸腹满闷，宜苦温以开之。如苍术、半夏、陈皮、猪苓、茯苓之类。若舌苔黄浊，胸中痞满，此阳邪结于心下，按之痛者，乃小陷胸症，因热痰固结也。用小陷胸汤，若呕恶溺涩者，因湿热内结也，用泻心汤。

微黄黏腻兼无渴，苦泄休投开泄安，
热未伤津黄薄滑，尤堪清热透肌端。

病有外邪未解，而里先结者，乃似里而实表也。如舌苔黏腻微黄，口不渴饮，而胸中满闷，此湿邪结于气分，宜用白蔻、橘红、杏仁、郁金、枳壳、桔梗之类，开泄气分，使邪仍从肺分而出，勿用泻心苦泄。黄苔虽主里，如薄而滑者，热邪尚在气分，津液未亡，不可作里症治，宜用柴胡、葛根、黄芩、连翘，或栀豉、薄荷之类，轻清泄热，透表邪外达肌表，可两解也。

湿留气分苔黏腻，小溺如淋便快聊，
湿结中焦因痞满，朴陈温苦泄之痊。

舌苔黏腻，湿之证据，当以苔之黄白分寒热。白而黏腻是寒湿，黄而黏腻是湿热。又兼小便不利，大便反快，为湿之明征。若兼胸脘痞满，乃湿邪结于中焦，宜用厚朴、苍术、二苓、二陈之类，苦温以开泄之。若黄苔黏腻，更兼痞闷呕恶，大小便俱不利，此湿热结于中焦，宜用泻心之类，苦辛寒以开泄之。

上焦湿滞身潮热，气分宣通病自痊，
湿是外来肌表着，秦艽苏桂解肌先。

凡看舌苔，或白或微黄，而黏腻不渴者，总属湿热。但水谷内生之湿，湿自内出，恒结于中焦，而成痞满。若天地时令之湿，湿自外来，上焦气分受之，每见潮热自汗，医者往往表之不解，清之不应，不知热自湿中来。只要宣通气分，如淡豉、苓皮、滑石、半夏、猪苓、米仁、广皮、白蔻、黄芩之类，气分之湿走，其热自走矣。若冒雨露湿邪，留于太阴肌分之表，发热自汗不解，口不渴饮，身虽热，不欲去衣被，舌苔灰白黏腻，宜用桂枝、秦艽、紫苏、苓皮，广皮、半夏、姜皮之类，解肌和表，湿邪自去。凡里湿邪在中焦，治宜宣利表湿。邪在上焦，治兼解肌。

湿热久蒸成内着，厚黄呕吐泻心灵，

若兼身目金黄色，栀柏茵陈共五苓。

凡湿热内着者，每从饮食中得之，水谷之湿热，结于中焦，嗜酒人多此病，其舌苔必厚黄黏腻，其症候必痞满不饥，呕吐不纳，宜用泻心法，开泄中焦最效，如川连、干姜、赤苓、半夏、枳实、茵陈、通草之类。

湿热内结，若误治，迁延而成黄疸，宜用茵陈五苓、栀子柏皮等方。

舌绛须知营分热，犀翘丹地解之安，

若兼鲜泽纯红色，胞络邪干菖郁攒。

素有痰火邪内闭，犀黄竺贝可加餐。

凡舌色红绛，邪入营分也，宜泄营透热，故用犀角以透营分之热邪，鲜生地、牡丹皮、连翘，以清营分之热，而凉泄解散。纯红鲜泽舌色者，红色鲜明而润泽，邪入心包络也。心包有邪，必然神昏内闭，须加郁金、菖蒲，芳香清泄，以开其闭。更可用牛黄丸、至宝丹、紫雪丹之类，芳香逐秽通络，若兼有痰火，必至痰潮内闭，更须加犀黄、川贝、天竺黄之类，以清火而豁痰。

心承胃灼中心绛，清胃清心势必残，

君火上炎尖独赤，犀连导赤泻之安。

黄苔而中心绛者，胃火灼心也，宜用川连、石膏以清心胃，其势必衰矣。如舌尖独赤起刺，心火上炎也，宜用犀角、川连合导赤散，以泻其小肠火腑，盖丙火得泄，则丁火自安矣。

若见边红中燥白，上焦气热血无干，

但清膈上无形热，滋腻如投去病难。

舌苔边红，中心燥白，乃上焦气分无形之热，其邪不在血分，切勿妄投血分滋腻之药，治宜轻清凉解，如凉膈散去大黄、芒硝加石膏，以清解其膈上无形之客热。其邪不在下焦血分，若妄投滋腻血药，病不去而反沉重矣。

绛舌上浮黏腻质，暑兼湿浊欲蒸痰，
恐防内闭芳香逐，犀珀菖蒲郁滑含。

暑蒸湿浊，兼秽生痰，恐蒙内闭心胞，故用菖蒲、郁金，藉其芳香逐秽，犀角以透营分暑邪，琥珀滑石，清暑破瘀利湿。

热因湿伏透之难，苔白还兼底绛看，
热毒乘心红点重，黄连金汁乱狂安。

苔白底绛，热被湿遏，不得外透也，宜泄湿以透热，湿去则热自解，如犀角、滑石、苓皮、猪苓、苡仁、茵陈、黄柏之类。若湿温症，舌现红星点，此热毒乘心，必神昏谵语，宜苦寒之品治之，狂乱者用金汁，以解热毒，黄连以清心火，如无金汁，以人中黄代之。

舌绛碎生黄白点，热淫湿䘌欲生疳，
古名狐惑皆同此，杂症伤寒仔细探。

舌绛且碎，而有黄白腐点者，此湿热毒邪，蕴久不宣，蒸腐气血，化为瘀浊，得风木之气，化而成虫也。狐惑者，即牙疳、下疳之古名也，近时惟以疳名之。牙疳即惑也，蚀咽腐龈，脱牙穿腮破腋。下疳即狐也，蚀烂肛阴，由伤寒遗余毒，与湿䘌为害。若胃强能食，能任苦寒重药者可治。按狐惑虫症也，上唇有疮，虫蚀其脏，兼咽烂名惑。下唇有疮，虫蚀其肛，兼声哑名狐。面色乍白乍黑乍赤，恶闻食臭，情志默默，此其候也。上唇内生疮如粟，吐血心内懊恼且痛，此虫在上，蚀其五脏。下唇内生疮，其人不寤，此虫蚀下部。蚀于上部，则声喝，治以甘草泻心汤；蚀于下部，则咽干，以苦参汤洗之；蚀于肛者，雄黄熏之。《金鉴》以牙疳下疳分狐惑，与《金匮》所言异，《准绳》与《金匮》言同。

舌绛不鲜枯更萎，肾阴已涸救之难，
紫而枯晦凋肝肾，红泽而光胃液干。

舌形紫晦，如猪肝色，绝无津液者为枯，舌形敛缩伸不过齿者为萎，此肝肾阴涸而败，药难救治。若舌色红泽而光，鲜明而未至枯晦，此乃胃阴干涸，尤可滋养胃阴，急用甘凉濡润之药，如洋参、麦冬、花粉、甘草、玉竹、沙参、梨汁、蔗浆之类。

黄厚方知邪入里，黑兼燥刺热弥深，

屡清不解因何故，火烁津亡急救阴。

舌苔黑燥，为阳明热极，然无痞满硬痛之症，非承气症，不宜下而宜清。若清之不应，是肠中燥粪与热邪固结，胃土遇燥，肾水不支，土燥水亏，胃液已干，急宜甘寒凉润，如大小甘露饮、增液汤、或新加黄龙汤，以救胃阴，阴液充足，二便自通，阳邪自解。

黑滑太阴寒水侮，腹疼吐利理中宜，

更兼黏腻形浮胖，伏饮痰凝开逐之。

舌苔黑滑，寒水侮土，宜理中汤温之。若兼黏腻浮胖，是湿痰寒饮，伏于脾中，宜温运药，以开逐痰湿。如二陈、厚朴、姜汁合五苓之类开之逐之，痰饮自去。

舌见边黄中黑腻，热蒸脾湿痞难禁，

吐呕溺涩因伤酒，开泄中焦有泻心。

舌苔边黄中心黑腻，是胃热蒸动脾湿，蕴结中宫，以致痞闷呕吐，小便不利。嗜酒人多此症。用泻心汤开泄中焦。

寒湿常乘气分中，风兼二气自从同，

重将黄白形中取，得诀绕将脉症通。

寒湿二气，多入气分，风兼寒湿，亦入气分，风兼湿热或入气分，或入营分。气分之邪，以舌苔之黄白取之。营分之邪，于舌苔之红绛取之，得此要诀，再将脉症兼叅，病无遁形矣。

温邪暑热走营中，兼入太阴气分同，

吸受心营兼肺胃，暑温夹湿卫营通。

温暑二气，常入营分，兼入气分。盖温暑都从口鼻吸入，则上焦先受，故或入心营，或入肺卫，或先卫后营。唯湿邪常走气分，必暑夹湿，湿夹暑，则三焦营卫通入矣。

伤寒入里阳明主，热病阳明初便缠，

先白后黄寒化热，纯黄少白热蒸然。

太阳主表，阳明主里，伤寒由表传里，故在表属太阳，入里即属阳明。热病自内发外，借阳明为出路，故初起即在阳明。盖寒为阴邪，伤人之阳；热为阳邪，伤人之阴。

伤寒自表入里，有一分表邪未尽，即有一分恶寒。虽兼里症，仍当温散。先解其表。若表已解，而邪入于胃，寒化为热则不恶寒，而反恶热，始用白虎承气等法，以清其里。是表寒为致病之本，里热为传变之标。若温热病，由伏气者，邪从内发，未病时已郁而成热，一旦触发，势若燎原，故当急清其里，则表热自退，以内热为发病之本，表热为传变之标。即非伏气所发，凡感温热，终是阳邪，宜辛凉清解，不可辛温误汗，以劫其津。但看舌苔先白后黄者，此伤寒由表传里，寒化为热也。若初起纯黄少白，或黄而燥刺，是伏气所发，自里出外。热邪借阳明为出路，热势蒸动内盛，验舌之外，兼参外症。初起恶寒发热，是伤寒症也。若初起壮热无寒，是热病，必兼有口渴等症。

热病无寒惟壮热，黄芩栀豉古今传，

恶寒发热伤寒症，汗散寒邪表剂先。

伏邪所发之热病，切忌辛温发汗，宜用栀豉汤、黄芩汤清解法。黄芩汤清少阳之热以坚阴，栀豉汤泄阳明之热以清里，则表热自退。若是伤寒寒邪，束缚于肌表，惟用辛温表剂发汗，汗出而热退，是两种不同，不可混治。盖伏气之邪，内藏少阴，至春发于少阳者为温病，其舌苔必红绛。至夏而发于阳明者为热病，其舌苔必黄燥。二症初起，纯热无寒，虽见表热其病实从里发。若伤寒由表入者，外症恶寒而不渴，舌苔白润而不燥，可辨也。

少阳温症从何断，舌绛须知木火提，

目赤耳聋身热甚，栀翘鲜地牡丹犀。

伏气之病，初起纯热无寒，与感而即发，微有些小恶寒之温病，大不相同也。但看舌苔黄燥，为阳明热病。舌苔红绛，为少阳温病。凡内发之温病，一见舌绛，宜用犀角、栀子、连翘、鲜生地、牡丹皮之类，以解木火之郁，大忌汗散之药。

若是温邪从上受，窍中吸入肺先传。

芩翘栀豉蒌桑杏，气燥加膏肺分宣。

邪入心营同胆治，再加玄麦郁菖鲜。

此现感即发之温病，与伏气不同，天时晴燥太过，温邪从口鼻吸入，受而即发，则上焦心肺受邪。若舌苔白燥边红者，肺先受邪也，从肺卫气分治之，如栀豉、桑杏、蒌皮、芩翘、石膏、沙参、玉竹、麦冬、芦根、梨汁、蔗浆之类。若舌鲜红而绛者，邪入心营也，治与少阳胆经同法，加入清心开窍之品，如犀角、丹皮、鲜生地、川连、竹心之类，再加玄参、麦冬、川郁金、鲜菖蒲，以清心开窍为治也。

寒温二气前粗辨，暑湿相循病必缠。
湿病已成黏腻苔，只将暑症再提传。
暑伤气分苔因白，渴饮烦呕咳喘连。
身热脉虚胸又满，无形气分热宜宣。
蒌皮贝杏通芩滑，栀豉翘心竹叶煎。
或见咳红荷叶汁，痞加蔻郁朴须川。

肺气郁而不宣，则暑邪逆入营分，故咳红，然此乃暑邪，但伤气分，只须治从肺卫，故虽见红，不必用血药。

暑入心营舌绛红，神呆似寐耳如聋。
溺淋汗出原非解，失治邪干心主宫。
犀滑玄翘丹与地，银花竹叶石菖同。
欲成内闭多昏昧，再入牛黄即奏功。

暑热之邪，上蒙清窍则耳聋，不与少阳同例，切忌用柴胡，暑邪乘于心胞，则神昏，宜清心开闭为要，凡邪在手经，忌用足经药。盖温热与暑邪，皆由口鼻吸入，病在手经，宜从三焦立法，忌用足六经药。

此与治伤寒分别处不可混也。

暑湿温邪口鼻干，三焦受病势弥漫。
恶心脘痞头颅胀，腹痛还防疟痢残。
栀豉杏仁芩半朴，银花滑石郁陈安。

暑邪夹湿，从口鼻空窍触入，则三焦气分受病，头胀脘闷呕恶，此邪初入见症，其势尚轻，故用栀豉、杏仁、黄芩、半夏、厚朴、银花、滑石、郁金、橘红等，以清泄气分。若暑热之邪，留于募原则变疟，滞于肠胃则成痢，再行随症加减。

湿温气分留连久，舌赤中黄燥刺干。
咯血毋庸滋腻入，耳聋莫作少阳看。
三焦并治通杏茹，金汁银花膏滑寒。
若得疹瘖肌肉透，再清痰火养阴安。

湿热重症，三焦俱病，故舌赤中黄燥刺，耳聋是湿热上蒙清窍，不可作少阳治，而误用柴胡，咯血是热邪上伤肺络，不可作阴虚治，而误用滋腻，宜清解三焦气分之邪，若得邪从外达，而发瘖疹，再议清火清痰，渐入养阴之品。

苔形粉白四边红，疫入募原势最雄，
急用达原加引药，一见黄黑下匆匆。

凡病初起，见苔形粉白而厚，四边红绛者，此瘟疫厉气之邪，在于募原，其势最雄，顷刻传变，医家不可轻视，急用吴又可达原饮加引经表药，透之达之。如太阳见症，加羌活，症见阳明，加葛根，症见少阳，加柴胡，如舌变黄燥，乃疫邪入胃，加大黄下之，如变黑色，入里尤深，急用承气下之。若疫势甚者，其舌一日三变，由白变黄，由黄变黑，总当数数下之。瘟疫疠气，其邪若自表传里，可从足经用药，见表治表，见里治里。

若见鲜红纯绛舌，疫传包络及营中，
清邪解毒银犀妙，菖郁黄金温暑通。

瘟疫一症，治分两途，但看舌苔白而黄，黄而黑者，此疫邪自表传里，汗之下之可也，如见舌苔鲜红绛色，此疫邪入于营中，及胞络之间，禁汗禁下，惟宜清营解毒，逐秽开闭，如犀角、银花、菖蒲、郁金、西牛黄、人中黄、金汁之类，与温热暑症之邪，入营分及胞络者，治法相通，疫邪由卫入营，当从手经用药。

温邪时疫多斑疹，临症须知提透宜，
疹属肺家风与热，斑因胃热发如兹。

疹属肺经风热，斑是胃家伏热，温暑斑疹，与伤寒发斑不同，时疫斑疹，兼有毒气，均宜提透，清解热毒。

疹斑色白松肌表，血热如丹犀莫迟，

舌白荆防翘薄力，舌红切忌葛升医。

斑疹发于气分，其色淡红而白者，舌苔必白，宜用荆防、牛蒡、葛根、翘薄、蝉衣之类，松肌达表。若见赤斑丹疹，邪在营分血分，舌必绛赤，宜用透营解毒之药，如犀角、连翘、鲜生地、金银花、牡丹皮、人中黄、金汁之类，千万不可用升麻葛根，足经之药。

凡属正虚苔嫩薄，淡红微白补休迟，
厚黄腻白邪中蕴，见此须知清解宜。

不拘伤寒杂症，若正气虚者，其舌苔必娇嫩而薄，或淡红，或微白，皆可投补，若见黄而厚，白而腻，总是内邪未清，不可剧进补剂，须凭舌苔，兼忝脉症，以验其虚实，分别宜补宜清。

莫尚古治痰喘及肺痨经验

莫尚古治肝肾虚弱，冲气上逆之痰喘症，用开太阳摄少阴二法。以小青龙为主，佐以介类潜阳镇纳，参以润肺和胃，药以蜜炙麻黄、桂枝、干姜、五味子、半夏、川贝、白芍、杏仁、茯苓、款冬、炙草、坎炁、蛤蚧尾、紫石英或化龙骨、牡蛎、胡桃肉、青铅、冬虫夏草诸味，随病者体质寒热、时令变化出入加减，莫不奏效。

莫尚古疗肺痨，常谓：肾为肺子、母病久则子受其殃，是金水不相生之证，每见骨蒸盗汗，潮热颧红，干咳少痰，呼吸气促，男子遗泄，女子梦交，甚者音嘶，宜清金育肺为主。方用川象贝、冬瓜子、茯苓、枇杷叶、冬虫夏草、白燕根、野百合、百部等加减。此方用之良效，病家多信仰之。

论君相二火

《素问·阴阳应象大论》云“南方生热，热生火，火生苦，苦生心”;《素问·金匮真言论》云“南方色赤，入通于心”。论五行，以火配心，合称心火；在八卦，南方属离，心称离宫，故心火亦称离火。盖热是无形之气，为火之本；火是有形之象，为热之用。然火于自然既有君相之分，其于人体，理亦相同。上焦如天，故君火居于上焦，其主在心。下焦如地，故相火居于下焦。然其主在何？自古众说纷纭，未有定论。观乎天日之热，传及地上，或深藏水泽，故隆冬腊月，井水反暖，或附丽于林木，则钻木能够取火，是以古人认为相火寄于肝（木）肾（水）。按《易经》理论，肝应东方，于卦为震，于象为雷；肾应北方，于卦为坎，于象为龙，故肝肾相火又称龙雷之火，并启发了后世乙癸同源论之提出。亦有相火寄于膀胱、胆府（丹溪）、包络（东垣）或命门之说。而命门何在，众说亦不一致，其中以“右肾为命门”（《难经·第三十六难》）及“在两肾各一寸五分之间”（赵养葵）之说流传为广。笔者认为，对相火之认识应着眼于功能而不必拘泥在寄于某脏某腑。盖人体之所以能保持温暖煦和，维持其正常体温及生理活动，概属相火之功能。故丹溪云：“火内阴而外阳，主乎动者也。故见动皆属火，天主生物，故恒于动；人有此身，亦恒于动者，皆相火之所为也。”（《格致余论》）又云：“相火唯有裨补造化，以为生生不息之运用耳。”（引同上），这是相火之正常状态，亦可称为少火，包含了气的作用。在病理状态，出现了虚火、实火，六淫之火，五志之火等名称，为害机体，这是相火之不正常现象，亦可称为壮火、邪火。可见阳、火、气三者之间实有不可分割之关系。如《素问·阴阳应象大论》“壮火食气，气食少火；壮火散气，少火生气”；张介宾“两间生气，总曰元气，元气唯阳为主，阳气唯火而已”之说也明确指出三者之关系。至于命门之火，按《难经·第三十六难》“命门者诸精神之所舍，元气之所系”，以及张介宾“命门之火即元阳之谓，亦即生物之火……为生生之本”的说法，可以认为相火与命门之火实质并无较大出入。此火在生理状态为一切生命活动及温暖煦和之化源，这是相火之常。在病理状态下，若其过亢，则责诸相火妄动，龙雷升腾，即丹溪、东垣所指其为元气之贼；其若不足，则责诸命门火衰，元阳虚弱，均系相火之变。至于君火，居上而主静，职司神明，张介宾对《内经》“君火以明，相火以位”的解释为：“明者，明于上为元育之主；位者，位于下为神明之洪基，故君火之化于无穷，总赖以相火之栽根于地，而司其神明。”由此可见，君火与相火关系密切，实二而一，一而二者也。

论三阴三阳开阖枢

《内经》有三阳三阴之说，文中较为多见，其意义甚广，运用于医学，无论是生理机能或病理变化，均可联系实际说明其梗概。例如《素问·阴阳离合论》有云：“太阳为开，阳明为阖，少阳为枢，搏而弗浮，为曰一阳。太阴为开，厥阴为阖，少阴为枢，搏而弗沉，名曰一阴。”此段经文，前人注释均有高见，各有发明，惜皆文字深奥，未能浅直阐明与医学的关系，是以后世读之，仍难知其所以然之义。

三阳三阴之开阖枢，究为何解？要知三阳三阴无论生理、病理，应从六经解，进一步尚需联系十二经。所谓太阳主开者，曰足太阳属膀胱，主皮毛，为排泄汗液，即气化出之横窍，又主尿孔，专司排泄小便；手太阳属小肠，主受盛化物，送往迎来，推陈致新，故可与足太阳同主开也。所谓阳明主阖者，足阳明属胃主肌肉，为人体气血流行之要道，其气血经常满而不溢；手阳明属大肠，虽主传道，排泄糟粕，则谷道及时而开，所以合多而开少，故可与足阳明同主阖也。所谓少阳主枢者，足少阳属胆主腠理，手少阳属三焦主决渎，《内经》谓三焦出气以温肌肉，故皆贯通内外，共同主枢也。是以太阳之开，阳明之阖，全赖少阳以为枢转，正如门户有枢之运动而司开阖也。唯阳气原主动，为阴之外卫，切忌浮越，所以说三阳之气贵乎搏而弗浮，如是则三阳仍可合为一阳。简而言之，太阳主皮毛，为人体最外层，故主开；阳明主肌肉，为人体表之最里层故主阖；少阳主腠理，介于皮肉之间，故主枢。此即三阳开阖枢，专重足经立言之大要也。

按三阳主表，三阴主里，故三阴亦有开阖枢三种含义。所谓太阳主开者，以足太阴属脾，统辖胃肠而主消化运行；手太阴属肺，亦主皮毛而司一身之气化出入，是以二者均可主开也。所谓厥阴主阖者，足厥阴属肝主藏血，血宜充盛而不宜消耗；手厥阴属心包，为神明之使，神宜藏而不宜外露，故二者皆可主阖也。所谓少阴主枢者，足少阴属肾主坎水，手少阴属心主君火，《内经》以水之精为之志，火之精为之神，人身最珍贵者莫如神志，而神志即水火，水火交济，阴阳平衡，则身体自可永葆健康，故手足少阴俱可为三阴中开阖之枢也。独真阴宜密藏，为阳之内守，不得过于静止沉着，才能使三阴分工合作，合而为一阴。故阴阳变化，正如《内经》所谓："推之可十，数之可百，推之可千，数之可万,万之大不可胜数，然其要一也。"

简而论之，太阴主腹，主消化出入，故为开；厥阴主藏血，专主里，为阴之尽，故主阖；少阴具水火之气，承转二脏，调和土木，以为开阖之枢纽，故名曰枢。由此可见，三阴之开阖枢与三阳开阖枢，完全相同，是亦专以足经而言也。

至于开阖二字的含义，虽如上述，仍不能按照字面求解。盖人体无形之气化暨有形之血液，以及脏腑经络皮肉肌腠，它们的生理机能，若出入顺利，流行通畅，皆属于开其要藏内守，升降调和，皆属于合。同时，应该认识，太阳主开，若开之太过，反而汗出亡阳，或水泉不止，或肠鸣泄泻；阳明主阖，若但阖不开，气血无以流通，则肌肉必生痈肿，或大便闭塞腹中胀满；太阴主开，若开而不阖，势必泄不止，或气喘自汗；厥阴主阖，若阖而不开，血液蓄积不行，为痈为胀，或神志不清。从而可以知道，开中有阖，阖中有开，故开阖机能原属相对而非绝对可比。因此，仔细思考，三阳三阴学说，其理深奥，仲景《伤寒论》阐明其意义，创立六经辨证论治之规律，继往开来，集中医学术之力成，可谓洞述《内经》之旨矣。

论用药不在多而在于精

仲景用药，直击主证，每方药少而精，多数在四至五味左右，少者仅二味，如泽泻汤，多者如炙甘草汤，治脉结代之重症，用药亦只八味。后世治病主张兼顾，重视药物之间的配伍与制约，故所用药味渐次增多，但十二至十三味已足矣。如果用药过多，意欲面面俱到，反而主次不分，影响疗效。论仲景用药之精，一在药味，二在剂量。以药味论，如麻黄汤去桂枝为三拗汤，桂枝汤去白芍加附子为桂枝附子汤，用药之差仅一二味，而方名不同，主治之症迥然有别；从剂量而论，如小承气、厚朴三物、厚朴大黄等方，用药相同而剂量有别，所治之主症截然不同。尔等初学者，对于仲景之书，若不潜心研读，欲成良医者，难也。

论八脉丽于阳明

阳明虚则宗筋纵，带脉不束。妇人带下绵绵，色清质稀，伴以四肢倦怠，乏力腰酸，或见面色萎黄，肢体虚肿，纳谷不馨，大便溏软，此胃弱脾虚，带脉失约。盖胃虚多寒，脾虚生湿，治宜异功散为主方，合五苓，内寒加术附，他如威喜丸亦可参入。至于固涩之品，宜按湿邪之轻重而酌情采用。又胃虚水谷所入不丰，脾虚升降运化失司，以致气血生化乏力，冲血不足，带脉失束，月经往往愆期而至，色淡量少，而又淋滴如漏，多日不净，形寒怯冷，肢软神乏，治宜补胃运脾，温养气血，宜用归脾汤合圣愈汤治之，酌佐阿胶珠、炒地榆、侧柏炭以涩血。脾虚及肾者，杜仲炭、狗脊炭、炮姜炭亦可参入。但以上所有用药，总以不碍脾胃为要务。

论八脉丽于肝肾

治妇人经胎带下诸证当究奇经八脉，八脉之中尤以冲任督带为重。盖督司阳，冲藏血，任主胞胎，带司约束，而其中更以任督二脉为要。肝肾者，肝主藏血，又主疏调；肾藏阴精，而寓真阳。此二脏与任督之关联尤为密切。至于肝肾之间，乙癸同源，补肾即补肝，泻肝即泻肾，所谓肝无补法、肾无泻法之说乃肇源于此也。盖肝血不虚，肝气调达，肾精充盈，肾阳不衰，则八脉和调，自无经胎带下之患。临证用药如桂心、炮姜、鹿角荤温肾阳以补督，熟地、萸肉、龟板等填肾阴以充任，他如紫石英之暖寒、炒黄柏之清热等俱可参入于相应的治疗方剂之中。

论温药和之法

前人论泄泻每有湿多成五泄之说，或曰湿胜则濡泄，良以土德不振，中运力弱，湿郁不化，下流肠道而不得分利，与糟粕夹杂而下，遂病泄泻。按水、饮、湿三者本属一体，俱为阴邪，得温则化，遇寒而凝。其治当宗仲景温药和之之法，用苓桂术甘，或与四君、异功辈揉合以进。但治湿必利小便，如农人治涝，导其下流，则虽处卑滥亦不忧巨浸，不如以苓桂术甘和五苓合用，加入车前草以分利之，导湿邪下行，由州都而出，湿去则泄泻乃愈也。

论饮邪

饮者水也，水本属阴，不得气化，留着体内，酿成病证，如水饮留于肠道则肠鸣大便溏泻，水饮溢于肌肤而头身浮肿，水饮留积胸中遂胸胁引痛，水饮上射于肺故咳嗽咳痰甚者喘逆倚息，他如水饮逆于胃则呕吐，心下痞，凌于心则悸，蔽于阳则眩，等等，种种见证虽各不相同，而致病之由皆系水饮之邪作祟所致。盖阳虚则水寒而成饮，饮邪因寒而聚，得温则化，故仲景立“病痰饮者，当以温药和之”的治疗大法，而立苓桂术甘与肾气丸二方。按苓桂术甘温脾行水，肾气丸温肾化饮，二方虽同属温药之例，而有治脾与治肾的区别。此外，饮邪每每留着体内，伏而不化，卒受外感则引起复发，所谓新感引动伏饮者是也，其病急，急则治标，治以宣肺达邪化饮为主，如大、小青龙等，以系变法，故又有外饮治肺，内饮治肾之说。

第五章　医案选评

第一节　时感病类

风温

例 1：风温上受犯肺案

钱家角，钱何毛，左（男），三十一，风温上受，肺胃清肃失降，邪热蒸灼，空窍流行失司，遂显形寒壮热，发成头面焮痛，口已渴，神已烦，不寐而便坚，胁疼而咳微。舌黄苔腻，乃是伏湿未撤，脉浮兼数，此系郁热所致。法当清三焦之热，祛中州之邪，俾其邪去热退，庶可转机之兆。

鲜石斛　杏仁　淡枯芩　连翘　炒研牛蒡子　黑栀　炒天虫　防风　广郁金　丹皮　人中黄　川连　早竹心　荆芥　（《姚梦兰医案》）

例 2：风温侵袭束上焦案

风温来袭，上焦先受，肃降为之失司，气化壅遏阻痹，不得由汗而解，故邪热下移，大便溏而色黑，温毒上蒙，头面肿而兼疼，不寐，口微渴，神识欠奕慧，舌薄而质绛，脉数而浮，按之无力，但大衍之年，操劳之质，正气既虚，邪气乘壮，一时难以退舍，最防风波之险，拙拟宣上焦以达其邪，清毒火以豁痰热。

淡豆豉　杏仁　鲜扁豆　防风　淡条芩（炒）　菊花　甘草　广郁金　连翘　焦山栀　大力子（炒拌）　银花　早竹茹　（《逐日医案》）

例3：风温逆走膻中案

风温阳邪，由上感受，始由肺卫，逆走膻中，清窍被蒙，神明自寐。是以耳聋神昏，口噤肢动，脉象弦数，病邪内陷，大为棘手，勉以清窍。

羚羊　鲜菖蒲　连翘　辰茯神　广郁金　琥珀　天竺黄　胆星　至宝丹　钩钩　青龙齿　栀子　明天麻　竹心　（《姚氏医案》）

例4：风温化热酿痰案

风温化热，热升酿痰，痰热壅塞，而为咽痛喉闭，经治虽瘥，复饮粥汤更助其邪，而凝其痰，脘闷胁痛，口渴引饮，脉象弦滑数躁，热防邪陷厥阴，有昏痉之变。

炒研牛蒡子　橘红络　广郁金　象贝　鲜石斛　桔梗　羚角片　海石　煅瓦楞子　玄参　瓜蒌皮　连翘　牛黄清心丸　（《名选医案》）

例5：风温灼肺案

风属阳，温化热，两阳熏灼，先伤于上，上焦属肺，肺气不得舒展，故初起之时，气逆懊恼，似膹郁之象，连投达邪清热，胸项间白瘖稀露，其邪亦有外越之机，可惜胃津已耗，相火外腾无制，延防风动之变，设或痉厥，便是棘手。

鲜扁豆　鲜生地　钩钩　广郁金　杏仁　绿豆衣　辰茯神　代代花　瓜蒌子　玄参　知母　煅石决明　蝉衣　霜桑叶　芦根　连翘　（《名选医案》）

例6：风温壅遏肺气案

风为天之阳气，温为化热之邪，邪无外达之征，肺气壅遏不通，气不宣则咳呛引痛，邪不达则壮热口渴，热升则鼻衄，热注而为便闭，脉得两手滑数，舌白，知天命之年患此，岂得曰恙哉？急拟清肺达邪，俾得痰豁，庶无瘛疭之险。

鲜石斛　鲜生地　杏仁　天竺黄　川贝　炒研牛蒡子　辰茯神　玄参　浮海石　连翘　广郁金　知母　旱竹茹　橘红络

又改方：去鲜生地、知母、川贝、辰茯神，加全瓜蒌、仙夏、前胡、代赭石。（《名选医案》）

【评议】风温是感受春季风热病邪，初起以发热、微恶风寒、咳嗽、口微渴等肺卫见症为其特征的一种多发于春季的新感温病。

在有关风温辨证论治发展过程中，清代医家叶天士、吴鞠通、陈平伯、柳宝诒等论述最详，贡献十分卓著。如叶天士说："风温者，春月受风，其气已温。"吴鞠通谓："风温者，初春阳气始开，厥阴行令，风夹温也。"柳宝诒更明确指出："当春夏间，感受温风，邪郁于肺，咳嗽发热……皆指此一种暴感风温而言也。"特别值得一提的事，《陈平伯外感温病篇》对风温病证治发挥尤多，如说："风温为病，春月与冬季居多，或恶风，或不恶风，必身热咳嗽烦渴，此风温证之提纲也。"又说："风温证，身热畏风，头痛咳嗽，口渴，脉浮数，舌苔白者，邪在表者。当用薄荷、前胡、杏仁、桔梗、桑叶、川贝之属，凉解表邪。"姚派学宗叶天士等名家，故诊治风温的理、法、方、药，传承中又有发挥，且观上列 6 则医案，如例 3 风温逆走膻中案，其证其治，悉遵叶天士"温邪上受，首先犯肺，逆传心包"之名训。又如姚门医家史沛棠治伤风咳嗽经验方（桑叶、浙贝母、杏仁、前胡、薄荷、炒苏子、炙橘红、牛蒡子、枇杷叶、生甘草），其用药与清代医家陈平伯治风温证何其相似乃尔。

春温

例 1：春温夹湿逆传案

审症合脉，悉属春温为患，温乃热之渐，上受犯肺，逆传心包，以致神昏谵语，细按旧岁燥上退位，本运湿乃来，复又处早监之方，春气空中发动，湿亦随之，故今岁春温暗中又夹湿温之意。书谓伤寒便溏为邪已尽，温邪便溏为邪未尽。今可虑者现在阳邪未尽，阴液又伤，恐未能稳许愈期也，勉拟吴氏法以候商。

马勃钱半　苓皮三钱　羚角二钱　淡竹叶三钱　豆卷三钱　杏仁三钱　鲜石斛五钱　生米仁五钱　通草钱半　佩兰钱半　川贝二钱　盐水炒橘红钱半　牛黄清心丸二丸　用煎剂化服

再诊：前用芳香宣窍，淡渗化湿，此即吴氏以牛黄丸不能分利，继以茯苓皮汤，原系中焦湿温法也。再按薛生白治中焦湿温，有芳香之草，横解之议，因思芳香滋清可使胃无所苦，壅遏得宣，渣滓得净，则清阳升而天地自然交泰矣，勉拟另商高裁。

生地五钱　钩钩四钱　麦冬三钱（辰拌）　盐水炒橘红钱半　玄参三钱　淡竹叶三钱　绛通草钱半　车前子二钱　鲜石斛五钱　马勃钱半　连翘心三钱　鲜菖蒲根一钱　辰茯神四钱　牛黄丸一丸　煎剂分冲

三诊：前用滋清芳香横解，已见神识稍安，诸恙稍减，今当益以培阴养液。惜古瘦人之病虑涸其阴，今虽获效，尤宜加意留神为妙。惜来热病最怕反复与病后之复，切勿骤谷食助热，温补胶丸恐似炉烟虽熄犹有细火存焉，引以干叶燥草，其火复燃，势所必至，谷食以及温补正相似而相类也，切宜记之，慎勿忘之。

麦冬四钱　玄参三钱　丽参条钱半　连翘心三钱或生地六钱　盐水炒橘红钱半　燕根钱半　车前子三钱　鲜石斛五钱　天冬三钱　辰砂拌茯神四钱　淡竹叶三钱　牛黄丸一丸　分冲　（《时感门类》）

例 2：春温重症案

舌心灰黑，烦热口渴，脉气少神，入夜时不安寐，此系春温之最重者也。今依证而论，火假使其汗出，痰松安神止渴，自有转机之兆，否则病恐转危矣，拙拟一方，徐候高才商正。

生研牛蒡子钱半　羚角钱半　辰砂拌茯神四钱　犀角六分　盐水炒知母钱半　蛤壳（煅）四钱　鲜石斛四钱　活生地四钱　盐水炒橘红钱半　瓜蒌皮三钱（拌）　淡竹叶钱半　杏仁三钱　蜜炙桑皮三钱　川贝二钱　人中黄钱半　别直参钱半（切片同煎）（《时感门类》）

例 3：春温湿温夹杂相感案

春温湿温夹杂相感而成，所以自汗肤冷心热，舌白且腻，咳痰气喘，便溏溲少，诊得脉象涩滞模糊，其势实非轻渺，虽然化痦，尚非稳候，勉拟以待高商。

赤白茯苓六钱（各半）　穞豆衣四钱　猪苓一钱　豆卷三钱　盐水炒前胡钱半　陈蒿梗三钱　煅蛤蜊三钱　杏仁三钱（炒）　桂枝四

分　泽兰二钱　冬瓜子三钱　煅龙齿钱半　绛通草钱半　莲肉去心十粒（《时感门类》）

例 4：春温邪郁酿成痰火案

春温邪郁，酿成痰火，肺失清肃。咳嗽痰咯不爽，身热颧红，神烦少寐，脉象弦滑带数，舌苔中黄且燥。痰火内郁，势防转重。

鲜石斛　连翘　生桑皮　玄参　象贝母　杏仁　广郁金　羚角　瓜蒌衣　旋覆花　前胡　辰茯神　黑栀　鲜竹茹　（《姚氏医案》）

例 5：春温渐趋心包案

春温不由痰豁，渐趋心包，肺气窒塞不通。《内经》曰：肺与大肠称为表里，肺气下降，则大便溏泄，阳气外越，则自汗淋漓。咳呛甚微，神昏谵语，脉得弦数，舌白少津，此内陷心营之象，势非轻藐，况稚年得此，防其痉厥之变。

羚角片　焦山栀　橘红络　辰茯神　大力子（炒）　杏仁　鲜石斛　玄参　广郁金　鲜菖蒲　煅青龙齿　银花　连翘　钩钩　竿竹茹　牛黄清心丸（《名选医案》）

【评议】春温病名的含义有两种：其一是指春季感受风热之邪而发的新感温病；其二是指冬受寒邪，伏而至春季发作的伏气温病。古医籍中常常混用，临床上必须注意辨别。姚门医家将春季多发之温病概称为春温症，实为春季温病之总称也。但据其病邪性质以及发病特点之不同，也将冬季感寒，邪伏体内至春而发的伏气温病包括其中，并做了精辟阐发。如认为春温一症，由冬令收藏未固。以冬寒内伏，藏于少阴，入春发于少阳，以春木内应肝胆也。寒邪深伏，已经化热，昔贤以黄芩汤为主方。苦寒直清里热，热伏于阴，苦味坚阴，乃正治也。知温邪忌散。不与暴感门同法。若因外邪先受，引动在里伏热，必先辛凉以解新邪，继进苦寒以清里热。况热乃无形之气，若多用消滞，攻治有形，胃汁先涸，阴液劫尽者多矣。试观上录医案，大多系新感春温，至于伏气春温，则列于伏邪医案。仔细品味，自可做出鉴别。

大头瘟

例 1：高年大头时行案

大头时行，患在高年，脉来细而不甚数，形寒战栗，势在非轻，恐有变中之虑，姑拟再候高明。

米炒麦冬钱半　银花二钱　蜜炙玉竹钱半　马勃一钱　板蓝根钱半　杏仁钱半　苍耳子二钱　钩钩四钱　羚角片一钱　蚤休钱半　蜜炙丹参二钱　生扁豆三钱　紫花地丁钱半　蝉衣八分　蜜炙桑皮三钱（《时感门类》）

例 2：时行疫毒痰火内郁案

车里沈吉人，左，五十三。温邪痰火内郁，蒙蔽三焦，上灼清窍，头面焮肿，神识不清，烦躁谵语，微咳少痰，夜则更剧，舌绛苔腻，脉浮数而弦，全属时行疫毒，有逆传心之象，恐防内闭，勉拟。

黑犀角　杏仁　人中黄　辰灯心　连翘　炒研牛蒡子　银花　竹叶　鲜石斛　丹皮　川贝母　焦山栀　菖蒲根　全瓜蒌　辰茯神　郁金（《逐日医案》））

例 3：风温大头时疫案

杨子湾，张何三，右，四十三。风温上郁，郁久化热，热灼清窍，流行之所失宣，上焦清肃失司，以致头面焮肿红泡，腐溃而兼疼痛，身热胸闷，神识不清，有时嗳饱连升，有时虚里作疼，舌白糙边绛，脉象弦浮，系是大头时疫，原为险候，最虑昏痉，莫可挽矣。

羚角片　杏仁　青防风　辰茯神　连翘　鲜扁豆　银花　人中黄　黑玄参　天虫（炒）　淡条芩　竹叶茹　荆芥　瓜蒌皮　丹皮（《名选医案》）

【评议】大头瘟是以头面红肿为主症的温毒温病，多发于冬春。俞根初《通俗伤寒论》说："凡温将发，更感时毒，乃天行之疠气，感其气而发者，故名大头天行……病多互相传染，长幼相似，故通称大头瘟。"对本病的病因和传染性做了精要的论述。吴鞠通《温病条辨》指出："温毒咽喉肿，耳前耳后肿，颊肿，面正赤，或喉不痛但外肿，甚则耳聋，俗名大头瘟，虾蟆瘟。"对其主要症状做了描述。《东垣试效方》制普济消毒饮（黄芩、黄连、陈皮、甘草、玄参、连翘、板蓝根、马勃、牛蒡子、薄荷、僵蚕、升麻、柴胡、桔梗）为治疗本病的主方。现代将急性传染性流行性腮腺炎视作大头瘟，临床应用普济消毒饮历验不爽。姚派医家对本病的治法，多有阐发，尝谓"今立方治法，清解之中，必佐芳香宣窍逐秽，如犀角、菖蒲、银花、郁金等类，兼进至宝丹，从表通里，以有灵之物，内通心窍，搜剔幽隐，通者通，镇者镇。若邪入营中，三焦相混，热愈结邪愈深者，理宜咸苦大剂之法，仍恐性速直走在下，故用玄参、金银花露、金汁、瓜蒌皮，轻扬理上"。上列医案，的确体现了姚氏及其传人治疗大头瘟处方用药的特色。

暑温（暑热）

例 1：暑湿热三气杂感案

暑湿热三气，寒少热多，汗出不解，神识如蒙，此三气杂感而为病也。

制川朴一钱　通草钱半　绒羚角钱半　杏仁三钱　白蔻仁五分（冲）　橘红钱半　茯苓皮三钱　腹皮二钱　白蒺藜三钱　滑石三钱　牛蒡子三钱　蒌皮二钱

三剂之后复诊：原方去豆蔻、腹皮、橘红、白蒺藜，加广郁金钱半、连翘三钱、鲜石斛三钱、淡豆豉二钱、芦根半尺。

四剂后再诊：原方去郁金、羚角、连翘、鲜石斛、牛蒡、蒌皮、杏仁，加泽兰钱半、五加皮二钱、羌活五分、腹皮三钱、姜半夏钱半、钗斛三钱、萆薢三钱。

三剂后再诊：原方泽兰、五加皮、羌活等味皆去，加瓜蒌皮钱半、活生地钱半、杏仁三钱、牛蒡子二钱、淡豆豉二钱、薄荷钱半。

四剂后再诊：原方去薄荷、豆豉、蒌皮、活生地、牛蒡，加羚角钱半、鲜石斛三钱、钩钩四钱、川朴五分、木通一钱、旱竹茹四钱、盐水

炒橘红一钱（《时感门类》）

例 2：暑热阻于上焦气分案

素有痞块，现今暑热盛行，气分先阻上焦，清肃不行，输化之权失度，以致寒热胸闷，四肢乏力，脉象弦数舌黄，以严氏清脾饮为治。

制川朴　软胡　鲜佛手　陈皮　赤猪苓　蒿梗　苤苢草　川石斛　苡仁　熟半夏　佩兰　川桂枝　炒白芍　条芩（《名选医案》）

例 3：暑热逆趋心包案

暑热由气而逆趋心包，肝风渐致扰动，口噤不语，手指蠕然，内闭何疑矣？勉拟芳香开窍，泄热达邪，试看服后何如。

鲜石斛四钱　杏仁三钱　益元散三钱　茯神三钱　连翘三钱　鲜生地三钱　鲜菖蒲八分　钩钩四钱　紫雪丹三分　鲜佛手三钱　通草一钱　广郁香钱半　灯心十尺　鲜芦根五钱（冲服）（《名选医案》）

例 4：暑热阻于气分案

暑热一动，湿浊自腾，人在气交之中，由口鼻吸入，阻遏气分，战疟不达，是以寒热未清，胸闷气窒，脉象弦数，舌白，势有化瘖预象，不可作少阳重疾而论也。

鲜扁斛三钱　杏仁三钱　熟半夏钱半　冬苓钱半　赤苓四钱　淡豆豉三钱　薄荷八分　益元散三钱　老蒿梗三钱　通草一钱　新会皮钱半　竹茹钱半　鲜菖蒲草两半（《名选医案》）

【评议】暑温，姚门称其为“暑热”，义同。暑温是外感暑邪引起的新感温病。夏令天气炎热，人在气交之中，很易感受暑邪为病，其发病急骤，初起多见气分证候；传变迅速，动辄伤津耗液，入营犯血。吴鞠通《温病条辨》说：“暑温者，正夏之时，暑病之偏于热者也。”这是“暑温”病名的首见处。至于本病的主要治法是清暑涤热，方有白虎汤、俞氏新加香薷饮（香薷、金银花、厚朴、连翘、扁豆花）、《时病论》清凉涤暑法（滑石、甘草、青蒿、扁豆、茯苓、通草、西瓜翠衣）等。姚门也强调清暑解热之法，提出暑热“上焦不解，漫延中焦，此皆当急清三焦，是第一章旨”。试观上列例 3 暑热逆传心包案，治用泄热达邪、芳香开窍，乃暑温急危重症中的常用方药。其他各案的理、法、方、药亦颇有特色，值得仔细品味。

这里附带一提，本丛书总主编盛增秀，在20世纪60年代曾参加流行性乙型脑炎的临床研究工作，他认为“乙脑”当属中医“暑温”等病范畴，课题组将本病分为卫分证、气分证、气营两燔证和营分证（传心包证）四种类型，分别制订了银翘1号（金银花、连翘、菊花、薄荷、鲜芦根、大青叶）、白虎2号（生石膏、知母、金银花、连翘、大青叶、鲜芦根、生甘草）、玉女3号（生石膏、知母、鲜芦根、鲜石斛、连翘、金银花、生甘草）和营宫4号（鲜生地黄、牡丹皮、金银花、石菖蒲、黄连、玄参、竹叶、麦冬）四个处方，分别适用于卫分证、气分证、气营两燔证和营分证，临床取得了显著疗效。

暑湿

例1：暑湿内蕴三焦升降受阻案

暑湿内蕴三焦，气不主宣，流行升降之机皆阻，遂致形痛，身热腹疼，渴不多饮，饮入漾漾欲呕，汗出身凉，继而腹热，此谓热，汗出热不解，热自中来，徒清热不应。盖湿为重浊之邪，热为熏蒸之气，氤氲酝酿，交战于中，化疟则轻，变痧瘖则重。今诊舌色红润，无苔，两脉浮，重按小数，乃暑伤气，气虚则脉虚，法当轻苦微辛，佐以甘淡渗泄为主，未识应否，每候高明酌服。

姜汁炒栀子　橘红　茯苓皮　厚朴　苏蒿二梗　通草　淡豆豉　杏仁　连翘壳　枯芩（炒）　川贝母　香薷　鲜佛手　鲜荷梗（《时感门类》）

例2：暑湿秽浊流布三焦案

雷甸　沈春治　左。暑湿秽浊，自鼻而入，直行中道，流布三焦，闭塞经络，遂致变为霍乱。上吐下泻，四肢厥逆，脉伏舌黄，渴饮小溲不利，经所谓“热深厥亦深也”，势防化瘖痧而变法。当宣解上中，佐以芳香辟秽为主。

真川贝母　通草　豆蔻壳　朴丝　蒿苏二梗　橘红　淡豆豉　杏

仁　川郁金　黑栀　赤猪茯苓　枯芩　炒香枇杷叶　鲜冬瓜皮子　（《逐日医案》）

例 3：体虚夹感暑湿案

上纤埠　张永顺广　左　三十三。体虚夹感暑湿，蕴入三焦，气分氤氲，黏腻之邪，漫无出路，由经入腑，始变为痢，滞下赤色，夹杂鹜泄，肠胃升降之机失职，继而变痦，脘满不饥，少寐骨楚，太阴清肃之化旋失调，病已匝月，舌中光绛，脉左细涩，右寸关稍滑。据述病中强食荤腻，助湿化火，闭塞经络，清阳悉为阻痹，遂致中焦格拒，纳饮呕泛，邪实正虚，殊难速效。姑拟疏胃气以畅三焦，表里兼施，得其松机，再商。

淡豆豉　川朴　炒川贝母　通草　炒条芩　泽泻　炒研莱菔子　腹皮　焦猪苓　杏仁　飞滑石　连翘

复诊：红疹白痦，密布胸腹，四肢潮热气厥，咽次窒塞烦躁，神识不甚爽慧，战后热退，神静气和。疹痦质红光泽，胸腹略觉舒畅，小水较利，渴减呕泛略瘥，此正气尚克，载邪外达，邪热不致下迫，痢亦较稀，所谓流清则下流洁也，舌红而润，脉右稍大而滞，左小滑，三焦气分，余邪逗留未尽，病虽见松，尚宜谨慎，勿致一波未平一波又起，再以原法。

羚羊角　川贝　炒泽泻　杏仁　猪苓（炒）　香豉　淡枯芩　连翘　炒扁豆衣　蛤壳（炒）　白通草　芦根

三诊：疹痦逐渐麸脱，潮热渐平，小水颇利，滞下更稀，惜未转正，汗出颇多，神情委顿，盖病久元虚，胃气为之少振，不饥少寐，耳听欠聪，舌苔微黄带腻，脉细数，欠流利。再拟补正祛邪，佐以泄热利气为主。

丽参条　杏仁　陈蒿梗　川贝　盐水炒橘红　金钗石斛　连皮苓　豆卷　飞滑石　通草　生熟苡仁　连翘　早竹茹　（《逐日医案》）

例 4：暑湿蕴入三焦案

雷甸　卢敬元　右　二十一。暑湿蕴入三焦，气分氤氲酝酿，邪无出路，化痦而解，乃乘隙外泄之机，舌色红润，脉濡小数，神情爽慧，渴不恣饮，胸部欠舒，大便坚干，湿将尽也，拟以宣肃气分，以和三焦，三剂后仍请季铭老棣台详治可也。

香豆豉　连翘　金叉斛　厚朴　瓜蒌皮　橘红　川贝母　栀子（炒）丝通草　杏仁　豆黄卷　苓皮　鲜苏梗　冬瓜皮　（《逐日医案》）

例5：暑湿入膜原案

暑湿由膜原，入三焦而反肺，扰动气分则为咳，扰动营阴则为血。以致恶寒发热，颈痛如胀。按得脉象，左手三部弦滑，右手寸关细数，视舌苔薄白尖绛。以此参论，太阴与阳明合病，惟有损症俟候再议，当从河间三焦例，以急治标为宗旨。

粉沙参　杏仁　广郁金　桔梗　云茯苓　象贝　牛蒡子　通草　冬桑叶　六一散　薄荷　法半夏　竹茹　（《姚氏医案》）

例6：暑湿内犯厥阴案

暑湿内犯厥阴，热而无汗，体若燔炭，口渴神糊。脉象数大，舌苔尖绛，如再绵延，慎防热炽生风之虑，亟以清营泄木为治。

鲜石斛　钩钩　石决明　滁菊　犀角　鲜菖蒲　鲜生地　连翘　丝瓜络　广郁金　橘红　荆芥穗　灯心　（《姚氏医案》）

例7：暑湿直犯中焦案

暑湿互浊，直犯中焦，阳郁于内，四肢清厥，浊邪上升，干呕频作，脉象沉而不振，症势危殆，勉以宣中止呕法。

川雅连　吴萸子　青皮　姜半夏　茯神　沉香　川郁金　蔻壳　藿香梗　刀豆子　枳壳　佛手柑　柿蒂　（《姚氏医案》）

例8：暑湿由气入营案

蒋家坝　蒋来生　左。长夏暑湿盛行，人在地中之交，最患吸受，慎趋中道，气分为之窒塞不通，三焦蒙湿不畅，故郁遏而不宣达，由气分入营之象，始则寒热不为汗散，熏蒸上灼，清空受邪，已为鼻衄频泄，白瘖稀露，达而未畅，潮热神烦谵语，寐不安适，口渴喜则热饮，谅是患者喜汗之象，故难当也。舌苔中黄，边带鲜绛，邪郁蕴久，津液无不潺耗，脉象浮数，左部均不流利，《经》云：邪未解，则脉不流。又云：热为熏蒸之气，湿为黏腻之邪，非清不解，非宣不通，亦是河间之法，拙方高裁。

羚角片　杏仁　炒研牛蒡子　川贝　广郁金　通草　淡豆豉　连翘　辰茯神　橘红　鲜石斛　玄参　早竹叶　芦根　（《名选医案》）

例9：素患痰饮兼感暑湿案

胡家角，范德宝，左，五十四。素患痰饮，兼感暑湿，肺气郁遏，升降之机皆滞，身热无汗，胸闷欠舒，咳痰不爽，右胁作痛，舌白腻微黄，脉濡而数，法当轻宣化解，佐以利痰。

陈香薷　杏仁　广橘红　川贝　淡豆豉　豆卷　煅瓦楞子（杵）　前胡　猪赤二苓　厚朴　苏蒿梗　黑栀　黑荆芥　鲜荷梗

二诊：前进轻宣化解，佐利痰法，身热已退，汗出通畅，痰出爽利，惟胸胁仍痛，乃停痰所致，舌黄腻带糙，脉滑数，前药尚投，再拟原法出入。

鲜手片　鲜荷梗　瓜蒌皮　橘红　佩兰叶　川贝　金沸梗　蛤壳（煅）　煅瓦楞子　厚朴　苏蒿梗　前胡　淡豆豉　豆卷　（《存视有益》）

例10：暑湿上伏肝气欠畅案

暑热湿浊，伏于上焦，气机失司，形寒倏发，灼热暴至，木气欠畅，气滞上攻，左畔胁痛，诊脉形弦不畅，以开上焦，佐泄其气，冀其汗解。

苏梗　姜半夏　通草　川楝子　广橘络　广橘红　延胡　广郁金　蔻壳　枳壳　白蒺藜　藿梗　丝瓜络　（《姚氏医案》）

【评议】姚门曰："前人有因动因静之分，或伤或中之候，以及入心入肝，为疟为痢，中痧霍乱，暴厥卒死，种种传变之原，各有精义可参。盖暑湿之伤，骤者在当时为患，缓者于秋后为伏气之疾。其候也，脉色必滞，口舌必腻，或有微寒，或单发热，热时脘痞气窒，渴闷烦冤，每至午后则甚，入暮更剧，热至天明，得汗则诸恙稍缓，日日如是。必要两三候外，日减一日，方得全解。倘如元气不支，或调理非法，不治者甚多。然是病比之伤寒，其势觉缓，比之疟疾，寒热又不分明，其变幻与伤寒无二，其愈期反觉缠绵。暑伤气分，湿亦伤气，汗则耗气伤阳，胃汁大受劫烁，变病由此甚多，发泄司令，里真自虚。"这是对暑湿的病因病机，临床表现和有关治疗问题做的阐述，比较切合临证实际。

值得一提的是，对于“暑必兼湿”“暑病必夹湿”的观点，历代医家多有争议。如喻嘉言、章虚谷等均执“暑中原有湿”之说。喻嘉言云：热蒸其湿是为暑。章虚谷云：火湿合气名暑。所述虽仅只言，但执暑中本有湿之意甚彰，造成了人们对暑认识的误解。王孟英指出暑为天气，其性纯阳，湿为地气，其性属阴，本为二气，绝非暑中本有湿。其认为暑与湿自成一气，火又为一气，暑、湿、火，各为一气，绝非“火湿合气”始成暑也。他还指出：“在天为暑，在地为热，故暑即热之气也。昔人谓有阴暑者，已极可笑，其分中热中暑为二病者，是析一气而两也，又谓暑合湿热而成者，是并二气而一也，奚可哉？”

诚然，从临床实际来看，暑热易蒸动水湿，天暑下逼，地湿上蒸，暑与湿最多氤氲相兼，人在气交之中，易感其气，而病暑湿，这也是事实。对此王孟英曾做了客观分析，尝云：“长夏湿旺之令，暑以蒸之，所谓土润溽暑，故暑湿易于兼病，犹之冬月风寒每相兼感。暑令湿盛，必多兼感，故曰夹，犹之寒邪夹食，湿证兼风，俱是二病相兼，非谓暑中必有湿也。故论暑者，须知为天上烈日之炎威，不可误以湿热二气并作一气始为暑也，而治暑者，须知其夹湿为多焉。”这样，在肯定暑性纯阳，与湿无涉的同时，也注意到了两邪在致病中的易兼性，告诫人们在辨识六气时，不能误以为暑中本有湿，而治暑病之时，又应注意是否兼有湿邪，这种辩证的认识观是值得称道的。我们应以王孟英观点来灵活理解姚派，以上论述，不可拘泥。考究上列医案处方用药主要特点有二：一是清暑热，用青蒿梗、薄荷、黄芩、栀子、犀角、羚羊、竹叶、连翘、桑叶等；二是祛湿浊，宣肺气用贝母、杏仁、豆豉、枇杷叶、牛蒡子等，芳香化浊用藿香、菖蒲、郁金等，运化脾胃用川朴、橘红、豆蔻、姜半夏等，利小便用猪苓、茯苓、泽泻、芦根、滑石、米仁、通草等。足资借鉴和参考。

白痦

例 1：白痦渐欲传营案

白痦不得透达，邪势渐欲传营，已有神昏谵妄之象，两脉况兼沉滞，速急宣透为要，否则而有内闭之危矣，勉拟，再候高明准酌。

樱桃核二钱　苓皮三钱　淡豆豉钱半　豆卷六钱　川通草钱半　橘红钱半　鲜石斛五钱　钩钩一两　川萆薢二钱　淡竹叶三钱　马勃钱半　蝉衣钱半　紫王丹三分冲入

脉症稍松白痦微露，再以前法解松伏邪为要。

茯苓皮三钱　萆薢二钱　炒米仁四钱

廿二日复诊：洪坚之脉大减，诸症颇松，白痦稠见，再以原法出入，数日后不起风波，可望向愈。

茯苓皮　腹绒　炙桑皮　通草　马兜铃　玳瑁　冬瓜皮　钩钩　车前子　橘红　川贝母　旱竹茹　大豆卷　马勃　活水芦根　（《时感门类》）

例 2：温邪化痦失于开泄案

左。温邪化痦，失于开泄化解，邪留气分，太阴清肃失司，咳嗽内热肌瘦，脘痞，纳不甘味，舌糙黄腻，脉滑小。

炒香豉　杏仁　仙半夏　川斛　盐水炒橘红　钩钩　冬瓜皮子　豆卷　陈蒿梗　佩兰　大腹绒　萆薢　（《名家医案》）

例 3：邪热由肺入胃案

痦点满布，目赤如火，咳呛口渴，皆邪热由肺入胃，渐侵营分，脉动搏指，舌白，若非清泄营热，难免瘾疢之防。

鲜石斛　杏仁　黑山栀　通草　连翘　炒天虫　银花　鼠粘子　人中黄　条芩　鲜生地　竹茹　（《姚氏医案》）

例 4：湿土在泉难以骤愈案

白痦已还，邪有转出之机，口渴已减，热有退舍之征，思食欲餐，胃有醒豁之机，自汗不止，精神有恢复之象，所可恨在今庚湿土在泉，并居住山僻瘴气，颇多温邪，一时难徹，古人说湿为黏腻之邪，最难骤愈。

扁斛　穞绿豆衣各半　蝉衣　扁豆衣　益元散　苡仁　猪赤苓　银花　通草　煅青龙齿　黑栀　早竹叶　茎苫草　车前子　（《名选医案》）

例 5：时风袭肺案

时风袭肺，肺主皮毛，遍躯发现瘖点，然瘖点虽露，不足以达其邪，熏蒸化热，热入厥阴肝经，风阳扰动，蚘虫不安其位，肺气窒塞不通，热耗阴液，但稚子纯阳体质，津液尚未充足，势防化风之变。

羚角尖　杏仁　豆黄卷　丹皮　连翘　鲜石斛　钩钩　早竹叶　西洋参　焦栀　炒牛蒡子　芦根　银花　炒条芩　玄参　蔗浆　（《名选医案》）

例 6：伏邪未解肝火上灼案

白瘖虽露，尚未宣达，胸次尤然未畅，而神识不肯复清，故潮热止而复发，发热则口渴，渴饮即呕吐，汗出稍有热退。舌黄苔燥中垢，脉浮弦数，沉按有力，此因伏邪未解而兼肝胆之火上灼所致。再以宣化湿火，佐平厥阴肝胆之邪，是否请政。

鲜石斛　杏仁　粉丹皮　连翘　淡条芩　钩钩　灯心　瓜蒌皮　通草　青蒿梗　橘红　川郁金　辰茯神　早竹茹　（《名选医案》）

例 7：宣肺达邪透瘖案

杨左，白瘖密布，潮热未平，胸闷耳聋，舌黄腻，脉濡数，拟用宣肺达邪，用二帖除去。

羚角片　杏仁　淡豆豉　川贝　炒研牛蒡子　橘红　黑山栀　通丝苏蒿二梗　连翘　川石斛　腹绒　瓜蒌皮　鲜芦根

复诊：舌灰已退，白糙未除，风湿之邪化疹密布，稍觉潮战，咳痰爽利，大便已坚，神情清爽，脉滑小沉，候略数，复拟轻宣化解佐以利痰。

瓜蒌皮　钩钩（迟入）　广橘红　厚朴　炒香豉　佩兰　赤白茯苓　仙夏　黑栀皮　杏仁　大豆卷　连翘　通草　鲜竹茹

三诊：后接数方，顷即痊愈。

汗出溱溱，神和气静，痰出爽利，潮热已平，疹瘖麸脱，客邪畅解，舌苔薄白而腻，脉滑小，再拟泄热清痰以肃气分。

炒香豉　豆卷　盐水炒前胡　杏仁　炒香橘红　钗斛　赤白茯苓　厚朴　瓜蒌皮　仙夏　冬瓜皮子　枳壳　佩兰　腹绒　（《逐日医案》）

例 8：疹瘖密布邪已畅达案

左复。疹瘖密布，邪已畅达，潮热未清，少寐，汤饮汗出津津，舌白微黄，脉滑兼数，再以原法出入。

连翘　淡豆豉　川贝　黑栀皮　杏仁　瓜蒌皮　通草　陈蒿梗　橘红　大豆卷　钗斛　茯苓皮　苏梗　冬瓜子

又，潮热虽瘥，疹瘖上现头面，入夜神识欠慧，余邪犹未尽达，谷食尚宜缓进，脉滑带数，仍拟清泄气分。

炒香豉　杏仁　陈蒿梗　川贝　盐水炒前胡　橘红　瓜蒌皮　连翘　黑栀皮　通草　大腹绒　银胡

左复。舌色灰黄转润，脉滑稍长，疹瘖外达，潮热较瘥，渴不恣饮，神情困惫而咯痰未松，小溲欠利，伏邪解而未净，复拟存津利痰，佐以芳香利窍其次。转页又方。

旋覆花　杏仁　瓜蒌皮　川贝　清炙桑皮　蝉衣　连壳翘　黑栀　鲜石斛　通草　陈胆星　钩钩　鲜芦根　竹茹　水梨皮　（《名家医案》）

【评议】白瘖系外感湿热病变过程中皮肤上发出白色水疱，小粒如水晶色。究其病机，乃由湿热之邪郁于肌表，或氤氲气分，不能透泄而发。叶天士《温热论》对白瘖的形态、色泽、治法和预后等论之甚详，颇有创见，吴鞠通《温病条辨》制薏苡竹叶散，是治疗白瘖的经世名方。姚派医家对白瘖的治疗，曾指出："若未至久延，气液尚在未伤，乃为湿郁卫分，汗出不彻之故，当理气分之邪，枯白如骨者多凶，气液竭也。"其以病症之虚实确立治法，可谓抓住要领。我们分析了历代医家治疗白瘖的总原则，以清热除湿宣透为主。试观上列医案，例 1 以"速急宣透为要"；例 2 主张"开泄化解"；例 6 提出"宣化湿火"，其强调"宣透"，跃然纸上。当然对气液枯竭等虚证，当用补虚救急方药。

伤湿

例1：内外湿邪相合案

内蕴水谷之湿，夹受外感时令之湿。湿阻气分，气不主宣，头痛身疼肢酸，不饥少寐，神志不宁，小溲热涩，仲景云：湿邪为病，一身尽痛，脉缓，法分利宣解。

淡豆豉　杏仁　大腹绒　通草　豨莶草　橘红　茯苓皮　豆卷　炒栀子　厚朴　陈蒿梗　仙夏（《名家医案》）

例2：湿阻气分八脉失调案

右。湿阻气分，冲任八脉失调，带下，腹胀兼痛，遍身酸疼，舌白腻，脉缓而软，法当通理阳明。

川斛　炒尖豉　萆薢　豨莶草　砂壳　陈蒿梗　豆卷　茯苓皮　橘红　大腹绒　朴丝　炒川楝子（《名家医案》）

例3：湿邪化痞闭而不达案

桥安兜　谭聚生　左　一十五。湿邪化痞，闭而不达，病已两旬有余，体无汗泄，形瘦，神疲如寐，不语，不便，小腹高突，溲溺如淋，舌黄苔腻，脉滑数有力，法当疏瀹胃气，以松邪外达。

杏仁　川贝母　蔻壳　白通草　猪苓　淡豆豉　豆卷　黑栀皮　前胡　净连翘　橘红　广郁金（《逐日医案》）

【评议】伤湿是指湿邪侵害人体而发生的病症，其内涵较广，包括外感湿邪和内生湿邪两大方面。但一般来说，伤湿多指湿邪侵袭肌肤经络，甚或深入脏腑而言，其证较为轻浅。姚派医家对伤湿论述颇详，认为伤湿有内外之分，湿为重浊有质之邪，从外而受者，皆由地中之气升腾，从内而生者，皆由脾阳之不运。虽云雾露雨湿，上先受之，地中湖湿，下先受之，然雾露雨湿，亦必由地气上升而致。若地气不升，则天气不降，皆成燥症矣，何湿之有？其伤人也，或从上，或从下，或遍体皆受。此论外感之湿邪，着于肌躯者也，此虽未必即入于脏腑，治法原宜于表散，但不可大汗耳。更当察其兼症，若兼风者微微散之，兼寒者佐以温药，兼热者佐以清药。此言外受之湿也，如其人饮食不节，脾家有湿，脾主肌肉四肢，则外感肌躯之湿，亦渐次入于脏腑矣。亦有外不受湿，而但湿从内生者，必其人膏粱酒醴过度，或嗜饮茶汤太多，或食生冷瓜果及甜腻之物。治法总宜辨其体质阴阳，斯可以知寒热虚实之治。若其人色苍赤而瘦，肌肉坚结者，其体属阳。此外感湿邪必易于化热；若内生之邪，多因膏粱酒醴，必患湿热湿火之症。若其人色白而肥，肌肉柔软者，其体属阴。若外感湿邪，不易化热；若内生之湿，多因茶汤生冷太过，必患寒湿之症。若湿阻上焦者，用开肺气、佐淡渗、通膀胱，是即启上闸、开支河、导水势下行之理也。若脾阳不运，湿滞中焦者，用术、朴、姜、半之属，以温运之，以苓、泽、腹皮、滑石等渗泄之，亦犹低洼湿处，必得烈日晒之，或以刚燥之土培之，或开沟渠以泄之耳。其用药总以苦辛寒治湿热，以苦辛温治寒湿，概以淡渗佐之，或再加风药，甘酸腻浊，在所不用。总之，肾阳充旺，脾土健运，自无寒湿诸症。肺金清肃之气下降，膀胱之气化通调，自无湿火湿热暑湿诸症。以上论述，对伤湿的理法方药做了精辟阐发，尤其是结合人体的体质，强调湿邪侵入人体后的病变转化和证候类型，很有实用价值。我们归纳治湿的方法，不外于宣散、运中、渗利三大法门，对照上列医案，自可领悟其旨意。

湿温

例 1：三焦湿热混处案

许　左　小。色黄而晄，脉滑抟兼紧，口燥而不恣饮。头眩脘痞，胃热生饥，纳谷倍常，倏寒倏热，寐少梦多。阳翔则鼻衄，阳堕则梦遗，肉瞤耳鸣，舌黄溲短，无非三焦湿热混处气血，经络流行失畅所致。状若肝风筋痿，实则晚发湿温，势必化痦，务宜淡泊调养，庶可逐渐见松。谨防纠缠不解，延成坏症，拟用廓清气分以理伏邪。

通草丝　川贝　豆黄卷　杏仁　制厚朴　钗斛　淡豆豉　连翘　茯苓皮　橘红　黑山栀　苡仁　灯心　芦根（《名家医案》）

例 2：湿温弥漫三焦案

湿温弥漫三焦，气滞酿成痰浊，咳嗽神糊，脉象小数，汗多舌腻，症势非轻，治以清宣三焦，佐涤痰浊。

鲜石斛　橘红　黑山栀　炒枳壳　杏仁　广郁金　条芩　通草　瓜蒌皮　连翘　丝瓜络　早竹茹（医案）

例 3：湿温热蒸湿滞案

蒸热于上，湿滞于下，胸脘满闷，腹中时痛，症属湿温，势非清浅，亟以分消中上法。

扁石斛　广皮　上川连　姜炒　姜夏　枳壳　瓜蒌仁　子芩　广藿梗　白豆蔻　茯神　青蒿梗　荷叶　早竹茹（《姚氏医案》）

例 4：湿温内蕴兼夹暑邪案

屯里　潘老春　右。湿温内蕴，兼夹暑邪，郁阻气分，不得由疟而达，亦无化痞而解。今逮一旬，已袭营分，三焦为之蒙混，神识少清，身热不寐，形寒而肢更冷，不时举发，热后口渴引饮，廷孔觉痛。考云：热升则口渴，热注则便疼。惜乎大衍之年，正气既虚，邪无外达，从阳蒸灼而伤阴化燥，胃津已耗，舌根黄糙，尖绛起刺，脉数且弦。以此条论，正虚邪胜，有杯水车薪之虑，设或痉厥，便是棘手，免拟一方另商。

羚角片　杏仁　广郁金　丹皮　川贝　天花粉　辰茯神　鲜生地　鲜石斛　前胡　西洋参　芦根　钩钩　益元散（荷包）连翘　早竹叶（《名选医案》）

例 5：湿温重症案

南扒山　王增元　右　五十四。始为寒热并来，是谓疟疾。已发三就止，邪郁于中不达，气化窒而不舒，将延及旬。倏尔身热头疼，胸腹满闷不畅，气逆寐少，瞑目神糊，此系酿痞之象，恐难解散，舌中黄腻，口渴频饮无常，脉象弦数，左寸带滑，咳嗽甚微，胸膈觉疼，乃是邪势未退，转疟不达之故，而化湿温重症。刻下三日内风波之险，务宜调理不失，方可挽回，先拟一方。

羚羊片　杏仁　橘红络　连翘　鲜铁皮石斛　钩钩　丝瓜络　京

川贝　辰茯神　鸡苏散（包）　通草　广郁金　丹皮　旱竹茹　（《名选医案》）

例6：冬令湿温案

伏邪晚发，红疹密布，隐隐不透，耳听失聪，神昏潮热，渴不引饮，大便溏而色黑，小水不利，舌绛苔黄灰带燥，脉滑数带洪。冬令湿温，势非轻易，法当存津宣透，佐以利痰。

黑犀角　旋覆花　通草　川贝　牛蒡子（炒研）　老蝉衣　鲜扁斛　山栀（炒）连翘　杏仁　盐水炒橘红　枯芩　牛黄清心丸　辰灯心　芦根　（《名家医案》）

【评议】湿温系湿与热相搏而成，湿为阴邪，其性黏腻，淹滞难化，故病则湿遏热伏，热在湿中，临床以身热不扬、身重体倦、胸脘痞闷、苔腻脉缓等为常见证候，以发病较缓，病势缠绵，病程较长为主要特点，多发于夏秋季节的外感热病。湿温辨证，常以三焦为基础，合以六经与卫气营血，特别注意对舌苔、二便与白瘖的观察，据此以判断湿热之轻重、邪正之消长和病势的进退，作为立法处方之依据。湿重者，以除湿化浊为首务，欲清热必先化湿，欲化湿必先调气。热重于湿，力以清热渗湿、生津润燥为治。

分析上列姚派医案，其脉因证治的确有上述特点。就症状而言，如例1“脘痞”“舌黄溲短”“化瘖”，例3“胸脘满闷”，例5“胸腹满闷不畅”“舌中黄腻”等，显属湿温病的主要临床表现。观其治疗方法，例1“廓清气分以理伏邪”，例2“清宣三焦”，例3“分清中上法”，均属湿温的常见治法。其处方用药，诸如宣透散邪用杏仁、川贝、豆黄卷、豆豉、瓜蒌皮之类，清热祛湿用厚朴、橘红、黑山栀、姜夏、川连、条芩之属，淡渗利湿用茯苓皮、通草、芦根、米仁、益元散等品，确是对证下药，值得效仿。

我们在湿温病的辨证上，提出湿热轻重须分清，病位浅深应审察，邪正盛衰宜权衡。治疗上主张宣畅肺气，气化湿化；健运脾胃，调其升降；两分湿热，其病易解；着力气分，截断病势；通利小便，治湿之要。凡此，均传承了温病学派包括姚梦兰的经验。

秋燥

姚梦兰《时感门类》有明确记载："秋燥症连秋温晚发多包括在内。"这是姚氏的独特见解。为尊重姚氏学派观点，以下所录医案涉及秋燥和秋温晚发两类。

1. 秋燥

例 1：秋燥肺热化痢案

秋感化燥，肺热不泄，下注为痢，舌焦无滋，若非误称，闭口亦难，保其万全。

西洋参　连翘　马牙硝　焦白芍　麦冬　银花炭　法夏　丹皮炭　鲜石斛　玄参　冰糖　生石膏　芦根　（《姚氏医案》）

例 2：秋燥引动伏湿案

秋令主乎燥令，风邪乃是阳邪，二阳蒸灼，先伤上焦，上焦近肺，肺气不得舒转，痰热阻气，投葱豉汤加清肺清痰法，汗出颇多，咯痰不爽，惟肺失清宣，表邪援引伏湿，时有形寒口渴，烦躁不安，脉象弦数，舌黄糙，以此论之，无形之热酿成有形之痰。须痰出可免入营之变。

鲜扁斛　银花（炒）　浮海石　川贝　天竺黄　杏仁　旋覆花　竹茹　辰茯神　条芩（炒）　广郁金　连翘　橘红络　新绛（茜草）　炒牛蒡子　（《名选医案》）

2. 秋温晚发

例 1：深秋温邪晚发案

左。舌色干绛，微黄糙腻。脉左弦小数，右寸关细涩模糊，尺部稍滑。面浮，右手漫肿，按之窅而不起。小溲不利，大便不畅。不食，不饥，不寐。病由深秋伏邪晚发，元虚不能载邪外达，披猖膜原，伤阴化燥，瘥后大邪虽解，余热羁留，清阳为之困而不舒，甜荤腻补，杂物乱投，阳明遗热复燃，以致贼邪不肯退舍，渐现子虚之患。法当淡泊调理，消陈腐以和宗气，宗气能化液则病可康复。

炒竹二青　炒枇杷叶　大豆卷　银胡　全瓜蒌　川石斛　黑山栀　腹皮　盐水炒橘红　通草　盐水炒前胡　杏仁　佩兰叶　蛤壳（炒）（《名家医案》）

例 2：秋温状如霍乱案

脾湿不化，瘕痞复作，刻下感受秋风，援引宿疾，肺失循序之司，脾失健运之常，故初时寒热往来，状若重疾，继而腹痛便泄，宛如霍乱，迄今已一旬矣，音失嘹亮，口渴喉燥，脉象细数，右手动数，舌苔焦燥，病名秋温，不化防有风波之险。

鲜石斛　杏仁　羚羊尖　法夏　炒研牛蒡子　桔梗（炒）　焦山栀　通草　鲜菖蒲　钩钩　旱竹茹（姜汁炒）　辰茯神　鲜芦根　炒条芩　连翘　（《名选医案》）

例 3：寒湿内蕴秋温晚发案

寒湿内蕴，近因感受秋风，引动伏邪，晚发膜原，气道不宣，肺胃违和，故形寒发热，口渴哑恶，甚则烦躁无汗，胸膈郁而不舒，脉滑数，舌苔黄糙，高年得此势非轻藐。

鲜扁斛　玄参　老蒿梗　杏仁　条子芩　银胡　焦山栀　连翘　淡豆豉　仙夏　新会皮　辰茯神　旱竹茹　（《名选医案》）

例 4：元虚伏邪三焦皆受

右。色苍形瘦，木火体质，阴液本自不充。脉左沉细，尺部稍滑，右寸关细涩兼数，两手均不流利，舌苔糙白微黄，口苦带腻，身重而痛，耳听失聪，呕恶懊恼，继以呃忒，大便溏泄，水小溺涩，汗后腠疏，形寒洒淅，渴不恣饮，病属元虚伏邪。三焦皆受，复加惊怖，触动肝胆之阳，内风萌动，挟浊饮上扰清空，气机为之紊乱。纠缠月余，胃中虚馁，中无弹压，经此谓气并于上，胃不为市，脾不为使，使市失职，升降乖戾，深恐木贼土败，有晚发之虑。宗叶氏湿温虑虚其阳，阳伤取之气，抽拟养胃清肝，佐以息风，疏痰浊其次之，仍据通因一法，未识当否，录候酌夺。

霍山石斛　钩钩　飞滑石　厚朴　水炒橘红　蔻壳　炒黄川贝　通草　生熟二薏仁　豆卷　连皮苓　腹绒　炒香枇杷叶（拭毛剪细）

（《名家医案》）

【评议】秋燥是指秋季感受燥热而发的外感热病，以身热、咽干、鼻燥、咳嗽少痰、皮肤干燥等为主要临床表现。考古代文献，前贤对秋燥病性看法不尽一致，喻嘉言认为燥金虽秋令属阴，然异于寒湿同于火热；沈目南则认为秋燥属寒凉，燥病属凉，谓之次寒，病与感寒同类；吴鞠通认为秋燥有凉温之分，制桑杏汤、杏苏散分治温燥、凉燥。姚派医家视秋燥为温病范畴，并提出独特观点，即将伏气温病的“晚发”与新感温病的“秋燥”，混同一起，认为同属于“秋燥”病证，其依据似乎是两种温病同发于秋季，故以“秋燥”概之，是否有理，由读者抉择。文中所录医案，两者兼而有之。这里值得一提的是姚门对新感温病“秋燥”的治法，告诫说：“世人误认暴感风寒，混投三阳发散，津劫燥甚，喘急告危。若果暴凉外束，身热痰嗽，只宜葱豉汤，或苏梗前胡杏仁枳桔之属，仅一二剂亦可。更有粗工，亦知热病，与泻白散加芩连之属，不知愈苦助燥，必增他变。治当以辛凉甘润之方，气燥自平而愈，慎勿用枯燥，劫烁胃汁也。”言中肯綮，切记！

冬温

例1：素患咳血近感冬温案

左。素患咳嗽失血，近夹冬温，舌黄，脉大无力，形寒洒淅，日晡发热，渴不多饮，遍身拘急不舒，咳嗽胁痛，痰出不爽，饮纳欲旺，此肺胃清肃失职，多升少降，经络流行有乖常度，病经三候不解，生不得卧，为正气已虚，深恐元薄根松，冲任动则诸皆动，有液涸风生之虑。宗古法七虚三实者，应先治其实，拟用肃肺利痰，佐以存津泄热，疏风其次之，拙方妥否并候酌夺。

淡豆豉　杏仁　金沸草　川贝　清炙羚羊片　藿斛　瓜蒌皮　前胡　草炙橘红　钩钩　煅瓦楞子　荆芥　萝卜皮　旱竹茹　（《名家医案》）

例2：冬温热痰蒙郁心包案

沈家兜沈老大，左，二十六。冬温化热，热痰不豁，蒙郁心包，神昏谵语，肢搐正卧，舌不出齿，脉来见阴，此邪盛元虚之候，势盛难疗，勉拟一方，试看为何。

羚羊角三分　杏仁三钱　全瓜蒌三钱　川贝三钱　旋覆花（包）钱半　桃仁一钱　陈胆星二分　郁金一钱　嫩前胡钱半　钩钩（后入）四钱　鲜石菖蒲钱半　天虫（炒）钱半　牛黄清心丸一丸　早竹茹一钱（《逐日医案》）

例3：冬温咳嗽痰多案

马家滨。冬温已经两旬，咳嗽痰多涎沫，身热汗后更剧，气逆多汗，白痦叠见，夜寤少寐。脉来细滑，舌苔白腻，湿火蒸灼，肝阳易亢，阴液有所不足，再以清肺涤饮，佐养胃阴。

扁石斛　川贝　陈蒿梗　橘红　吉林参须　杏仁　全瓜蒌　茯苓　茯神　冬瓜皮子　旋覆花　丹皮　款冬花　苏子　早竹茹　（《姚氏医案》）

【评议】冬温是指冬月感受非时之暖而即发的温病，初起以发热、口渴、溲黄、脉数等热象为主要临床特征，属新感温病范畴。姚门将冬季多发之温病总括为冬温，乃因冬令当寒而人反感温热，故名之。姚梦兰《时感门类》谓："冬温者，冬应寒而反温，人感之邪，为冬温，即风火病也，一切疫火、寒包火等症多包括在内也。"此句如何理解，作为后辈实在不甚了了，只好存疑待考。但观上列医案，其传变与证治，确与其他新感温病特别是风温颇为相类似，如治法有辛凉解表者，有肃肺利痰者，有存津泄热者，有清心开窍者，有清热息风者，等等。

伏暑

例1：伏暑晚发案

左。伏暑晚发，潮热胸闷，红疹隐隐密布，邪灼手经，液热为痰，咳嗽虚里作痛，舌黄脉弦数，势防类中，症颇非轻，拟候酌服。

钩钩　瓜蒌皮　通草　鲜石斛　连翘　清炙桑皮　川贝　淡豆豉　黑栀　牛蒡子　杏仁　川郁金　（《名家医案》）

例 2：伏暑秋发湿邪化瘖案

伏暑秋发，湿邪化瘖，层出叠见，密布胸腹，身热，汗出不解，口渴不饮，脘腹不饥，气机不畅，舌白兼腻，脉濡数，法当轻宣肺胃以肃三焦。

鲜芦根　鲜冬瓜子　淡豆豉　川朴　陈蒿梗　通草　川贝母　泽泻　茯苓皮　佩兰　炒香橘红　豆卷　瓜蒌皮　连翘　（《名家医案》）

例 3：伏暑内蕴新凉外来案

伏暑内蕴，新凉外来，蒸郁为热，气不主宣，三焦皆受，自里而发，神机为寐，寒少热多，汗出热不解，渴欲热饮，小水不利。舌苔黄厚腻，脉濡，邪热氤氲，渐必化瘖，拟用宣解。

羚角片　杏仁　生苡仁　连翘　苏蒿梗　栀子（炒）　淡豆豉　朴丝　大豆卷　通草　瓜蒌皮　橘红　小儿回春丹　芦根　（《名家医案》）

例 4：厥阴暑风扰动阳明案

厥阴先伏于暑，太阴继感于风热，无汗泄，扰动阳明，身热呕吐，夜不安寐。脉象弦数，舌白。当以轻宣肺胃，佐泄肝胃之热。

鲜石斛　连翘　大力子　通草　钩钩　仙半夏　茯苓　绿梅花　左金丸　甘菊　六一散　手柑　（《姚氏医案》）

例 5：伏暑内蕴秋风外袭案

伏暑内蕴，秋风外袭，始于由毛窍而入肺胃，不得自汗而散，气分阻遏不通，初起时寒战振栗，状如疟疾，继而壮热不寐，口渴胸闷，迄今七朝，邪热依然未达，渐趋厥阴疆界矣。先拟达邪泄热，俾得气分蕴蓄之邪，而为瘖化，庶无变端。

鲜铁皮石斛　连翘　羚角片　辰茯神　玄参　炒知母　钩钩　早竹叶　炒研牛蒡子　通草　白杏仁　芦根　焦栀　广郁金　蒿梗　（《名选医案》）

【评议】伏暑是指夏月感受暑邪，伏于体内，至秋后为时令之邪诱发的一种伏气温病。吴鞠通《温病条辨》明确指出：“长夏受暑，过夏而发者，名曰伏暑，霜未降而发者少轻，霜既降而发则重，冬日发者尤重。”姚门亦认为伏暑证者，暑久伏病也。盖人受暑邪，当时即发者谓之暑病。若热之气既已受之，或为些小风寒所固，此毒遂渐渐入内，伏于三焦肠胃之间，或秋或冬，久久而发，此暑毒伏于人身之内者。其认识恰中伏暑的病因病机。

众所周知，叶天士是伏邪理论的践行者，在叶天士的《临证指南医案》中多次提到伏气、伏邪、伏热、伏暑、伏饮、伏毒等病理概念。姚派医家对伏邪的基本认识大体上继承叶天士的论述，尤着力于伏湿、伏暑两证。因此在姚派医家的医案著作中，基本上将伏气分为伏湿、伏暑两种，亦有不细分而统括称之为伏气者。在伏气的治疗上，则认为当首先认明暑湿二气何者为重，再究其病在营分或者气分，进而辨证施治。然因为其症于感邪之外又有内伤之基础，而外邪深伏又进一步扰动气机，加重内伤之素体，故此其症颇为棘手，临床多当辨证治之，祛邪之后勿忘内伤之根源，尤当调和其本。

以上所录医案，其病因病机分析，证候与治法方药，确能较好体现伏暑的辨证论治，如例 2 伏暑秋发温邪化痞案，例 3 伏暑内蕴新凉外来案，最具典型性，值得细玩。

伏湿

例 1：体虚伏湿外感风寒案

左。舌白，脉濡缓，形寒身热，头眩脘痞，渴不多饮，小溲不利，大便微溏，此体虚，湿邪内伏，外感风寒，两相触发，势仿加重，拟温散法佐以分利。

带叶苏梗　通草　淡猪苓　川朴　仙半夏　翘壳　茯苓皮　橘红　豆黄卷　杏仁　淡豆豉　荆芥　（《名家医案》）

例 2：新凉外来伏湿内蕴案

体质未病先亏，津液有所不足，现因新凉外来，伏湿内蕴，气机失以宣通，膜原遂欠流行。气氤化热，不从汗解。营争为寒，卫争为热。邪阻络道为痹痛，心神热乱为厥糊。胸闷如有懊恼，热遗竟为泄便。顷得脉象，左细弦且濡，右弦滑带数，舌质尖绛根糙，渴喜求饮，见症如是，录呈请政。

鲜石斛　杏仁　淡豆豉　羚角　青蒿露　连翘　辰茯神　黑栀　丝瓜络　滁菊　广郁金　朴丝　鸡苏散　通草　鲜芦根　（《姚氏医案》）

例 3：秋感犯肺伏湿内蒸案

秋感犯肺，伏湿内蒸，酿痰化热，遂发白瘖，咳滞不爽，痰郁不达，热蒙清灵，神机欠慧，脉象滑数，舌色白腻，必须痰松，方有转机。

鲜石斛　胆星　广郁金　通草　竹茹　钩钩　辰茯神　杏仁　瓜蒌皮　赖氏橘红　连翘　牛蒡子　龙齿　芦根　（《姚氏医案》）

例 4：阴虚夹感引动伏湿案

阴虚夹感引动伏湿，酿痢疾，腹痛后重，肺失清肃之司，脾失健运之常，以致咳呛痰多，带下赤白，脉象弦数，舌黄，恐缠绵日久，莫云效迟。

川连（姜汁）　制川朴　熟半夏　青盐陈皮　神曲（炒）　芩炭　旱竹茹　苡仁（炒）　煨木香　炒银花　赤白苓　甜石莲子　杏炭　荷叶蒂　（《名选医案》）

【评议】前节提到，姚派基本上将伏气温病分为伏湿、伏暑两种。盖伏湿作为伏气温病的病名，前人较少提及，姚派于此则别有发挥，其认为："秋初伤湿不即发者，湿气内酿成痰，痰袭于肺而作嗽，名曰痰嗽，治宜理脾为主，渗湿为佐。"言下之意，冬令之痰饮咳嗽，是由于秋伤于湿，邪伏体内，酿成痰饮，咳嗽由是而作。这种观点颇有新意，也可视为对《内经》"秋伤于湿，冬生咳嗽"的诠释，值得参考。

第二节　内伤杂病类

咳嗽

例1：类伤寒咳嗽痰多神糊案

仲墅片保廷，痰症，类伤寒咳嗽痰多，入夜神糊口渴引饮。

犀角三分　川贝钱半　陈蒿梗三钱　茯神（辰拌）四钱　旋覆花一钱（包）　瓜蒌皮三钱　苓皮三钱　鲜石斛三钱　杏仁三钱　蜜炙桑皮三钱　银胡钱半　麦冬（辰拌）三钱　天竺黄一钱　淡竹叶钱半　钩钩四钱　活生地五钱　盐水炒前胡三钱

二剂后复诊：神识清爽，只有痰多。

蜜炙白前四钱　苏子三钱　蜜炙桑皮三钱　川贝钱半　瓜蒌皮钱半　豆卷三钱　茯苓皮三钱　杏仁三钱　冬瓜皮子四钱　钩钩三钱　煅蛤壳三钱　羚羊角（蜜炙）钱半　蜜炙马兜铃一钱　盐水炒橘红一钱

三诊：加天竺黄钱半　血珀五分冲　丹皮八分　天冬三钱　紫草五分　连翘三钱　盐水炒橘红钱半　鲜竹茹四钱

四诊：脉症渐愈，尚有痰热余势，以致子夜神识既清，时或微有谵妄，故饮食油腻，极宜谨慎。

北沙参三钱　豆卷三钱　血珀三分（冲）　冬瓜子三钱　茯神四钱　川贝二钱　中生地四钱　莲肉廿粒（去心）　扁斛三钱　天冬三钱　盐水炒橘红钱半　竹卷心廿根　燕根二钱　杏仁二钱　天竺黄八钱　甜梨皮三钱　灯心草三钱　（《时感门类》）

例2：厥阳易升肺金受侮案

左。阴亏木失营养，厥阳易升，肺金受侮，咳嗽呕逆，动辄喘促，脘痹不舒。舌白，脉浮弦兼涩，法当养涵金佐以散结。

米炒连心麦冬　杏仁　煅蛤壳　川贝　蜜炙白前　燕根　蜜炙橘红

茯苓　蜜炙桑皮　赭石（炒）　蜜炙前胡　腹绒　（《名家医案》）

例3：肺络滞邪咳久伤肺案

左　二十六。肺络滞邪，咳久伤肺，络热失血，形寒夜热，盗汗胁痛，溺赤舌黄，脉数无力，重按兼弦，法当肃肺降气，佐以和络。

炒香豉　杏仁　陈蒿梗　象贝　水炒前胡　蛤壳　黑荆芥　桃仁　瓜蒌皮　茜炭　穞豆衣　郁金　（《名家医案》）

例4：湿热交阻肺胃不和案

瓶窑　郎右。咳嗽有年，每交冬令即发，今由秋咳嗽胸闷气逆，甚至呕恶咳吐，形寒内热，胃纳不展，脉来细弦兼濡，舌苔黄腻。湿热交阻，肺胃不和，法当利湿运痰，以和肺胃。

扁石斛　厚朴　旋覆花　杏仁　生苡仁　橘红　仙半夏　象贝　陈蒿梗　枳壳　冬瓜皮子　苏梗　旱竹茹　佛手花　（马幼眉医案）

例5：气虚咳嗽案

足登　吴左。宿有鹤膝风，痛偏于右部，属气分之虚，近则咳嗽气逆，痰咯或浓或稀，身热口燥，脉来细滑带数，治以清肺育阴。

白燕根　杏仁　生苡仁　知母　全瓜蒌　苏子　蜜炙白前　川贝（去心）　怀牛膝　蛤壳（煅）　冬瓜皮子　橘红（白毛）　枇杷叶（去毛）两片　丝瓜络二钱　（马幼眉医案）

例6：肺失清肃外邪不解案

地田村　诸有泉　右。表邪由皮毛而袭内，热从肺胃而蒸，上焦近肺，肺失清肃，外邪不解，太阳不宣，于是咳呛少痰，遂觉形寒时作，寐间神糊，胁中渐疼，舌薄白，脉浮数，理宜解表邪涤热，宣上焦展气化，拟方是否，再请高裁。

淡豆豉　杏仁　胖大海　象贝　广郁金　川石斛　炒杵牛蒡子　枳壳（炒）　橘红　橘络　连翘　青防风　前胡　（《逐日医案》）

例7：肺邪不清木火上蒸案

大麻　朱左。肺邪不清，木火上蒸，咳嗽少痰，身热午后更甚，夜寐，咽干喉燥，脉来细滑带数，治以清胃肃肺。

扁石斛　杏仁　旋覆花　知母　蜜炙桑皮　前胡　全瓜蒌　川贝

（去心） 陈蒿梗 苏子 生苡仁 银胡 橘红 冬桑叶 （马幼眉医案）

例 8：风寒郁久化火案

塘栖镇 陈寿庆 左。风寒郁于肺，系郁久化火，撞犯肺络，微咳有痰，痰曾带红，已几一载。舌白微黄，脉浮滑带紫，拟用温肺解郁，佐以利痰宁络。

蜜炙紫菀 象贝 盐水炒前胡 杏仁 瓜蒌皮 白前 蜜炙款冬 蛤壳 胖大海 郁金 金沸草 荆芥 （《逐日医案》）

例 9：痰浊阻络肝脾失宣案

劳伤体质，又患痰火，已经月余。咳嗽不已，痰咯稠腻不爽，左胁引痛。有时潮热气喘，胃不思食，寐少安神。脉象滑数，舌苔白腻，口燥不渴喜饮，此候痰浊阻络，肝脾升降不宣，法当通络宣气，以豁痰浊。

扁石斛 川贝 生苡仁 紫菀 白蒺藜 杏仁 旋覆花 蛤壳 全瓜蒌 仙半夏 知母 茯苓神 甘菊 竹茹 白鹤藤 丝瓜络 （《姚氏医案》）

【评议】咳嗽是常见病、多发病，外感、内伤均可引起，属外感者，第一节已有所记述。古人有将咳与嗽分为二种症型，如《素问病机气宜保命集》说："咳谓无痰而有声，肺气伤而不清也。嗽是无声而有痰，脾湿动而为痰也。咳嗽谓有痰而有声，盖因伤于肺气，动于脾湿，咳而为嗽也。"究其临床，很难截然分割。

姚派医家认为：咳为气逆，嗽为有痰。内伤外感之因甚多，确不离乎肺脏为患也，若因于风者，辛平解之；因于寒者，辛温散之；因于暑者，为熏蒸之气，清肃必伤，当与微辛微凉、苦降淡渗，俾上焦蒙昧之邪，下移出腑而后已；若因于湿者，有兼风、兼寒、兼热之不同，大抵以理肺治胃为主；若因秋燥，则喻嘉言之议最精；若因于火者，即温热之邪，亦以甘寒为主，但温热犹有用苦辛之法，非比秋燥而绝不用之也。至于内因为病，不可不逐一分之。有刚亢之威，木扣而金鸣者，当清金制木，佐以柔肝入络；若土虚而不生金，真气无所禀摄者，有甘凉甘温二法，合乎阴土阳土以配刚柔为用也。又因水虚而痰泛，元海竭而诸气上冲者，则有金水双收，阴阳并补之治。或大剂滋填镇摄，葆固先天一元精。至于饮邪窃发，亦能致嗽。以上诸法更当临证权衡，兼可参也。以上所录医案，大多贯穿着姚门上述学术观点和诊治经验。如例 2 厥阳易升肺金受侮案，属木火刑金，治当“清金制木”；例 6 肺失清肃外邪不解案，系外邪袭肺，治宜“解表涤热”；例 5 气虚咳嗽案，则属内伤咳嗽，故治当补虚清肺，标本兼治。

哮喘

例 1：哮症见谵语梦遗案

嗜酒多湿，湿郁蒸热，热酿为痰，湿热痰三者阻痹肺气，致成哮症，缠扰十年之久，肺阴亦受其伤矣。哮作而或有谵语，心体虚而心用恣可知，有梦而遗同是一源之恙。脉沉涩小，惟左寸稍数于诸部，病非一端，不易除根。

茯苓　橘红　宋夏　珠儿参　旋覆花　蛤壳　生米仁（莫尚古医案）

例 2：哮由木火湿热而成案

肺主气又喜清肃，木火夹湿热阻郁清气，哮喘成矣。每遇喘急，则声如拽锯，痰出日以碗许。脉左濡小弦，右偏滑数，数是郁火，滑主痰，弦为肝体不足，肝用有余，濡小则阴之虚也。先宜顺降痰气为本，佐以泄木之品。

旋覆花　海石　瓜蒌皮　青黛　蛤壳　生米仁　川贝　金铃子　杏仁　冬桑叶　生白芍　竹茹　枇杷叶（莫尚古医案）

例 3：哮症兼痔疡案

痰阻肺气，宿哮时作，据述肛门尾闾曾起疤疡，营气不从又兼湿热下注也。脉右寸关弦滑，余俱濡缓。营阴虽不充，宜先顺降痰气。

青黛　旋覆花　蛤壳　黑料豆　橘红　川贝　海石　冬瓜子　茯苓　陈海蜇　杏仁　生米仁（莫尚古医案）

【评议】姚派认为：哮与喘，微有不同。其症之轻重缓急，亦微各有异。盖哮症多有兼喘，而喘有不兼哮者。要知喘症之因若由外邪壅遏而致者，邪散则喘亦止，后不复发，此喘症之实者也。若因根本有亏，肾虚气逆，浊阴上冲而喘者，此不过一二日之间势必危笃，用药亦难奏功，此喘症之属虚者也。若夫哮症亦由初感外邪失于表散，邪伏于里，留于肺俞，故频发频止，淹缠岁月。更有痰哮、咸哮、醋哮，过食生冷，及幼稚天哮诸症。治法大概以温通肺脏，下摄肾真为主。久发中虚，又必补益中气，其辛散苦寒豁痰破气之剂在所不用。此可谓治病必求其本者矣。此症若得明理针灸之医，按穴灸治，尤易除根。此段可谓得其哮喘理法方药之要领矣，既有传承，又有发挥，对临床颇有指导作用。

以上 3 则医案，文句精炼，医文兼优，堪称是古医案中之范例。尤其是例 2 对脉象的分析："脉左濡小弦，右偏滑数，数是郁火，滑主痰，弦为肝体不足，肝用有余，濡小则阴之虚也。"可谓入细入微，姚门医家莫尚古精于脉理，由此可见一斑。

肺痿

例 1：从丹溪清泄肺胃治肺痿案

南山　王何女　二十三。病兆已及三月，积热蕴蓄不解，肺金受侮而为痰浊带秽，斯谓火旺金囚之象，咳嗽胸膺觉疼，面赤身热不休，夜欠寤寐，纳食少舒，口饮不解，舌黄边绛，脉象寸数，按之而濡，病名肺痿之症。夫痿本萎也，犹草木之萎而不荣也。李氏云，痿症皆属重疾也。故始兆纯热胸闷，手足热而呕，先患瘅疟之说，后成五痿之大症耳，法从丹溪清泄肺胃，以苦辛法。

鲜扁斛　杏仁　生粉草　连翘　北沙参　前胡（炒）　全瓜蒌　川贝　佩兰叶　苡仁　生桑皮　桔梗　（《名选医案》）

例 2：金水亏虚渐成肺痿案

尊体元海空虚，金水已亏，虚火上灼，咳嗽屡发，喉痹失音，痰咯秽臭，脉象虚滑少力，症防渐成肺痿，极早弗劳，庶可与病有俾。

野百合　燕根　粉甘草　川柏　苏子　蛤粉炒阿胶　川贝　生马兜铃　冬瓜仁　白芍　款冬花　射干　橘络　白石英　枇杷叶（鲁药青医案）

【评议】肺痿多因肺热叶焦以咳吐涎沫为主症的肺部疾患。《素问·痿论》曰："肺热叶焦，则皮毛虚弱急薄，著则生痿躄也。"姚派认为肺痿一症，概属津枯液燥，多由汗下伤正所致。夫痿者，萎也。如草木之萎而不荣，为津亡而气竭也。然致痿之因，非止一端。肺热干痿，则清肃之令不行，水精四布失度。脾气虽散津液上归于肺，而肺不但不能自滋其干，亦不能内洒陈于六腑，外输精于皮毛也。其津液留贮胸中，得热煎熬，变为涎沫，侵肺作咳，唾之不已。故干者自干，唾者自唾，愈唾愈干，痿病成矣。《金匮》治法，贵得其精意。大意生胃津，润肺燥，补真气，以通肺之小管，清火热，以复肺之清肃。故《外台》用炙甘草汤，在于益肺气之虚，润肺金之燥。《千金》用甘草汤及生姜甘草汤，用参甘以生津化热，姜枣以宣上焦之气，使胸中之阳不滞，而阴火自熄也。

试观上列医案，其病机为火旺灼金，以致肺热叶焦，"犹草木之萎而不荣也"。治疗即采用"清火热""生胃津，润肺燥"之大法，希冀取效。至于处方中杏仁、川贝、前胡、桔梗、枇杷叶、橘络等，意在化痰止咳，为治标之药。

头痛

例1：湿火内郁风火内炽头痛案

稽家坝　马左。病由头痛目疾，已延月余。头为诸阳之会，目为肝胆络系。风火内炽，清阳失宣，于是目痛羞明，寒热如战，湿火内郁，小肠小溲癃闭，脉来弦滑，舌苔黄腻，姑以降火以宣腑阳。

扁石斛　钩钩　川楝子　茯神　甘菊　黑荆芥　赤苓　石决明　川柏　黑山栀　丹皮　根生地　木通　陈蒿梗

复诊：木火上升清空，头痛两目羞明，湿火内郁下焦，小溲为之癃闭。前投降火以通腑阳，以致头痛已得爽慧，小溲已通，脉来细滑兼弦，舌苔白腻，再以凉肝泄热佐通腑阳，利火下行。

细生地　钩钩　白蒺藜　川柏　川石斛　甘菊　黑山栀　赤苓　瑶桂心　桑叶　石决明　丹皮　童木通　泽泻　（《姚氏医案》）

例 2：痰饮湿热头疼案

胃有痰饮，兼夹湿热，脾既不能健运，加以木火扰之，头疼齿痛呕泛吐逆，作止无定。素患失血，肺络亦虚而未和，温则动，血凉则凝饮，用药最易触忤。脉细软，左稍带弦，拟和补一法缓期其效。

西潞参　宋制半夏　茯苓　橘皮　丹皮　茜根炭　白蒺藜　糯稻根须　秫米　藕节　红枣　菊花　（莫尚古医案）

例 3：月信自阻土虚木横案

南山　袁右。夏令产育致损肝脾，月信自阻，晡热常存，形瘦，纳食不甘，脉象细弦兼涩，腹痛头痛，由土虚木横指故，防生蓐劳。

丹皮　丹参　川楝子　银胡　制香附　白芍　桂枝（炒）　陈蒿梗　延胡　佛手柑　川斛　黑荆芥　钩钩　甘菊炭　经霜桑叶　（马幼眉医案）

【评议】头痛是常见病、多发病，病因病机繁多，治法亦十分复杂。姚派认为：厥阴肝经至于头顶，肝经外受风火，更兼阳气窒塞，浊邪上攻，因此头痛。故头痛的病机大多和清阳不升，风火趁虚上犯相关。因此头痛的治法也是针对其病机而立。假如是阳虚浊邪阻塞，气血瘀痹证，则以虫蚁搜剔，宣通阳气为法。若为风火暑邪上郁，则以辛散轻清为法，药用鲜荷叶、苦丁茶、蔓荆子、山栀子等。若为阴虚阳越头痛，则以镇摄补虚，和阳息风，药用复脉汤、甘麦大枣汤，以及阿胶、白芍、牡蛎等。若为肝风上扰，兼夹内风，则以平肝滋肾为法，药用何首乌、柏子仁、甘菊、白芍、枸杞子等。我们认为上述“血瘀痹而为头痛者，用虫蚁搜逐血络”治法，临床实用价值颇高，特别是对一些顽固性头痛，运用全蝎、蜈蚣、僵蚕等，常收到良效，惜乎上列缺乏此类医案，读者当引申之。至于“厥阴风木上触，兼内风而为头痛者”，所用药物，实则有滋阴息风之功，为叶天士所创导，后世医家张伯龙、张山雷治疗中风，每多宗之。

癫狂痫

例 1：顽痰积饮堵塞灵明案

丁山河　安头圩。病延三年，俗名痴病也。唐辉枣，女，服诸方少效。顽痰积饮，窜入胞络，堵塞灵明，笑詈无时，是谓之癫。今诊病，脉小弦沉急，病渐入骨，恐难脱然，方状，勉拟。

法夏　姜炒香附　牡蛎（煅）　陈胆星　桃仁　干石菖蒲（饭上蒸热）　蝎梢　炒橘红　青皮（醋制）　姜炒莱菔子　郁金　炒浙贝（煅）　熟地栗　海蜇头　童便　（《名家医案》）

例 2：邪并于阴重阴则癫案

阮家坝　鲁顺发。重阴则癫，癫本邪并于阴也，两脉沉细带弦，恐难速愈。

陈胆星　杏仁　旋覆花　川贝　广郁金　橘红　鲜石菖蒲根　生香附　远志　法半夏　川连　莱菔子　地栗　姜汁　（《名家医案》）

例 3：惊风内伤心肝案

惊风以后，内伤心肝，时或猝倒无主，筋抽搐搦，属痫，治弗易。

陈胆星　全蝎　酸枣仁　钩钩　丝瓜络　远志　法半夏　石决明　广皮　广郁金　（《姚氏医案》）

【评议】癫狂痫病名由来已久，理法方药记述颇详。姚派认为:《内经》所言重阳者狂，重阴者癫。痫与癫，其原则同也。古人集癫痫狂辨，以为阳并于阴，阴并于阳，此诚不刊之论。言乎现症，狂则少卧不饥，妄言妄笑，甚则上屋逾垣，其候多躁而常醒。癫则或歌或哭，如醉如痴，甚至不知秽洁，其候多静而常昏。痫则发作无时，卒然昏仆，筋脉瘛疭，口中作声，后人因其声似，分马痫、牛痫、猪痫、羊痫、鸡痫五名，其候经时而必止。推其病因，狂由大惊大怒，病在肝胆胃经，三阳并而上升，故火炽则痰涌，心窍为之闭塞。癫由积忧积郁，病在心脾胞络，三阴蔽而不宣，故气郁则痰迷，神志为之混淆。痫病或由惊恐，或由饮食不节，或由母腹中受惊，以致内脏不平，经久失调，一触积痰，厥气内风猝焉暴逆，莫能禁止，待其气反然后已。至于主治，当察形证、诊脉候以辨虚实。狂之实者，以承气白虎直折阳明之火，生铁落饮重制肝胆之邪。虚者当壮水以制火，二阴煎之类主之。癫之实者，以滚痰丸，开痰壅闭，清心丸泄火郁勃，虚者当养神而通志，归脾枕中之类主之。痫之实者，用五痫丸以攻风，控涎丸以劫痰，龙荟丸以泻火，虚者当补助气血，调摄阴阳，养营汤河车丸之类主之。狂癫痫三症治法，大旨不越乎此。今如肝风痰火者，苦辛以开泄。神虚火炎者，则清补并施。肝胆厥阳化风旋逆者，以极苦之药折之。神志两虚者，用交心肾法。劳神太过者，宗静以生阴意，为敛补镇摄。医者惟调理其阴阳，不使有所偏胜，则郁逆自消，而神气得反其常焉矣。此等论述，可谓头头是道，叹为观止。

上列医案，尤其例 1 指出：“顽痰积饮，窜入胞络，堵塞灵明”，确是癫狂痫的主要病因病机，所用方药，亦颇有特色，如陈胆星、川贝、橘红、法半夏、地栗、姜汁等是涤痰蠲饮良药，石菖蒲是醒脑开窍的妙品，临床当可效仿。

肿胀

例 1：风水肿胀案

风水肿胀，面目庬然，筋骨拘急，亦怕风寒，此即风湿之盛者也，宜兼风药以汗之。

茯苓皮四钱　羌活一钱　杏仁三钱　川朴钱半　黑荆芥三钱　苏梗三钱　炒研牛蒡子三钱　豆卷四钱　橘红钱半　生桑皮三钱　姜半夏钱半　川萆薢三钱　椒目一钱　腹皮三钱　泽兰二钱　冬瓜皮子四钱，各半　姜皮一钱　（《姚梦兰医案》）

例 2：水肿喘胀案

咸丰六年，鸭兰村，马老正，年卅余岁，水肿喘胀，小溲滴沥不通，腿腹以及阴囊极其肿大，皮肤光亮，气急咳嗽痰升，命在旦夕。

毛燕（绢袋入煎）三钱　炙桑皮三钱　通草一钱　茯苓皮三钱　紫菀钱半 旋覆花二钱　杏仁三钱　炒研牛蒡子一钱　腹皮二钱　马兜铃钱半　泽兰钱半　生苡仁三钱　橘络钱半　广郁金钱半　枇杷叶去毛，二片

用大麦草、丝瓜茎煎汤代水煎药。

复诊：前药服八剂，阴囊肿势全消，小溲大半通利，腿腹自觉稍松，亮光全退，咳嗽气急大减，可吃稀粥一茶盅，药已见大效。此方者众皆为之喜悦而且慨叹，日可见医生原讲学力，勿讲名望与年纪也。

前方去紫菀、郁金，加连心麦冬　冬瓜皮四钱　毛燕加一钱　米仁加重剂量　牛蒡子加五分　通草加五分　泽兰减五分　丝瓜经煎汤代水煎药。

复诊方服十六剂，胀消肿退，二便通调，气平嗽顺，胃口减纳之后，而今渐开，相持荤味，令其只吃鲤鱼汤用好酱曲。

前方去旋覆花、泽兰、牛蒡子

服三十剂而痊愈。(《姚梦兰医案》)

例3：喘胀表里俱伤案

肺不通调内外以致表里俱伤脏腑，同病渐成，喘胀，脉见弦紧，症见呕恶，咳嗽等情，已非轻候，且用小青龙法，通其表里再商。

炙麻黄三分　椒目五分　淡干姜三分　杏仁二钱　焦米仁三钱　细辛三分　姜半夏二钱　赤苓三钱

廿六日复诊：前进小青龙汤，法已见效验，此开太阳之里，通气化水之法也，寒热气喘已平，上部以及两手浮肿大减，小溲渐多，咳嗽渐少，皆佳兆也，惟通体未见得汗，腹胀尚然未松，两脉尚有紧势，极宜小心口味，以防其病增也。

前方加泽泻二钱　姜皮六分　萝卜皮一把　麻黄加一分　椒目加二分　赤苓加一钱　(《姚梦兰医案》)

例4：风湿犯肺风胀案

某。时令风湿，首先犯肺，以至气郁不宣，风化为肿，此风胀也。药宜达表宣肺，清解上焦，不得株连无故之地。

羌活　苍耳子　钩钩　秦艽片　粘子（炒研）炒白芷　蝉衣　夏枯草　天虫（炒）炒荆芥　橘红　（《姚梦兰医案》）

例5：肺阴亏虚肿胀案

毛家椿　徐连三。水肿，舌色光绛干燥无苔，此肺阴伤也。

驴皮胶钱半（同煎）　生桑皮二钱（盐水炒）　玉竹钱半　杏仁二钱　泽兰三钱　米炒连心麦冬三钱　蜜炙马兜铃钱半　燕根四钱　炒香豉三钱　苓皮三钱　冬瓜皮三钱　（《姚梦兰医案》）

【评议】肿胀此症，大凡肿本乎水，胀由乎气。肿分阳水阴水，其有因风、因湿、因气、因热。外来者为有余，即为阳水。因于大病后，因脾肺虚弱，不能通调水道。因心火克金，肺不能生水，以致小便不利。因肾经阴亏，虚火烁肺金而溺少。误用行气分利之剂，渐至喘急痰盛，小水短赤，酿成肿证。内发者为不足，即为阴水。若胀病之因更多，所胀之位各异，或因湿、因郁、因寒、因热、因气、因血、因痰、因积、因虫，皆可为胀。或在脏、在腑、在脉络、在皮肤，在身之上下表里皆能作胀；更或始因于寒，久郁为热；或始为热中，末传寒中。且也胀不必兼肿，而肿则必兼胀。亦有肿胀同时并至者，其病形变幻不一。其病机之参伍错综，更难叙述。故有湿在下者用分利；有湿在上中下者用分消；有湿而着里者用五苓散通达膀胱；有湿郁热兼者用半夏泻心法，苦辛通降；有湿热气郁积者用鸡金散加减，消利并行；有气血郁积，夹湿热之邪，久留而不散者用小温中丸，清理相火，健运中州；有湿热与水寒之气交横，气喘溺少，通身肿胀者，用禹余粮丸，崇土制水，暖下泄浊；有寒湿在乎气分，则用姜附；有寒湿入于血分，则用桂附；有湿上甚为热，则用麻杏膏苡等味，清肃上焦之气；有湿下着为痹，则用加味活络等剂，宣通下焦之郁；有藉乎薤白栝蒌者，滑润气机之痹结于腹胁也；有藉乎制黄归尾者，搜逐血沫之凝涩于经隧也；有藉乎玉壶控涎神保神芎者，视其或轻或重之痰饮水积而驱之也。此皆未损夫脏气，而第在腑之上下，膜之表里者也。若有胃阳虚者，参苓必进；脾阳衰者，术附必投。更有伤及乎肾者，则又需加减八味济生丸。其他如养阳明之大半夏汤，疏厥阴之逍遥散，盖由证之牵连而及。盖上述观点，可称言之有信，信而有证，但理解起来，确实不易，当参合诸家之说，方称周密。

便秘

例 1：阳微浊僭老年气秘案

下高桥　俞佑生　右　母病。阳微浊僭，肃降失司，传导不利，大便四五日尚更衣，是谓老年气秘，咳嗽痰多，着枕不适，乃下虚上实，脉沉涩两尺下垂，拟以益命阳，佐调中撤饮，候酌。

块熟附　杏仁　淡干姜　锁阳　云苓　盐水破故纸　蜜炙升麻　炒江西子　姜半夏　陈皮　清炙上有芪　姜汁炒生香附　（《逐日医案》）

例 2：相火下传痔漏便秘案

相火走入，传导血热，而为痔漏，便秘肛坚，疼痛不堪，当以润达幽门，切勿猛烈互施。

火麻仁　知母　槐花炭　桃仁　全归　柏子仁　川柏　蜜炙枳壳　郁李仁　丹皮　怀山药　红花　（《姚氏医案》）

例 3：寒湿阻室阳明案

孙　四八　寒湿阻室阳明，胃气不肯下降，大便不通。

益智仁　杏仁　荆芥炭　贡沉　白蔻仁　麦冬（米炒连心）　嫩前胡（盐水炒）　萆薢　五加皮　佩兰　茯苓皮　玉竹（盐水炒）（《永泰姚梦兰医案》）

例 4：阴亏阳痹便秘案

脏阴亏，腑阳痹，时或头眩，妨食如阻，大便欲解不畅，乃由阳明足经为病，病起缠绵，拟调胃承气汤加减。

仙半夏　麻仁　咸苁蓉　川朴　白蔻仁　黄芩　煨葛根　枳壳　焦山楂　焦六曲　黑栀子　元明粉　柴胡　炒豆豉　赤苓　猪苓　（鲁荇青医案）

【评议】姚派认为：按便闭症当与肠痹淋浊门兼参。其大便不通，有血液枯燥者，则用养血润燥。若血燥风生，则用辛甘息风，或咸苦入阴，故三才、五仁、通幽、虎潜等法所必用者也。若血液燥则气亦滞，致气血结痹，又当于养阴润燥中，加行气活血之品。若火腑秘结，宜苦滑重镇者，用更衣丸以通之。若老人阳衰风闭，用半硫丸温润以通之。腑阳不行，则用玉壶丹。阳窒阴凝，清浊混淆痞胀，用来复丹。若郁热阻气，则用苦寒泄热，辛以开郁，或用三焦通法。若湿热伤气，阻遏经腑，则理肺气以开降之。此治大便之闭也。其所用方药，别出心裁，可供临床参考，未可拘泥。

呕吐

例 1：外寒内饮食积携湿呕吐案

武林头　杨左。外寒引动内饮，食积又夹湿火，肝肺不和，呕吐纳碍，投以苦辛宣降，呕恶均绥，嗳饱频升，咳嗽痰浓，身热神烦，口燥不甚喜饮。脉来弦滑，舌苔白腻，再以泄肝和胃，佐清肺胃。

仙半夏　茯苓　广郁金　橘红　枳壳　旋覆花　杏仁　生苡仁　白蔻仁　象贝　黑山栀　通草　鲜早竹茹　（《姚氏医案》）

例 2：湿聚肝胃呕恶频升案

火烧桥　袁叙荣　右　二一。湿聚肝胃，气机失宣，中焦输运失司，上焦升降窒塞，于是胸闷格拒，呕恶频升，夜则寤寐欠安，身热口渴饮不多，舌中黄而腻，脉小数而滞，初起为便溏，继而为形寒，业已平止，是属腑邪入脏，虑其风动，即是危候。

鲜扁斛　杏仁　佛手柑　赭石煅　瓜蒌皮　通草　大腹绒　橘红　代代花　仙夏　带叶苏梗　连翘　苓皮　姜汁炒早竹茹　（《名选医案》）

例 3：肝营不足木扰胃土呕恶案

肝营不足，肝阳余气少疏泄，木扰胃土，脘痛且胀，呕恶欲吐，倏寒倏热，饥不欲食，脉象细弦，右手亦然，显是厥阴为病，法当疏肝调气，佐和脾胃。

米炒北沙参　广皮　姜半夏　川断　白芍　桂枝炒　川楝子　茯苓　玫瑰花　土炒於术　延胡　沉香曲　川连　吴萸

复诊：前投疏土抑木，温中调气，腹笥攻痛已减，脊背酸疼较瘥，胃土有顺降之机，脾宫少砥柱之能，两便有多，后重不爽，纳食不和，嗳饱频升，口淡无味，夜寤少寐，脉来濡弦，舌苔白腻，木火乘虚上扰，脾运不及，胃乏冲和之故耳。

姜半夏　茯苓　沉香曲　白芍　米炒北沙参　干姜　益智仁　砂壳　玫瑰花　姜汁炒竹茹　公丁香　厚朴 炙甘草　广皮　夜交藤　（《姚氏医案》）

例 4：肝木犯胃湿阻胃痛呕吐案

右。肝气犯胃，湿阻作痛，甚则呕，寒热状如痁疟，泛愆带下，舌黄腻，脉滑带数，法当泄肝和胃，佐以分利。

厚朴　盐水炒前胡　仙夏　炒川楝子　壳砂　绿萼梅　苓皮　姜汁炒栀子　焦芍　生香附　杏仁　盐水炒橘红　炒香豉　腹绒　（《名家医案》）

【评议】呕吐是指食物或痰涎等由胃逆而出的病证。其病因繁多，治法有异。姚派医家于此作了精辟的论述，认为：呕吐症，《内经》与《金匮》论之详矣。乃后人但以胃火、胃寒、痰食、气滞立论，不思胃司纳食，主乎通降。其所以不降而上逆呕吐者，皆由于肝气冲逆，阻胃之降而然也。胃病治肝，不过隔一之治。此理浅近易明，人乃不能察。试观安胃丸、理中安蛔丸，所用椒梅及胃虚客气上逆之旋覆代赭，此皆胃药乎？抑肝药乎？于此可省悟矣。今以泄肝安胃为纲领，用药以苦辛为主，以酸佐之，如肝犯胃而胃阳不衰有火者，泄肝则用芩连楝之苦寒。如胃阳衰者，稍减苦寒，用苦辛酸热，此其大旨也。若肝阴胃汁皆虚，肝风扰胃呕吐者，则以柔剂滋液养胃，息风镇逆。若胃阳虚，浊阴上逆者，用辛热通之，微佐苦降。若但中阳虚而肝木不甚亢者，专理胃阳，或稍佐椒梅。若因呕伤，寒郁化热，劫灼胃津，则用温胆汤加减。若久呕延及肝肾皆虚，冲气上逆者，用温通柔润之补，下焦主治。若热邪内结，则用泻心法。若肝火冲逆伤肺，则用养金制木，滋水制火。总之治胃之法，全在温通，虚则必用人参，药味皆属和平。至于治肝之法，药味错杂。或寒热互用，或苦辛酸咸并投。盖因厥阴有相火内寄，治法不得不然耳。文中强调治法以“以泄肝安胃为纲领”，见解独特，所用方药也是经验之谈，这在其医案中有所体现，如例1、例4的治法均采用“泻肝和胃法”。对当今临床确有一定的指导作用和参考价值，值得细读和领悟。

脘腹痛

例1：肝脾气滞湿郁腹痛案

闲林埠　许祥福　右　三十一。肝脾气滞，湿郁腹痛，腰楚肢酸，月事早期兼有带下，纳不甘味，舌色微黄带腻，脉小而缓，法当通理阳明，以调八脉。

炒川萆薢　楂炭　乌贼骨　豆卷　炒香豉　腹皮　炒香橘核　砂壳　炒川楝子　川朴　茯苓皮　蕲艾（炒）　橘红　沙苑蒺藜　（《逐日医案》）

例2：食积化火郁而作痛案

上纤埠　俞周绪　左。病属食物不节，积滞化火，堵塞中焦，阻痹肠胃升降，气结不通，痛极不能转侧，气机稍舒，痛亦瘥缓，脉数搏，舌苔黄厚带糙，丹溪云：食节化火，火郁作痛奔迫，即此候也。用疏利法。

风化硝　橘红（炒）　砂麦冬　腹皮　瓜蒌仁　麻仁（炒）　盐水炒前胡　栀子　鲜扁斛　杏仁　川贝母　豆卷　海松子肉　青壳退衣（《逐日医案》）

例3：肝阳犯胃胃失通降案

水银兜　徐南昌　右　卅。肝阳犯胃，胃失通降，脘痛连背胁，按之则瘥，汛愆而少，脉弦涩。法当温通，佐以散结。

娑罗子三钱　厚朴钱半　绿萼梅三钱　川椒四分　鬼箭羽三钱　橘络钱半　炒土鳖虫一钱　丹参三钱　盐水炒前胡钱半　大腹皮三钱　生香附钱半　薤白一钱　（《逐日医案》）

例 4：温通祛湿治腹痛脘满案

德清　顾凤山　右　三十七。腹痛脘满，经少错行，少纳舌白，脉小弦，法当温通以祛伏湿。

小茴香　炒全归　橘核（炒）　茯苓皮　楂炭　大腹皮　橘红　四制香附　蕲炭　炒川楝子　苏梗　黑荆炭　砂壳　川朴　萆薢（炒）（《逐日医案》）

例 5：温运消食治食滞腹痛案

重　三十二。耆年脾胃日弱，精血日衰，饮食失常，留滞不化，运磨失职，遂使腹痛不食，兼之《经》所谓"伤食者必恶食也"，脉象弦大，拟以通运消食为治。

广木香　谷芽　仙半夏　麦芽　神曲　白蔻仁　佩兰　广郁金　川楝子　杏仁　新会皮　赤苓（《姚氏医案》）

例 6：肝少疏泄脾失输运腹痛案

稽家坝　马左。始有脘痛呕恶，肝脾对持为仇。木少疏泄，脾失输运，于是腹疼胀满便闭，木火凌心，肾阴不固，乱梦遗泄，病属情志内伤，为非静养不可。

全瓜蒌　黑栀　夜交藤　川萆薢　枳壳　石决明　茯神　穞豆衣　白蒺藜　甘菊　制香附　麻仁　冬桑叶（《姚氏医案》）

【评议】姚派医家指出：腹处乎中，痛因非一，须知其无形及有形之为患，而主治之机宜，已先得其要矣。所谓无形为患者，如寒凝火郁，气阻营虚，及夏秋暑湿痧秽之类是也。所谓有形为患者，如蓄血食滞，瘕蛔蛲疝，及平素偏好成积之类是也。审其痛势之高下，辨其色脉之衰旺，细究其因确从何起。大都在脏者以肝脾肾为主，在腑者以肠胃为先。夫脏有贼克之情，非比腑病而以通为用也。此通字，勿执攻下之谓。古之建中汤、理中汤、三物厚朴汤及厚朴温中汤，各具至理。若通阳而泄浊者，如吴茱萸汤及四逆汤法。清火而泄郁者，如左金丸及金铃散法。开通气分者，如四七汤及五磨饮法。宣攻营络者，如穿山甲、桃仁、归须、韭根之剂。及下瘀血汤法，缓而和者如芍甘汤加减，及甘麦大枣汤法。柔而通者，如苁蓉、柏子、肉桂、当归之剂及复脉加减法。

至于食滞消之，蛔扰安之，瘕理之，内疝平之，痧秽之候以芳香解之，偏积之类究其原而治之，是皆化裁之法也。盖其论述，对脘腹痛的病因病机、辨证用药，可说得其要矣。所录医案之辨治，足资参考。

便血

例1：脾阴失理远血案

腹鸣便血，下午更甚，当理脾阴，愈。

茅术炭　葛花（炒）　荆芥炭　煨川朴　炒枳椇子　腹皮　炮姜炭　云苓　炒益智仁　红枣　广皮块　熟附　柴胡

又复：腹鸣已减，远血较稀，再拟：

驴皮胶（滑石粉炒）　熟附　炮姜炭　广皮（炒）　炒葛花　归身（炒）　炒杜仲　茯苓　炒黑卷柏　牡蛎　茅术炭　菟丝子　佛手参　龙眼肉　鹿角霜　（《逐日医案》）

例2：中焦失运腑气窒塞致便血案

长夏湿郁脾阳，中焦失以健运，腑气渐窒不舒。夫邪留则先伤气，气不宣则伤于血，阴络为之血溢，泄下纯血稀水，腹痛无常，阳升面燥，病几八朝，尚不转机，有脾损及肾之虑，舌黄糙无滋，口渴少饮，不纳无饥，脉来细弦无力，下元本亏之故，恐御草木失效，有虚不肯复之忧，理宜补中焦之损，展阳明之合，拟方是否请政。

桂枝炒白芍　升麻（炒）　炒槐米　通草　焦神曲　条芩（炒）　生粉草　霍斛　瓜蒌皮　丹皮（炒）　地榆炭　赤石（炒）　佩兰　土炒於术

痊愈。（《名选医案》）

例3：湿胜热蒸胃津潺耗便血案

湿胜热蒸，津液被其消耗，阳明胃升腾无制，故渴喜凉饮，壮热为炽，湿热下注，而为便血，上蒙而为头晕，舌苔焦燥，脉象弦数，以此参论，热邪尤未尽达，而胃津潺耗，难免风阳之虑。

咈兰参　辰茯神　条芩炭　黑栀　霍斛　代赭石（炒）　麦冬（辰）

熟半夏　煅青龙齿　银花（炒）　玄精石　丹皮　早竹叶（《名选医案》）

【评议】姚派医家认为：便血一症，古有肠风、脏毒、脉痔之分，其见不外乎风淫肠胃、湿热伤脾二义。不若《内经》谓阴络受伤，及结阴之旨为精切。阴络即脏腑隶下之络，结阴是阴不随阳之征。以先后分别其血之远近，就远近可决其脏腑之性情，庶不致气失统摄，血无所归，如漏卮不已耳。肺病致燥涩，宜润宜降，如桑麻丸，及天冬、地黄、银花、柿饼之类是也；心病则火燃血沸，宜清宜化，如竹叶地黄汤及补心丹之类是也；脾病必湿滑，宜燥宜升，如茅术理中汤；肝病有风阳痛迫，宜柔宜泄，如驻车丸，及甘酸和缓之剂是也；肾病见形消腰折，宜补宜填，如虎潜丸及理阴煎之类是也。至胆经为枢机，逆则木火煽营，有桑叶、山栀、柏子、丹皮之清养；大肠为燥腑，每多湿热风淫，如辛凉苦燥之治；胃为水谷之海，多气多血之乡，脏病腑病，无不兼之，宜补宜和，应寒应热，难以拘执而言。若努力损伤者，通补为主；膏粱蕴积者，清疏为宜；痔疮则滋燥兼投；中毒须知寒热。余如黑地黄丸，以治脾湿肾燥；天真丸，以大补真气真精，平胃地榆之升降脾胃；归脾之守补心脾；斑龙以温煦奇督；建中之复生阳；枳术之疏补中土；禹粮、赤脂以堵截阳明；用五仁汤复从前之肠液；养营法善病后之元虚。以上论述虽较周详，但区分辨治，殊难掌握。《金匮要略》将便血分为远血、近血两大类型，并指出其证治，“下血，先便后血，此远血也，黄土汤之主。”“下血，先血后便，此近血也，赤小豆当归散主之。”提示了便血的辨治要领，最需掌握应用，如临床常用黄土汤（赤石脂代黄土）治胃、十二指肠溃疡出血，赤小豆当归散治痔疮出血，屡获良效。

三消

例1：壮水制阳法治消渴案

三阴不足，酿成消渴，因此肌肉消瘦，小便浑浊不清，脉象细弱，舌苔白，齿痛，当应壮水制阳，未知应否？

大生地（蛤粉拌） 泽泻 五谷虫 茯苓 枳壳 怀山药 全归 生冬术 炒萸肉 芦荟 省头草 坎板（炙）（《姚氏医案》）

例 2：甘露法治燥热内烁案

某。脉数舌黑，灼热内烦，善渴易饥，便数有年。此燥热内烁阴精，少阴肾水已涸，君相二火欠宁，宜仿甘露饮，黍入犀角地黄汤。

天麦二冬八钱（各半） 龟板六钱（炙） 生牡蛎六钱 阿胶二钱 大生地六钱 燕根三钱 玄参心三钱 白芍（生）三钱 生首乌四钱 知母（元水炒）二钱 粉沙参三钱 犀角五分 活生地六钱 生甘草七分 柿露二匙 （《永泰姚梦兰医案》）

例 3：解毒滋阴法治三消案

唐 妇四九。三消全具，宜解毒滋阴。

生熟二地一两（各半） 扁斛三钱 青盐陈皮二钱 知母二钱（盐水炒） 生甘草六分 龟板六钱（炙） 淡秋石三钱 地骨皮三钱 天麦二冬一两（各半） 银胡钱半 东白薇三钱 活生地六钱 阿胶一钱 龟板胶一钱

又前方服一月已得见效，再加清心肾之热毒。

加陈蒿梗三钱 人中黄七分 莲肉十四粒 竹卷心廿根

此两方服后三月病去八九，其时偶值蚕间，服做丝汤而痊愈。（《永泰姚梦兰医案》）

【评议】姚派医家提示：三消一症，虽有上中下之分，其实不越阴亏阳亢，津涸热淫而已。考古治法，唯仲景之肾气丸，助真火蒸化上升津液，《本事方》之神效散，取水中咸寒之物遂其性而治之。二者可谓具通天手眼，万世准绳矣。他如《易简》之地黄饮子，朱丹溪之消渴方，以及茯苓丸、黄芪汤、生津甘露饮，皆错杂不一，毫无成法可遵。临证当范于法而不囿于法，如病在中上者，膈膜之地而成燎原之场，即用景岳之玉女煎，六味之加二冬、龟甲、旱莲，一以清阳明之热以滋少阴，一以救心肺之阴而下顾真液。如元阳变动而为消烁者，即用河间之甘露饮生津清热，润燥养阴，甘缓和阳是也。至于壮水以制阳光，则有六味之补三阴，而加车前、牛膝导引肝肾。盖此论将三消的病机，概括为“阴亏阳亢，津涸热淫”，洵为切中肯綮。对于治法，推崇仲景之肾气丸，许叔微之神效散，称其为“具通天手眼，万世准绳矣”，值得进一步临床验证。最后对历代治三消的名方，强调“斟酌变通，斯诚善矣”，乃客观之语，中肯之评。

噎膈

例 1：气郁血瘀噎膈案

七情所伤，病渐成膈，先郁于气而又渐及于血，所谓诸气膹郁皆属于气也。且肺主一身之气化，而心主一身之血液也。若勿及早调养，徒恃药物恐其无功也。

蜜炙水炒紫菀钱半　薤白钱半　煅蛤壳三钱　川贝三钱　盐水炒柏子仁二钱　苏子三钱　蜜炙橘红一钱　上毛燕（绢丝及入煎）三钱　蜜炙丹参二钱　炒杏仁二钱　米炒连心麦冬　蜜炙枇杷（刷净毛）二片（《时感门类》）

例 2：胃阴不足肝阳上僭案

左　胃阴不足，肝阳上僭，关格不通，不食不饥，腹耸不和，大便五六日一更衣，脉弦兼涩。病属虚劳变膈，疗治及难。

米炒连心麦冬钱半　麻仁（炒拌）钱半　青盐陈皮钱半　赭石（煅）三钱　开口川椒三分　川斛三钱　咸淡苁蓉（各半）四钱　杏仁三钱　柏子仁（杵）三钱　锁阳钱半　千金子（略杵勿研）一钱　腹绒三钱　姜汁炒竹茹钱半　海松子肉卅粒（去壳退衣）（《名家医案》）

例 3：养胃豁痰法治噎膈案

病经月余，津液内耗，湿火内结，清阳不布，上脘拒格，汤水下咽如阻，势成噎膈之象，脉来细滑如流，右部弦动，舌苔碎白，形如雪花，咽仓起腐，当此津液槁竭，而反见有余之脉，及火亢阴虚之现症也，姑以存津液养胃阴，佐以豁痰散郁，希冀其弋获。

北沙参　杏仁　旋覆花　茯苓　香谷芽　霍斛　全瓜蒌　橘红　橘

络　上川连　竹茹　连心麦冬　知母　川贝母　枳壳　枇杷叶　（《姚氏医案》）

例 4：血虚木强肝胃噎膈案

肝血素虚，木强无制，渐成胃膈。脘闷呕恶，得食更甚，以致形瘦如柴，口渴便结，腹中有块，脉来细涩，舌白且腻，症属肝胃噎膈，殊难调治。

姜半夏　丹参　金石斛　瑰花　东行李根　蔻仁　生附子　茯苓　娑罗子　陈香橼　乌药　佛手花　木蝶　（《姚氏医案》）

例 5：三阳结为膈案

三阳结，谓之膈，脘痛撤上撤下，忽作忽辍，延及三阴俱虚，痛已极底，用药聊尽人工。

咸苁蓉　桃仁　土鳖虫　归须　九香虫　川芎　怀牛膝　木香　五灵脂　牡蛎　参三七　元胡　八月札　（鲁荇青医案）

【评议】姚派医家指出：噎膈之证，自古有论。然历观噎膈反胃之因，实有不同。大抵饮食之际，气忽阻塞，饮食原可下咽，如有物梗塞之状者，名曰噎；心下格拒，饥不能食，或食到喉间，不能下咽者，名曰膈；食下良久复出，或隔宿吐出者，名曰反胃。夫噎膈一症，多因喜怒悲忧恐五志过极，或纵情嗜欲，或恣意酒食，以致阳气内结，阴血内枯而成。治宜调养心脾，以舒结气，填精益血，以滋枯燥。夫反胃乃胃中无阳，不能容受食物，命门火衰，不能熏蒸脾土，以致饮食入胃，不能运化，而为朝食暮吐，暮食朝吐，治宜益火之源，以消阴翳，补土通阳以温脾胃。故于噎膈反胃，各为立法以治之。其阳结于上，阴亏于下，而为噎膈者，用通阳开痞，通补胃腑，以及进退黄连、附子泻心诸法，上热下寒为治。其肝阴胃汁枯槁，及烦劳阳亢，肺胃津液枯而成噎膈者，用酸甘济阴，及润燥清燥为主。其液亏气滞，及阳衰血瘀而成噎膈者，用理气逐瘀，兼通血络为主。其胃阳虚而为噎膈反胃，及忧郁痰阻而成者，用通补胃腑，辛热开浊，以及苦降辛通，佐以利痰清膈为主。其肝郁气逆而为噎膈者，两通厥阴阳明为治。其酒热郁伤肺胃，气不降而为噎膈者，用轻剂清降，及苦辛寒开肺为主。此论对噎膈的理、法、方、药做了精要的阐述，对临床有一定指导作用。但值得指出的是，前贤早有将风、痨、鼓、膈列为四大难治之病，预后不容乐观。现代中医已认识到本病包括西医的食道癌、贲门癌，治疗颇为棘手。目前中医对本病尚缺乏理想的方法，疗效有待提高。

臌胀

例1：单臌内瘀案

小山漾口　沈三武　四十余岁。单臌胀，腹硬，大便坚燥难解，小溲通利，口燥而不喜饮，此因努力，拟起而内有瘀也。法当消而破之。

炒香豉四钱　桃仁二钱（杵，炒）　大腹皮钱半　枳壳钱半　蓬术片钱半　杏仁三钱　盐水炒前胡三钱　茜根二钱　降香六分　豆卷三钱　盐水炒萆薢三钱

十八日复诊：前药六剂，病已见松仍以原法加减。

前方加毫三七钱半　丹参三钱　泽兰二钱

茜根　降香减一分　（《时感门类》）

例2：柔肝和胃法治臌胀案

左　三十一。舌白微黄，脉弦兼涩，面浮腹膨，纳少运钝，头眩耳鸣，前进柔肝和胃，诸恙略减，惟大便不畅，腹耸不和，再以温胆法论治。

仙露半夏　橘红　冬瓜皮子　霍斛　生桑白皮　秫米（炒）　大腹皮绒　砂壳　老苏梗　杏仁　赤白茯苓　萆薢　（《名家医案》）

例3：血臌案

石门小鸡兜　沈振葵　右。经闭已几一载，逐渐腹胀，咳嗽潮热，颈项结核，侧眠肌瘦，病属血臌，法所难治也。勉拟另商。

苏木　盐水炒归炭　川芎（炒）　制香附　赤芍（酒炒）　盐水炒怀牛膝　泽兰　炒白桃仁　茜炭　地鳖甲虫　丹参　酒洗细生地　陈皮（《逐日医案》）

例4：单臌案

姚　妇　体质形瘦，向有瘕聚，刻又经断半年，并作怀麟之兆，乃单臌之征也，药宜行瘀为法。

泽兰　土鳖虫　新绛　参三七　茜根　茺蔚子　丹参　炒桃仁　卷柏　刺蒺藜　楂炭　旋覆花

又：前以逐攻之剂，腹胀略觉安和，当步履易至酸疼，寝汗便溏，无非阴阳两亏，难受峻猛之剂，故去结及半，当佐扶正治之。

上潞参（盐水炒）　泽兰　土鳖虫　前胡　柏子仁（炒香）　川朴　白芥子（炒研）　楂炭　玉竹片（盐水炒）　桂心（研冲）　炙鳖甲（《永泰姚梦兰医案》）

例5：金不生水渐成单臌案

某　四三　肺大虚，金不生水，以致小便不利，腹大有筋，渐成单臌，气喘异常，治当在肺。

燕根　炙桑皮　苓皮　驴皮胶（蛤粉拌炒）　杏仁　盐水炒橘红　萆薢　马兜铃　蛤壳（煅）　连心麦冬（米炒）　泽兰　净车前子　通草　冬瓜皮子　香豉（炒）（《永泰姚梦兰医案》）

例6：中虚单臌案

质禀阳虚，中焦日困，腹左积痞，而幼年始起，今现腹胀如鼓，纳饮渐减，嗳气连升，有时气坠，少腹频痛。丹溪所谓气有余便是火也。故身热作渴，而舌色苔黄厚腻，脉象关弦带数，显然中虚为病，病名单臌重候，治之非易，务宜节食怡养，勿致化重。

川朴　川石斛　苏梗　大腹绒　萆薢　豆黄卷　枳壳（炒）　炒香橘红　杏仁　赤白茯苓　通草　瓜蒌皮　（《名选医案》）

【评议】姚派医家治疗臌胀重视脾胃，强调：臌胀者，由脾胃之气虚弱，不能运化精微而致水谷聚而不散，故成胀也。然饮食失节，不能调养则清气下降，浊气填满胸腹，湿热相蒸，遂成胀满，经曰臌胀是也。中空无物有似于鼓，小便短涩不利，其病胶固难治，用分消汤加减治之，健脾顺水宽中为主也。不可大用猛烈之药反伤脾胃，病再复来，不可治也。这些经验，在医案中有一定体现，如例2用半夏、橘红、秫米、砂壳、茯苓之类，皆调理脾胃之品。另外，其对活血化瘀之法的应用，亦颇耀眼。如例 1、例 3、例 4 所用赤芍、丹参、泽兰、三七、苏木、桃仁、川芎等品，皆属活血良品，其中虫类通络如土鳖虫之属，用之亦妙。对本病的预后，指出：若脐凸肉硬、肚大青筋、足背手掌俱浮，男从脚下肿上，女从头上肿下，并皆不治。确是阅历有得之见。

淋浊

例 1：补益肝肾治淋浊案

某　痛淋赤浊兼而为患，诊脉涩滞少神，证见头昏腰楚，心悸少眠，舌中光如镜，如症属非轻，急宜趁早清心调养为先，服药当以肝肾从事。

驴皮胶　天冬　生首乌　萆薢　青盐陈皮　龟板（炙）　旱莲草　杜仲（盐炒）　萹蓄草　莲肉　女贞子（盐水炒）　茯神　桑螵蛸（炙）　小蓟　(《永泰姚梦兰医案》)

例 2：湿热久而伤阴案

某　五十　血淋膏淋相兼而作。

海金沙　泽泻　通草　车前子　泽兰　炒米仁　萆薢　土牛膝　炙桑皮

又复诊如旧，此非心与小肠实热为患，湿热久而伤阴，宜以通补兼施为法。

瞿麦　炒蒲黄　生地　生首乌　萹蓄草　山栀　驴皮胶　龟版（炙）　小蓟　东白薇　天冬　生甘草　扁斛　龙须草　藕节七个(《永泰姚梦兰医案》)

例 3：下虚肾阳不运案

陈　二九。下虚肾阳不运，小便数而且淋，溲后茎痛异常，俱为虚象，频服八正不效，因其渗药多损生气耳。拙拟温补肾阳，未知是否，尤冀尊裁。

炙桑螵蛸　芡实　沙苑蒺藜　茯神　淡苁蓉　怀山药　杜仲　驴皮

胶　煅左牡蛎　龟版（炙）　益智仁　萹蓄　（《永泰姚梦兰医案》）

例 4：肾虚不固肝胆热炽案

朱　妇。产育频多，肾虚不固，小溲频数，入夜更甚，溲后大痛疼，大便反坚，属肝胆热邪因阴虚而炽也，法应滋液阴，熄龙雷，此一定之法也，是否请正。

杜煎驴皮胶　熟地　桑螵蛸　柴胡（鳖血炒）　淡苁蓉　九制首乌　茯神　龙须草　煅左牡蛎　龙齿　旱莲草　荆芥　龟版（炙）　沙苑蒺藜　芡实　萹蓄草

又：小便已固，痛已渐除，但胃纳欠佳，便溏夜热，补剂难投，进清热为先。

炒香豉　豆卷　盐水炒橘红　黑荆芥　前胡　陈蒿梗　钩钩　炒扁豆　左秦艽　银胡　鳖血炒柴胡　（《永泰姚梦兰医案》）

例 5：湿热相火兼阴虚失固案

妇　十九。淋症一年之久，小腹微微作痛，口渴神烦，小便频数，半属相火湿热，半属阴虚失固焉，拟通补兼施。

瞿麦　炙桑螵蛸　芡实　石决明　草薢　萹蓄　煅牡蛎　龟版（炙）　沙苑蒺藜　龙齿　陈蒿梗　旱莲草　黑荆芥　龙须草　（《永泰姚梦兰医案》）

例 6：益气升阳通腑法治淋浊案

断每解小便后，浊孔酸痛欲胀，脉来数大，按之濡芤，舌苔黄腻，以此参论，肝木不畅，气不疏泻，腑阳为之窒塞，夫六腑以通为补，而淋浊久留，虚象况已出现，亦不得不顾及，筹拟益气升阳通腑法，未识要否，再候斟服。

绵芪皮　柴胡　川楝子　泽泻　龙须草　升麻（炙黑）　甘草梢　赤苓　川草薢　萹蓄　熟冬术　全归　淮牛膝　瞿麦　血琥珀　（《名选医案》）

【评议】姚派医家对淋浊证治有精辟的见解，认为淋有五淋之名，浊有精浊、便浊之别。数者当察气分与血分，精道及水道，确从何来。大凡秘结宜通，滑脱当补。若因心阳亢而下注者，利其火腑。湿热甚而不宣者，彻其泉源。气陷用升阳之法，血瘀进化结之方。此数端人所易晓也，独不知厥阴内患其症最急，少腹绕前阴如刺，小水点滴难通，环阴之脉络皆痹，气化机关已息，当用滑利通阳，辛咸泄急，佐以循经入络之品。若夫便浊之恙只在气虚与湿热推求，实者宣通水道，虚者调养中州。若虚实两兼，又有益脏、通腑之法。精浊者，盖因损伤肝肾而致，有精瘀精、滑之分，精瘀当先理其离宫腐浊，继与补肾之治。精滑者用固补敛摄，倘如不应，当从真阴调之。盖此论对淋浊的治法阐发尤精，联系上列医案，不难看出其处方用药的特点，颇值得效法。需要说明的是，现代临床治淋浊的常用方剂有八正散、小蓟饮子、萆薢分清饮、石韦散、导赤散等，古往今来应用，堪称屡验不爽，可与姚派医家的处方用药有机结合，可望进一步提高疗效。

痹症

例 1：寒湿袭伤太阳案

寒湿袭伤太阳，郁久化火，肩臂酸疼异常，不能转侧，坐不得卧，舌苔黄腻，脉浮带数，症属疼痹，法当通筋经隧为主。

羌活片　杏仁　川桂枝　秦艽　淡豆豉　赤苓　豨莶草　连翘　片姜黄　豆卷　黑荆芥　象贝　紫背浮萍　（《逐日医案》）

例 2：痹病肝木不柔案

《内经》云“风寒湿杂至为痹”，今左腰胯酸痛，牵连腿骨，伸屈不利，右胁聚攻动作痛，胃纳无味，便解不畅，此皆血气内郁，肝木不柔，再以养血通络。

丹参　威灵仙　红花　川萆薢　制香附　桂枝　怀牛膝　防己　宣木瓜　全归　广郁金　木香　忍冬藤　丝瓜络　（《姚氏医案》）

例 3：风感食滞案

风感阻气，食滞为痰，痛在左，络痹痰留，常有口渴，肺胃热炽，脉象右部弦数而滑，予启肺涤胃法。

鲜石斛　橘红　煅瓦楞子　枳壳　川朴　青壳连翘　杏仁　丝瓜络

白芥子　广郁金　通草　白蒺藜　竹茹　（《姚氏医案》）

例4：肝肾两亏浮火升扰案

肝肾两亏，阴阳枢纽失交，浮游之火，升扰不熄，乘及经络为痹痛，冒及颠顶为头胀。《内经》云“筋热者痹，络热则痿”，治以滋水制火，交通心肾。

制首乌　远志　鳖甲　泽泻　甘菊　抱木神　川柏　怀山药　粉丹皮　牡蛎　穞豆衣　萆薢　（《姚氏医案》）

例5：脾阳虚络脉瘀痹案

妇　三六。努力络伤，又伤脾阳，阳虚络脉瘀痹，偏体关节不利，胃不欲纳，治宜通络行瘀。

土鳖虫　卷柏　姜半夏　茜根　毫三七　桃仁　山楂炭　归须　子红花　泽兰　老苏梗　川朴

又：久病入络，瘀阻何疑，前进攻瘀不效，是邪气日昌也。邪气日昌，宜佐扶正。

加麦冬　米炒连心　橘红　前胡　佩兰　蒿梗　去归须　红花　楂炭　（《永泰姚梦兰医案》）

【评议】姚派医家治疗痹证经验丰富，论述颇多，有谓：痹症与风病相似，但风则阳受之，痹则阴受之，故多重着沉痛。其在《内经》不越乎风寒湿三气。然四时之令，皆能为邪，五脏之气，各能受病。其实痹者，闭而不通之谓也。正气为邪所阻，脏腑经络不能畅达，皆由气血亏损，腠理疏豁，风寒湿三气，得以乘虚外袭，留滞于内，致湿痰浊血，流注凝涩而得之。可知痹病之症，非偏受一气足以致之也。然而病症多端，治法亦异，余亦不能尽述。兹将治痹之法，申明一二。有卫阳疏，风邪入络而成痹者，以宣通经脉，甘寒去热为主；有经脉受伤，阳气不为护持而为痹者，以温养通补，扶持生气为主；有暑伤气，湿热入络而为痹者，用舒通脉络之剂，使清阳流行为主；有风湿肿痛而为痹者，用参术益气，佐以风药壮气为主；有湿热伤气，及温热入血络而成痹者，用固卫阳以却邪，及宣通营络，兼治奇经为主；有肝阴虚，疟邪入络而为痹者，以微通其阳，兼以通补为主；有气滞热郁而成痹者，从气分宣通为主，有肝胃虚滞而成痹者，以两补厥阴阳明为治；有风寒湿入下焦经隧而为痹者，用辛温以宣通经气为主；有肝胆风热而成痹者，用甘寒和阳，宣通脉络为主；有血虚络涩，及营虚而成痹者，以养营养血为主；又有周痹、行痹、肢痹、筋痹，及风寒湿三气杂合之痹，亦不外乎流畅气血，祛邪养正，宣通脉络诸法。故张景岳云：治痹之法，只宜峻补真阴，宣通脉络，使气血得以流行，不得过用风燥等药，以再伤阴气。亦见道之言也。诚然上述是不刊之论，但古今治痹名方多多，需综合参考。我们经验，风寒湿袭表而成痹症者，宜羌活胜湿汤为主；久痹上半身尤其是肩胛部疼痛者，宜蠲痹汤为主；久痹全身特别是腰腿部疼痛者，宜独活寄生汤为主；湿热流注关节而成痹症者，宜四妙丸、《温病条辨》宣痹汤为主。

癥瘕瘰疬

例 1：产后癥瘕作痛案

丁山河　庞广马孙媳妇　廿九岁。产后癥瘕作痛，患在右腹。

盐水炒柏子仁三钱　新绛一钱　鹿角霜三钱　泽兰二钱　艾炭炒驴皮胶钱半　楂炭三钱　紫石英三钱　黑荆芥钱半　四制香附钱半　卷柏钱半　盐水炒杜仲三钱　沙蒺藜三钱　茺蔚子二钱　炮姜五分　（《时感门类》）

例 2：癥瘕结聚少腹痛案

下昂　钟企人之妻　二十七岁。经阻半年，少腹之作癥瘕结聚作痛。

柏子仁三钱　降香五分　绛通草钱半　泽兰二钱　茺蔚子三钱　苓皮三钱　亳三七钱半　红花二钱　盐水炒玉竹钱半　桃仁钱半　煅代赭石四钱　豆卷四钱　炒研白芥子钱半　䗪虫四个　制香附二钱　茜炭炒二钱　盐水炒前胡三钱　萆薢三钱　（《时感门类》）

例 3：阴虚阳结瘰疬案

三桥埠　吴荣章。先天不足，肝肾失充，阴虚阳结，颈项疬串累累，红痛漏卮不已。咳嗽形体尪羸，五志内热，面白少神，脉涩小数，症属童劳，法所难治，勉拟另商。

燕根　炒香豉　川贝　陈蒿梗　杏仁　盐水炒橘红　银胡　盐水炒前胡　豆卷　炙桑皮　川斛　煅牡蛎　（《逐日医案》）

例4：冲带不固肝脾失藏致癥块案

嗔怒郁勃，内伤厥阴，脾络受伤，遂使崩带日久，左少腹结有瘕块，剧则头晕心悸，麻痹不仁，胃纳不振，彻夜不得寐，脉象右手弦涩，舌白，皆冲带不固，肝脾失藏统之权，肺失清肃，咳呛频频，病属缠绵，恐转瞬未必应效。

制香附　青皮　金樱子　海螵蛸　全归　白杭菊　茜炭　竹茹　怀牛膝　丹参　茺蔚子　玫瑰花　（马幼眉医案）

例5：气滞血瘀结成癥瘕案

前投行瘀调气之品，少腹依然坚硬，痛作时剧时缓，皆由气滞血瘀结成癥瘕之类，脉象弦紧，病月余，始由血崩，延防血臌。

紫丹参　丹皮　蓬莪术　桃仁　官桂　川郁金　三棱　茺蔚子　怀牛膝　延胡　制香附　青皮　小茴拌全归　（马幼眉医案）

例6：气失疏泄少腹结瘕案

形瘦之质，木火偏旺，里气失疏泄，少腹两旁结瘕或左或右，胀痛无常，因者五志火燃，肾脉失于涵养，阴不守舍，夜寐盗汗，气不收摄，常有气逆，顷得脉象，右三部细数少神，视舌苔光剥少津，此亦推论，真阴枯耗，若用疏肝平肝，犹恐香燥耗津，尽用滋腻填补，诚恐气阻不化，调理自道，仿古人肝为刚脏，柔以润之，参入介类以潜阳，咸寒以软坚，前言尽斯，然否，候政。

扁石斛　牡蛎　九香虫　橘核　毛燕　扁豆衣　归身　川楝子　灵磁石　坎版　淡鳖甲　（马幼眉医案）

【评议】《医门法律》说“凡有癥瘕、积块、痞块，即是胀病之根”。历来对该病疗法，大致可分为疏肝理气化瘀法，健脾和胃法，养血滋阴法和化湿利尿法等。分析上列医案，姚门认为癥瘕瘰疬的成因可用“正虚邪结”四字加以概括，其病理因素包括血瘀、寒凝、气滞、痰浊、毒热五大类。对于癥瘕瘰疬的治疗仍需秉承着“虚则补之”“实则泻之”的治法思路。根据患者体质强弱，病之久暂，酌用攻补，或先攻后补，或先补后攻，或攻补兼施等法，随证施治。正如《医宗金鉴·癥瘕积痞痃瘕疝诸证门》云：“凡治诸癥积，宜先审身形之壮弱，病势之缓急而治之。如人虚则气血衰弱，不任攻伐，病势虽盛，当先扶正气，而后治其病；若形证俱实，宜先攻其病也。经云：大积大聚，衰其大半而止，盖恐过于攻伐，伤其气血也。”换而言之，攻法宜缓、补法忌涩，不可一味地猛攻、峻伐，以免损伤元气；亦也不可一味地滋补扶正，以免关门留寇。

虚劳

例1：肝肾不足相火上逆致金破碎案

劳损一症，皆由肝肾藏阴不足，相火厥阳上逆，乘肺则咳嗽，动络则咯血，甚则音嗄，金破碎也，病有上损过胃，下损过脾，均属难治也，此以温柔摄下，甘平益上，于斯症尤属急务也，然必慎劳倦节饮食，培养生生之气，否则必致反复。

米炒潞参梢三钱　山药炒钱半　车前子三钱　青铅捶面五钱　冬术蜜水炙钱半　云苓三钱　沙蒺藜三钱　灵磁石四钱　蜜炙桑皮三钱　杏仁炒三钱　盐水炒怀牛膝三钱　核桃肉　（《时感门类》）

例2：劳损及脾案

徐家庄　沈益生　右。久虚不复谓之损，损久不复谓之劳。营卫倾欹，倏寒倏热，据述客秋分娩后，因虚致病，咳嗽纠缠，延及今春从未复原，入夏陡然失血，背寒夜热盗汗，谷食无味，纳少运钝，形色尪羸，又属因病致虚，所谓重虚，其虚冲脉少镇，卧则气促。今诊舌质坚老，苔黄带剥，脉左弦细少神，右关部带搏。症乃下损及脾之候，法所难治，但久病当调养寝食，勉拟养中镇摄，以冀纳谷生阴，犹可挽回一二。

盐水炒上潞参　银胡　盐水炒前胡　霍斛　炒香豉　佩兰　炒黄

川贝　豆卷　乌贼骨　赭石　青蒿梗　芡实　冬瓜皮子　萆薢　（《逐日医案》）

例 3：肺阴枯槁肾水竭蹶案

素体阴虚，木火自燃。去年病后不复，渐成损怯，火灼金伤，咳呛失音，形质憔瘦，胃纳不振。顷得脉象，两手细数如蜘，舌色鲜绛无津。以此参论，乃是肺阴枯槁，肾水竭蹶，无以上承，实怯症之末传矣。时交发泄，万物萌动，恐药饵难以奏效，勉拟壮水源以制木火，佐介类以潜浮阳，然耶否焉质诸高政之。

蛤粉　天生地　玄参　麦冬　白归身　川贝　灵磁石　杏仁　知母　西藏橄榄　桔梗　煅牡蛎　别直参　（《姚氏医案》）

【评议】虚劳病名最早出现于《金匮要略》，《血痹虚劳病脉证并治》中对虚劳病的辨证论治及用药特点进行了较为系统的论述，其中对脾肾虚损证候的记载共有十条，基于《内经》中“虚者补之”“劳者温之”等提出了治虚宜温的观点，认为五脏俱虚，脾肾为本，故治疗上偏重补益脾肾，如小建中汤等，提出甘温扶阳，调补脾肾。后世医家对于虚劳的治疗从五脏虚损论治，从阴阳虚损论治，而姚氏治疗虚劳，大多数疾病根据病因而论，不外乎烦劳伤气，则用治上治中之法，来补肺胃之津，柔剂以养心脾，甘温补益脾土，营卫则得以循行。又因烦劳伤精之症，应当以补益肝肾为主，又当知填补精血精气之区别，益火之源，以消阴翳。若因他症阴阳失衡，则当区别阴阳，辨析上中下三焦病位，治法以脾肾为本，而非随意施用补药。

黄疸

例 1：谷疸气不通降案

素患谷疸，湿土为病。现因内伤油腻，外感寒邪，使痞气不得通降，清浊互结为痢，痛如刀割，实缘肝气，其势切勿疏忽。

广木香　泽泻　川楝子　猪苓　青皮　酒制军　白芍　麸枳实　延胡　台乌药　（《姚氏医案》）

例 2：久病阴虚血瘀发黄案

面黄而暗，四肢乏力，久病入络，瘀血何疑，阴虚火旺，法当育阴去瘀清热为治。

生首乌　桃仁　陈蒿梗　豆卷　参三七　丹参　炒香豉　银胡　肥玉竹（盐水炒）　茜根　冬瓜皮子　泽兰　土鳖虫　佩兰叶　（《永泰姚梦兰医案》）

例 3：风寒外束脾湿肺壅黄疸案

风寒外束，内应于肺，肺气壅遏不通，痰热交蕴不豁，兼之脾湿未彻，酝酿为黄，格桓中焦，混如两截，故腹胀形黄，恶风潮热，剧则面目浮肿，咳嗽痰稀，脉得浮弦，舌黄，延防肺胀之变，姑先治其卒病，后治痼疾。

蜜炙橘红　杏仁　炒研牛蒡子　陈皮　羌独活　天虫（炒）　茯苓皮　连翘　大腹皮　前胡　广郁金　橘络　旱竹茹　（《名选医案》）

【评议】黄疸病表现为目黄、身黄、小便黄，常伴食差、乏力等非特异性表现。治黄疸之要诀必辨清阴阳虚实。《景岳全书·黄疸》云："阴黄证则全非湿热，总由气血之败，盖气不生血所以血败，血不华色，所以色败。"如遇阴黄，不能以治阳之法治阴。从黄疸病用药来看，常用药物多有逐瘀的作用，考诸家之说，《伤寒论》麻黄连翘赤小豆汤证就提到"瘀热在里，身必发黄"，以及《金匮要略·黄疸病》篇中的"脾色必黄，瘀热以行"。可见仲景认为瘀热是导致发黄的关键病机，只要病伤及血分成瘀就会发黄。从医案例 2、例 3 中应用活血通络的药物不难看出，姚派治黄疸除了辨阴阳外，还注重从血论治。

痰饮

例 1：阴虚兼痰饮湿热案

土运不足，湿郁蒸热，热化为痰，乘中气之虚，而羁留阳明，又兼肝阳化风以上扰，头眩体疲腹胀腿酸，亦俱相因，而见遇节必痛作。足三阴皆不足而脾为甚，以脾主信也。脉寸关弦滑尺濡，以脉而论滑是有痰饮湿热，弦为肝体不足，肝用有余，濡则肾水亦不足。据脉骤症是水不涵木，木又侮土之候，论治法，培补中气为本，兼以滋水养肝，固属至要，而运化湿热湿痰之品亦不可少。

路党参四两　云苓四两　盐水炒沙蒺藜四两　酒炒白芍三两　青盐水炒新会皮　炙草一两　大熟地八两　菟丝子三两　酒炒丹皮二两　炒黄怀山药一两　盐水炒萸肉二两　盐水炒厚杜仲一两　盐水炒枣仁二两　土炒江西术三两

以上药制末，用建莲粉四两和匀，再量加炼蜜全熟地捣匀和丸。每晨服五钱，生米仁红枣汤下。（莫尚古医案）

例2：痰饮见面浮睛黄腹板案

脉六部皆细，二寸郁数关沉弦，右稍甚，左尺比右尺稍浮。面有浮气，白睛晕黄，舌苔前半浊垢，大腹按之板滞。心肺有病，呼吸为之不利，寸脉微数而又近涩，应之中气不足，耳为之鸣，气虚则脾运不及，阳明胃府最易聚湿，又易蓄饮，腹时辘辘，及面浮、睛黄、苔浊，皆气从中馁，兼夹湿夹痰之证。右甚于左，一为湿郁蒸热，一为肝木郁于土中也。其胸次隐隐胀痛，脏腑病而又累及奇经，阴维为病主心痛，正此之谓。间或憎寒恶热，痰饮之为病，苦寒热，厥阴之为病，亦如是据。脉与症忝评，阴分未始非虚，盖脉阴阳不足则细，湿热又易于伤阴，兼遗泄休作无定，心肾亦本不充也。此时吃紧图治，当以培养脾胃，清泄湿热为主，而益阴和阳，交合心肾之品，亦宜忝于其间。

西潞党　连心麦冬　茅术　生白芍　枣仁　制半夏　小川连　带心莲子　橘红　左牡蛎　竹茹　川黄柏　玄武版　抱木茯神　米仁（莫尚古医案）

【评议】痰饮作为新的继发致病因素，是机体水液代谢障碍所产生的病理产物。姚氏认为：痰饮之作，必由元气亏乏，及阴盛阳衰而起，以致津液凝滞，不能输布，留于胸中，水之清者悉变为浊。如例1主要病因乃情志不遂，忧郁悲伤，肝郁气滞，横逆犯脾。脾主运化，司升清，若外感湿邪或饮食不节，过食生冷厚腻，则脾胃受损，脾失健运，水湿内停，湿聚成痰。脾喜燥恶湿，脾为阴土，胃为阳土，脾若虚弱，无以生化，再加湿邪乘虚侵袭，使清者不能升，浊阴不降，留滞于中凝聚为痰。湿痰治法，不可徒祛其湿，必以补气为先。治以培补中气为本，兼以滋水养肝，固属至要，而运化湿热湿痰之品，亦不可少。

血症

例 1：肝木扣金咯血案

以脉合症，以症验症，悉属厥阳肝木为患，侮脾土则为痛为泻，扣金则鸣为咳嗽为咽疼咯血者，肝家本为藏血之脏，月事早期者亦属木火盛行之象，急早怡情悦性，免致上损及下之虑，否则火自丙生，久后恐成音嗄，侧眠之患，病虽初起，势已非轻，勉拟还祈更正。

燕根二钱　甘菊炭五分　茺蔚子二钱　驴皮胶钱半　杏仁二钱　盐水炒橘络一钱　茯苓三钱　九香虫钱半　生熟二扁豆一钱　石决明三钱　川楝子一钱

三月十一日复诊　前方加苏子　扁斛　白薇　鬼箭羽（《时感门类》）

例 2：通腑后下血眩晕案

南山渚家滨　何如。久蕴湿热，似疟非疟，舌黄脉数有力，法当疏通胃腑，佐以淡渗，服药后倏尔大便下出，瘀血成块，数次神疲头晕，至晚将止，而傍人惊慌，直至天明，雇舟即赴平宅，马幼眉先生施法三剂。

土炒於术钱半　砂壳一钱　煨益智仁钱半　白芍（炒）二钱　焦神曲二钱　佩兰钱半　怀山药三钱　广皮钱半　盐水炒川断三钱　苡仁四钱　炒谷芽三钱　归须（炒）二钱

此症年少见也。(《名家医案》)

例 3：阴分素虚暑热转瘵案

雷甸，冯昇元，右，一十七。阴分素虚，暑邪入络，络热血沸，随咯而出，成盆盈缶，病属暑瘵。咳嗽痰出不爽，夜热形寒，渴饮舌黄，脉浮兼芤，非小恙也，拟用解郁和络，佐以降气。

生苡仁　通草　青蒿梗　浙贝　生紫菀　苏子　广郁金　杏仁　瓜蒌皮　蛤壳　嫩前胡　豆卷　（《逐日医案》）

例4：饯胃伤肝相火上乘案

嗜酒饯胃，努力伤肝，络脉失于滋养，相火乘机上胃，故倏尔咯血，盈杯成盂，谅是肝胃之火上受，肾水不能所制，当此新春萌动万类初生，最虑血逆妄行，有伤胃之患。

参三七　茜根　广郁金　桃仁　侧柏叶　降香　牡丹皮　鲜生地　橘络　辰神　旱莲草　白茅根　杏仁　（《名选医案》）

【评议】姚氏辨治血症，多据证辨析而后治之。若是劳伤火动，多是阳盛阴虚之候，火载血上，错经妄行而为逆，药用犀角地黄汤，随证加减，已后俱用补荣汤加减调理。若血出不尽，后成血块结痛难治，则用活血汤加减。若先吐血后见痰者，是阴虚火动，用滋阴降火汤加减；若先痰后见血者，是积热，清肺汤加减治之。试观上列医案，例1为肝木反侮肺金。盖肝与肺的关系主要表现为人体气机升降调节方面的对立制约关系。肺在上为华盖娇脏、主气，肝在下焦为刚脏，主藏血，上下匹对，血脉运行和藏储适度则安和。肝气以升发为宜，肺气以肃降为顺。肝升肺降，升降协调，对全身气机的调畅，气血的调和，起着重要的调节作用。肺气充足，肃降正常，有利于肝气的升发；肝气疏泄，升发条达，有利于肺气的肃降。肝升与肺降，既相互制约，又相互为用。即有“肝升肺降”“左肝右肺”之说。方中驴皮胶、茺蔚子补血活血，橘络盐水炒入肾经；九香虫活血通络，川楝子疏肝解郁，生熟二扁豆健脾化湿使脾气散津。例2，用通腑泄热、淡渗利湿之法，使湿热从大便而走。热邪损伤肠络，肠壁破损出血，瘀血成块。湿热已解，余邪蒙蔽清阳，故出现神疲头晕，用轻清之品如佩兰、砂壳之类以宣上焦阳气；予於术、白芍、焦神曲、怀山药、薏苡仁健脾和胃，川断、归须和血活血。例3，温病后期，阴液已伤，余邪深伏阴分，夜热形寒。阴津虚耗，故渴饮舌黄，暑邪入络宜养阴透热，青蒿味苦、辛，性寒，带有芬芳气息，能够疏通经络，促使体内热邪排出。紫菀、苏子、前胡降气，瓜蒌皮化痰止咳，杏仁宣肺止咳，郁金解郁和络，清络透邪。

遗精

例1：房劳过度致遗案

朱 二三。体虚，时医屡投寒凉未能救效，不知房劳过度亦能致遗，法当升固八脉之气，以温治之。

桑螵蛸 炙牡蛎 煅远志炭 盐水炒龙骨 潼蒺藜 枣仁元水炒香菟丝饼 盐水炒芡实 益智仁炒 茯神 怀山药 核桃肉 鹿角霜 杜仲盐水炒 （《永泰姚梦兰医案》）

例2：脾肾衰惫血随气逆案

某 气促屡发，血随气逆，自遗盗汗，显是元海无根，脾肾衰惫。

党参 黄芪 山药 炙草 於术片 熟地 茯神 沉香 青铅 五味子 （《永泰姚梦兰医案》）

例3：湿温下注案

某 三六 疟止邪未尽，显湿温下注，遗精先有梦兆，畏寒自汗，宜化湿热为先。

生首乌 钗斛 姜半夏 萆薢 豆卷 制香附 茯神 炙桑螵蛸 穞豆衣 陈皮 白蒺藜 砂仁 （《永泰姚梦兰医案》）

例4：水亏木旺梦遗案

顾。脉来弦芤，本有梦遗失血，此由水亏木旺所致，极早为涵养。

炙桑螵蛸 杜仲 制首乌 陈蒿梗 牡蛎 沙苑蒺藜 穞豆衣 乌贼鱼骨 女贞子 连皮茯苓 （《永泰姚梦兰医案》）

例5：心肾不足遗泄案

胃虚留伏湿饮，兼以心肾不足，故心怔遗泄不寐及手肢颤振，缠绵不已。按脉濡小，非易见功。

西党参 茯神 枣仁 远志（甘草水泡制） 左顾牡蛎 龙齿 宋夏 白蒺藜（炒研） 纯钩 甘菊 桑叶 青盐陈皮 竹茹

服药后诸恙虽得减，而手振未能遽除，心肾似已交合，痰究属未和，仍以前法添用。

西党参　宋半夏　茯神　青盐陈皮　紫石英　枣仁　冬桑叶　莲子心　甘菊　左顾牡蛎　纯钩（莫尚古医案）

【评议】遗精是指非人为情况下发生精液频繁遗泄，每周2次以上，并伴有头晕、耳鸣、神疲乏力、腰酸、失眠的病症，常严重影响患者的精神状态和生活质量。

《灵枢·本神》曰："恐惧而不解则伤精，精伤则骨酸痿厥，精时自下。"阐述了惊恐可引起精液的滑泄。《金匮要略》认为虚劳乃"失精"之成因，"肾虚为邪所乘，邪客于阴，则梦交接。肾藏精，今肾虚不能制精，则梦感动而泄也。"隋代巢元方指出肾虚不固，终致遗精。至明代王肯堂《证治准绳·遗精篇》载："因梦与鬼交为梦遗，不因梦感而自遗者为滑精，然总之为遗精也。"明确指出了以有梦和无梦区分遗精为"梦遗"和"滑精"。姚氏医家称续先贤之说，认为遗精一症，变幻虽多，总不越乎有梦、无梦、湿热三者之范围而已。古人以有梦为心病，无梦为肾病，湿热为小肠膀胱病。故治法不外乎宁心、固肾、祛除湿热三大法，或据证采用滑涩互施方法，这在上列医案中得到充分体现，值得借鉴。

附：近现代姚派名家医案选

姚派中医内科发展至近现代，以叶熙春、史沛棠两大名家为代表，学验俱丰，名噪一时。他们的医案十分精湛，达到了新高度，因所用病名和体例与前载诸家医案不同，故列专项重点予以选按。

例1：春温壮热阳明腑实案

蒋某，男，18岁。3月，余杭。春温壮热一候未解，烦躁不安，渴喜多饮，面赤口臭，舌唇焦燥，时有谵语，不思纳谷，大便八日未落，曾服辛凉之剂未效。脉象滑数，舌苔黄糙而燥，阳明腑实之证毕现，拟凉膈散化裁，以符清上泄下之意。

青连翘9克　黑栀9克　淡子芩6克　知母12克　生锦纹6克　玄明粉5克（冲）　全瓜蒌9克　炒枳壳5克　天花粉6克　生甘草2.4克　原干扁石斛9克（劈，先煎）

二诊：前方服后，今晨便下燥矢甚多，壮热略减，已能安寐，唇舌之燥不若前甚。脉数苔黄，阳明腑实虽清，而经热未解，久热阴液被劫，再拟养阴清热继之。

生石膏30克（杵，先煎）　知母9克　西洋参6克（先煎）　原干扁石斛9克（劈，先煎）　天花粉9克　鲜生地24克　青连翘9克　淡子芩5克　生甘草2.4克　川贝9克　全瓜蒌12克

三诊：服人参白虎加减，身热顿减，渐思纳谷，舌苔薄黄，脉见小数，伏邪已得外达，再拟清养胃阴，以撤余邪。

太子参6克（先煎）　原干扁石斛9克（劈，先煎）　知母12克　生石膏24克（杵，先煎）　鲜生地24克　淡子芩5克　青连翘9克　生甘草1.5克　冬瓜仁12克　川贝5克　云苓9克

前方进2剂，身热尽退，后以原方去淡子芩、石膏，加麦芽，续服二三剂，渐次而愈。（叶熙春医案）

【按】本例是温病的气分证（含经证和腑证），腑证用凉膈散化裁清上泻下，经证用人参白虎汤加减养阴清热，诚得温病大家叶天士、吴鞠通治温真谛。

例2：春温发痴案

沈某，男，42岁。武康。患春温症，红疹布后，大热已退，口也不大渴，惟午后仍有潮热，傍晚至黄昏，神识不甚清爽，胡言乱语，经常自笑，鼻中有如黑煤，频有黏痰咳出，舌苔黄燥中腻，脉象沉数而滑，询其大便，已十余日不下，小溲短赤。前医均投清热宣窍，养阴化痰之品，服之均未收效。此乃余邪遗热不清，阳明腑气不降，燥矢阻塞，浊火上冒，治当清热之中，参入调胃承气汤。

鲜生地八钱　鲜石斛四钱　连翘三钱　黑山栀二钱　川贝母二钱　杏仁三钱　广橘络一钱五分　瓜蒌皮三钱　赤苓四钱　甘草一钱　玄明粉一钱五分（分冲）　生军一钱五分

二诊：服一剂后，大便即下燥黑粪块甚多，神识骤清，热也退净。继用养阴清肺和胃法，即前方去生军、玄明粉、甘草、连翘、鲜生地、鲜石斛。加用南北沙参（各）三钱，麦冬三钱，天花粉三钱，扁石斛三钱。

接服四剂而愈。（史沛棠医案）

【按】案谓“此乃余邪遗热不清，阳明腑气不降，燥矢阻塞，浊火上冒，治当清热之中，参入调胃承气汤”，此等案语，涵盖理、法、方、药，文句精炼，确非熟谙理论，精于临证的老手不办。

例 3：大头瘟初似风温内闭入营案

冯某，男，47 岁。头痛，形寒，发热，眼睑微肿，鼻气热，呼吸不利，舌白，脉浮数。初诊为春令风温上受，即投辛凉化解，轻宣上焦。

二诊：服药一剂，不独病势不瘥，热势反而炽盛，口渴恣饮，头面全肿，其痛更剧，已有大头瘟迹象，继用普济消毒饮加减。

三诊：翌日复诊，仍未见瘥。神识乍清乍糊，鼻孔多红涕及衄血，烦躁不眠，大便不通，小溲短少，舌苔厚黄而燥，质鲜红，脉大而数。春温邪势非但不能化解，反而由气迫营，波及神明，改用白虎合银翘散出入主治。

四诊：病情如故，神识已完全不清，头大如斗，皮肤有鲜红疙瘩，其肿势连及颈项，鼻内涕多，且有脓液，腥臭难闻。是病虽然起始即行服药，由于邪毒猖獗，杯水车薪，邪不外达，即自内攻。复思不便不通，阳明燥矢内结，中焦浊火炽盛，专以清上，所以无效。古人谓头为诸阳之首，阳邪太盛，在温病为气热入营迫血，故投釜底抽薪法，即以清营汤合三黄石膏解毒汤，另用安宫牛黄丸，芳香宣窍，清心泄热，以防内闭。

犀角尖六分（磨冲） 川连八分 鲜生地八钱 生石膏一两 黑山栀三钱 银花五钱 人中黄一钱五分 板蓝根五钱 丹皮三钱 鲜大青叶八钱 紫草二钱 玳瑁六钱 生锦纹二钱 安宫牛黄丸一粒（化吞）

五诊：一剂后，大便泻下燥矢甚多，神识随之转清，头面肿胀，也

有减轻。再剂改生军为制军，接服五剂，病情缓解。继以清热泻火，生津养液而获痊愈。（史沛棠医案）

【按】普济消毒饮是治疗大头瘟的专方，一般效验卓著，本例则未能取效，几经周折，辨证为温病气热入营迫血，非轻浅之证，改用清营汤、三黄石膏汤、安宫牛黄丸等清心泄热，芳香开窍之剂，遂使温毒退舍而获痊愈。“有是证即用是药”，此之谓也。

例4：暑邪内干心营案

金某，男，24岁。7月，昌化。暑温一候，汗出壮热不退，渴喜冷饮，神倦嗜卧唇红面赤。昨夜起神识时昏时清，且有谵语，脉象弦滑而数，舌绛，苔黄燥。暑邪内干心营，扰乱神明，邪势鸱张，亟拟清营达邪。

带心连翘9克　银花9克　玄参心9克　黑栀9克　鲜石菖蒲根6克　川贝6克　鲜生地2.4克　益元散9克（荷叶包）　黄郁金6克　茯神12克　牛黄清心丸1粒（先化吞）

二诊：神识转清，身热未退，汗多口渴，面红目赤，脉象滑数，舌苔黄燥。暑邪虽已由营外达，而热势未平，再仿人参白虎汤加味。

北路太子参6克（先煎）　生石膏30克（打，先煎）　知母12克　鲜扁石斛9克（劈，先煎）　带心连翘9克　玄参9克　鲜生地15克　黑栀9克　益元散12克（荷叶包）　天花粉12克　川贝6克

三诊：高热得减，面红已除，舌苔黄燥转润，津液已有来复之渐，脉象弦数。再拟养阴泄热。

北路太子参6克　玄参9克　鲜生地15克　知母12克　银花9克　连翘12克　天花粉12克　活芦根30克（去节）　六一散9克（荷叶包）　生苡仁12克　赤苓9克

四诊：前方服2剂，身热尽退，脉象转缓，苔薄黄，小溲短赤。

前方去太子参、连翘、芦根、玄参，加扁石斛9克，麦芽9克，淡竹叶6克，以清余邪。（叶熙春医案）

【按】本例初起实乃暑邪入营，内干心包之重证，经投清营达邪之剂，病乃由营转气，由里出表，佳象也。续仿人参白虎汤加味，病势渐

退，后用养阴清热廓清余邪以收全功。观其处方用药井然有序，诚属医林高手。

例5：暑湿深伏气阴均伤案

胡某，男，38岁。杭州高士坊巷。暑为熏蒸之气，湿为黏腻之邪，暑湿夹杂殊难化解，郁滞气分，肺胃不宣，酝酿成瘖，颈项、胸前、腹部，虽然隐约外露，病经一旬有余，犹未畅达，身体灼热，神识乍清乍糊，夜不成寐，口渴喜饮，烦躁、耳聋、汗出热仍不解，即经所谓汗后不为汗衰。小溲短少，大便后溏，即脏邪移腑，热迫下利是也。舌苔中间黄糙带腻，边则仍白，舌质见绛，两脉沉细数而有力，是见气阴均伤，邪热深伏，如再迁延不达，势必陷入营分，发生厥闭，故治宜开泄气分，以逐暑湿，参入扶养气阴之品，载邪外出，俾清暑以湿外，渗湿于热中，暑湿两分，其势自孤矣！

吉林参须一钱　西洋参八分　两味另煎代饮。

鲜铁皮石斛四钱　辰麦冬四钱　黑栀二钱　连翘四钱　淡黄芩一钱五分　杏仁三钱　川贝母二钱　苡仁四钱　鲜佛手二钱　通草一钱　鲜芦根一两　牛蒡子二钱　鲜荷梗一尺　万氏牛黄清心丸一粒（化吞）

二诊：昨日用开泄气分，清暑化湿，扶元存津法后，今诊舌脉如昨，身仍壮热，口渴恣饮，惟胸前白瘖增多，大便只泄一次，小溲仍少，神识乍清乍糊，时有烦躁。盖暑为阳热之邪，最易伤阴化燥，湿虽属阴，必郁而不去，亦从火化。喻嘉言谓人身天真之气，即胃中之津液是也。如果津液涸竭，即有风动昏厥之险，再拟依原法增加扶元生津，清泄邪热，芳香通窍之品，以期背城一战。

野山人参一钱　西洋参一钱　羚羊角八分　三味同煎，不断代饮。

鲜铁皮石斛五钱　连翘三钱　广郁金二钱　黑山栀二钱　青蒿三钱　辰拌赤苓四钱　通草一钱　川贝二钱　光杏仁三钱　炒牛蒡子一钱五分　鲜芦根二两　鲜荷梗一尺　紫雪丹六分（分吞）

三诊：胸颈白瘖密布，全身经常汗出溱溱，身热自瘥，神识亦清，已无乱语，并能入睡，大便不溏，小溲仍赤，惟口渴恣饮，胸中气闷如故，舌苔微黄带腻，脉象小数。气阴虽复，则正胜自可敌邪，故暑湿乃得顺利排泄，白痦行将齐透，再拟依原法出入：原方去牛蒡子、紫雪丹，加天花粉三钱。

四诊：白痦齐透，渐见麸脱，所以身体瘙痒，大热已瘥，每日尚有潮热，口渴颇减，小溲虽多，尿色仍赤，胃气渐醒，略思饮食，但气阴久伤，余邪遗热难以骤净。拟用甘寒养阴佐以清泄余邪，轻宣肺胃为治。

鲜扁斛三钱　天花粉三钱　辰麦冬三钱　川贝母二钱　连翘三钱　青蒿子三钱　黑山栀三钱　鲜荷梗一尺　西洋参一钱　辰茯神四钱　北沙参三钱　通草一钱　杏仁三钱　盐水炒橘红一钱五分

五诊：舌苔薄白而润，脉见缓小，缓为邪退，小属正虚，惟下午仍有五心内热，此正虚，阴分不足，遗热未净之候也。夜间少眠，胃纳不甘，小溲色黄，大便未下，再拟滋养气阴，清解遗热。炉烟未尽，灰中犹有火存，仍有复燃之虑，故饮食起居，切宜自慎，而用药不宜过于呆补。

金钗石斛三钱　西洋参（另煎）一钱　北沙参三钱　麦冬二钱　地骨皮三钱　青蒿梗三钱　佩兰叶三钱　赤苓四钱　炒谷芽四钱　通草二钱　杏仁三钱　蜜炙橘红二钱　全栝蒌三钱　鲜稻露二两

六诊：诸恙悉除，舌苔薄白，脉仍缓小，胃纳知甘，大便亦下，小溲淡黄，夜亦能眠，无内热，症已转入坦途，但求静养，谨慎调护，不日就可痊愈。再拟醒胃和中，补养气阴为主。

炒党参三钱　炒於术二钱　炒白芍二钱　麦冬三钱　炒谷芽三钱　佩兰叶二钱　橘白一钱五分　川石斛三针　茯神三钱　蔻壳一钱　炒竹茹三钱

西洋参八分　吉林参须一钱　另煎代饮。（史沛棠医案）

【按】本案叙症周详，析理入微，处方熨帖，诚为不可多得的佳案，值得细读。案谓“清暑以湿外，渗湿于热中，暑湿两分，其势自孤”，实传承叶天士“或透风于热外，或渗湿于热下，不与热相搏，势必孤矣”的名句。姚氏传人学宗叶派，由此可见一斑。

例 6：风寒外袭内有郁热案

宣某，男，39 岁。4 月，杭州。风寒外袭，内有郁热，恶寒身热，咳嗽气急痰黄，胸胁震痛，口渴喜饮，脉紧数，舌苔黄糙。麻杏石甘汤加味。

生麻黄 4 克　白杏仁 9 克（杵）　生石膏 15 克（杵，先煎）　甘草 3 克　竹沥半夏 8 克　炙前胡 6 克　冬瓜子皮各 9 克　竹茹 6 克　茯苓 9 克　炙橘红 4 克　白茅根 12 克

二诊：外寒束表，得汗身热渐解，里热内遏，咳嗽痰黄依然，胸痛气急如故，舌苔黄糙已转薄润。仍用前方加减。

麻黄 2.4 克　生石膏 18 克（先煎）　甘草 3 克　炙前胡 6 克　浙贝母 9 克　白杏仁 9 克（杵）　炙橘红 4 克　竹茹 12 克　炙枇杷叶 12 克　白茅根 4 克　冬瓜子皮各 9 克　竹沥半夏 8 克

三诊：表邪已解，寒热尽退，肺气犹未清肃，咳嗽欠爽。症势虽平，务慎饮食。

赤白苓各 9 克　浙贝母 9 克　仙露夏 5 克　生蛤壳 18 克（杵）　蜜炙前胡 5 克　白杏仁 9 克（杵）　白茅根 12 克　冬瓜子皮各 9 克　炙枇杷叶 12 克　炙橘红 4 克　金沸草 8 克（包）（叶熙春医案）

【按】《伤寒论》麻黄杏仁石膏甘草汤证，系风寒外袭，内有郁热而致咳喘等症，俗称“寒包火证”。本例临床表现与病机与此正合，故随证施治，获得“表邪已解，寒热尽退”之良效。

例 7：哮喘喉如水鸡声案

张某，男，12 岁。曾跌入湖中，救起后经过匝月，突然咳喘喉中如麂叫声，咳出白痰，饮食二便正常，中西医均无显效。病已三月余，始终喉间有声，显因水寒入肺，阻塞气道，即仿《金匮》“喉中如有水鸡声”治疗，拟射干麻黄汤散寒宣肺，佐以降逆化痰。

麻黄七分　桔梗八分　射干一钱五分　甘草一钱　细辛五分　杏仁二钱　炒白前二钱　姜半夏一钱五分　陈皮一钱五分　冬花二钱　苏子霜二钱　茯苓三钱

二诊：如方服四剂后复诊，喉间怪声已少，咳痰亦稀，仍依原方加

入冬瓜仁三钱，紫菀钱五分，去白前、桔梗，续服五剂而愈。（史沛棠医案）

【按】射干麻黄汤出《金匮要略》，主治寒饮蓄肺，咳逆上气，喉间有水鸡声。本例病因病机和症状与此恰合，故拟本方加减散寒宣肺，佐以降逆化痰而获捷效。姚派医家熟谙仲景学说，跃然纸上。

例 8：大青龙法治肿胀案

林某，女，22 岁。2 月，杭州。始有寒热，治后虽退，而咳嗽不已，由上而下全身漫肿，头大如斗，双目合缝，气逆不耐平卧，小溲短少，食入腹笥作胀，按脉浮滑而数，舌苔白薄。水气内停，风邪外袭，两者相搏，溢于皮肤成肿。经云“病始于上而盛于下者，先治其上”，拟大青龙法。

生麻黄 3 克　白杏仁 9 克（杵）　生石膏 15 克（杵，先煎）　甘草 2.4 克　桂枝木 2.4 克　陈皮 5 克　粉猪苓 9 克　生姜皮 1.5 克　茯苓皮 12 克　清炙桑白皮 9 克　炒椒目 5 克（包）

二诊：气逆略平，汗出无多，咳嗽如故，肿势未消，按脉浮滑，舌苔白薄。水气逆肺，肺失肃降，气机不利，水湿难消。再拟疏风宣肺，行气利水。

生麻黄 3 克　白杏仁 9 克（杵）　桂枝木 5 克　生石膏 15 克（杵，先煎）　冬瓜子皮各 12 克　陈皮 5 克　带皮苓 9 克　清炙桑白皮 9 克　炒椒目 3 克（包）　生姜皮 2.4 克　紫背浮萍 6 克

三诊：肺气得宣，汗出尿增，水肿已去五六，咳嗽大减，气逆渐平，脉浮，苔白。病有转机，再以原法出入。

生麻黄 1.5 克　白杏仁 9 克（杵）　桂枝木 3 克　茯苓 9 克　炒晒白术 5 克　炙陈皮 5 克　炒枳壳 5 克　泽泻 6 克　大腹皮 9 克　防己 5 克　清炙桑白皮 6 克

四诊：水肿已退八九，气逆亦平，食后腹笥仍胀。脉弦而细，舌苔白薄。水为阴邪，水湿久停，中阳不展，脾失健运，再拟温中化气利水。

桂枝木 5 克　姜皮 3 克　冬瓜子皮各 12 克　清炙桑皮 9 克　茯苓

皮15克　泽泻6克　炒晒白术6克　猪苓9克　炒椒目3克　平地木15克　大腹皮9克　红枣5只

五诊、六诊：水肿已消，咳嗽气逆俱平，接服六君子汤加猪苓、泽泻、桂枝等健脾化湿，连续进10余剂而告痊愈。（叶熙春医案）

【按】本案是对仲景大青龙汤证治的充实和发挥。经方大青龙汤，常规主治风寒表实，兼有里热，症见发热恶寒，身疼痛，不汗出而烦躁，脉浮紧。本例咳嗽肿胀，其病因病机与大青龙汤证相似，故用此方化裁而告痊愈。可见经方需触类旁通，拓宽其应用范围，本案即是其例。

例9：木气横逆呃逆案

郑某，女，32岁。杭州。患呃逆年余，身体并不见瘦，无其他症状，经过各种治疗无效，至余处诊治，听其呃逆声暂止暂作，昼夜不停，胸中气闷，良由情怀不畅，木气横逆，胃失通降。病起虽久，并非虚呃可比。

迦南香六分（研吞）　佛手柑三钱　郁金三钱　茯苓四钱　姜汁炒竹茹三钱　炒枳实二钱　陈皮二钱　甘草一钱　桂木一钱五分　炒白芍三钱　煅代赭石四钱　木蝴蝶二钱　连服六剂

据云服二剂呃逆已稀，六剂后其呃全止。复方仍依原剂以期巩固，惟嘱其忌食油腻生冷及闭气等食，并不可郁怒，免再复发。（史沛棠医案）

【按】呃逆是临床上常见的病症，其病因病机有异。本例乃“情怀不畅，木气横逆，胃失通降”而致，故以疏肝理气、降逆和胃而获效机。其医嘱为治未病“防复”的举措。

例10：湿热内蕴宿食停滞痢疾案

陈某，男，34岁。7月，昌化。身热痢下脓血，里急后重，日夜三四十次之多，呕恶不思纳谷，小溲短赤，脉象滑数，舌苔黄腻。湿热内蕴，宿食停滞，治拟清热导滞。

清炙白头翁12克　川连3克　煨南木香5克　川柏炭6克　秦皮6克　炙银花12克　制锦纹3克　炙当归9克　酒芍8克　槐米炭9

克　山楂炭9克　炒枳实6克

二诊：前方进五剂后，热退，脓血不存，便转正常，亦无里急后重，呕止，渐思纳食，脉滑，苔色薄黄。再以清湿化热，以和肠胃。

广木香3克　炒川连1.8克　山楂炭6克　广陈皮6克　淡竹叶9克　清水豆卷9克　炒银花9克　炒谷芽15克　炒苡仁9克　炒枳壳5克　制川朴5克　鲜荷叶一角　（叶熙春医案）

【按】本例乃急性痢疾，一日痢下三四十次之多，实属重症。其辨证为湿热夹食滞痢疾，舌脉是主要依据。方用白头翁汤加消导之品，药证熨帖，故获速效。

例11：和中逐湿法治泄泻案

马某，男，60岁。舌苔白腻，脉象沉缓，腹胀便溏，胃呆不欲食。此内湿素盛，又夹食滞，湿食互结，消化不良。拟当和中逐湿，佐以消滞，加味平胃散治之。

炒於术二钱　制川朴一钱五分　茯苓四钱　广藿香一钱五分　佩兰二钱　广木香一钱五分　炙鸡金三钱　炒谷芽三钱　焦六曲三钱　白蔻仁五分（研，另冲）

二诊：大便转实，日一次，腹胀亦轻，胃纳已增，苔薄白，微腻，脉沉缓。仍依原法。

炒於术二钱　制川朴一钱五分　茯苓四钱　姜半夏二钱　陈皮一钱五分　带壳砂一钱五分　白蔻仁五分（冲）　炒米仁五钱　广藿香一钱五分　佩兰二钱　煨木香一钱五分　炒谷芽三钱　（史沛棠医案）

【按】湿食互结是本例病理症结之所在，方用平胃散合二陈汤化裁，药虽平淡无奇，因其对证下药，宜乎取效也。

例12：黄土汤法治远血案

陈某，男，40岁。10月，双溪。便下紫褐已近匝月，形寒畏冷，脘部隐痛，得温则减，胃纳欠佳，面色少华，脉来细涩，舌苔白薄。此属远血，病在肝脾，肝虚不能藏血，脾虚不能统血，藏统失司，血不归经，溢于下则为便血。治仿金匮黄土汤法。

伏龙肝15克（包）　炒於术2克　炒白芍12克　淡子芩5克　炒

阿胶珠9克　槐米炭9克　大熟地炭15克　炮姜5克　炙黑甘草5克　地榆炭9克　仙鹤草15克

二诊：前用黄土汤加味，脘痛已止，而便色仍然紫黑，精神委顿，脉来较前有神，苔白薄。脾虚夹寒，阴阳不为相守，病已日久，药力一时难逮，仍守原法出入。

伏龙肝12克（包）　炒於术8克　炙黑甘草5克　炮姜5克　地榆炭9克　炒阿胶珠9克　大熟地炭15克　槐米炭9克　旱莲草15克　炙当归9克　酒炒白芍9克

三诊：大便由紫转黄，而胃纳依然不佳，形寒怯冷如故，脘腹不时隐痛，头昏，四肢乏力，脉象弦细。阴络之血虽止，而留瘀未尽耳。

大熟地15克　炮姜5克　炒阿胶珠9克　炙当归9克　蒲黄炭9克　酒炒白芍9克　炒晒术6克　云苓9克　炙黑甘草3克　旱莲草12克　陈皮5克

四诊：前方服后，脘腹之痛已止，而脉细无力如故。血去气阴俱伤，再拟补气益血，以善其后。

米炒上潞参9克　炒於术8克　炙黄芪9克　茯神9克　炒枣仁9克（杵）　制远志5克　炒阿胶珠9克　炙当归9克　炒白芍9克　煨木香5克　炙甘草3克　连核龙眼15克　（叶熙春医案）

【按】《金匮要略》将便血分远血、近血两个类型，其中远血的主症是先便后血，病机为脾气虚寒，故制黄土汤温补脾气，摄血归经。试观本例症状、病机，恰合黄土汤证，故投本方效著。惜乎方中主药灶心土（伏龙肝），当今已难购到，有人主张用赤石脂代替。

例13：茵陈蒿汤加味治湿热黄疸案

施某，男，46岁。5月，杭州。初起形寒身热，继而面目肌肤尽黄，心烦懊侬，纳食减退，不时欲呕，小溲短少色黄，大便秘结，脉象弦滑而数，舌苔黄腻。湿热互蕴，郁蒸成黄，治拟清热化湿，茵陈蒿汤加味。

绵茵陈15克　黑栀9克　制大黄9克　制川柏5克　赤茯苓12克　广郁金8克　蒲公英9克　黄芩6克　鸡内金9克　炒枳实5克　海金

沙9克（包）

二诊：身热未退，黄疸如前，大便虽通，纳食仍然不佳，胸闷懊侬，小溲短赤，脉象弦数，苔黄腻。湿热之邪方盛，仍拟原法出入。

绵茵陈15克　黑栀9克　蒲公英9克　制川柏6克　粉猪苓6克　赤苓12克　制大黄6克　连翘12克　海金沙9克（包）　鸡内金9克　广郁金6克

三诊：身热已除，黄疸渐退，纳食略增，胸闷如前，脉弦，苔黄腻。邪势得挫，乘胜再进。

绵茵陈15克　黑栀9克　猪苓6克　赤苓12克　炒枳实5克　制川朴5克　制大黄5克　广郁金6克　制苍术5克　陈皮5克　鸡内金9克

四诊：黄疸续退，小溲增多，而胸闷未宽，脉弦，舌苔薄黄。再拟清化湿浊继之。

绵茵陈15克　赤茯苓12克　粉猪苓6克　广郁金6克　制苍术5克　泽泻6克　黑山栀9克　制川朴5克　炙陈皮5克　制大黄5克　炒枳实5克

五诊：面目肌肤之黄，已退八九，纳食虽增，而饮后胸脘仍然胀闷，脉弦，苔白腻。余湿犹未尽化，再拟苦辛合淡渗法。

绵茵陈12克　赤苓12克　海金沙12克（包）　猪苓9克　鸡内金9克　炒苡仁12克　制川朴5克　制苍术5克　广陈皮5克　泽泻6克　蒲公英9克

六诊至九诊：均以茵陈胃苓，与五诊处方增减不多（不载），服后黄疸尽退，诸症消失而愈。（叶熙春医案）

【按】本例酷似急性黄疸型肝炎，据其症状当属阳黄证，病机为湿热蕴结发黄，茵陈蒿汤乃是不易之方，经本方加味治疗，效验显著，足见经方洵传世名方，很值得传承和发扬。

例14：肝风痰中案

汪某，男，57岁。业商，素喜膏粱曲蘖，体丰多湿，平日时有头昏。端午节过饮及肉食后，突然呕吐，昏晕卒倒无知，查血压

180/120mmHg，身不发热，亦无气逆及眠鼾症状，小便虽遗，仍有知觉，脉弦滑有力，舌苔白腻。此肝风夹痰，堵塞神机，为痰中风无疑。拟平肝息风，化痰利窍为主。拟方：

法半夏三钱　煨天麻三钱　钩藤四钱（后下）　茺蔚子三钱　连翘三钱　郁金三钱　石决明八钱　陈皮二钱　姜汁竹沥一盅　鲜石菖蒲根一钱五分　夏枯草四钱　淡芩二钱　羚羊角片八分　苏合香丸二粒

二诊：服一剂后，即已开声，神识稍清，血压150/104mmHg。复诊除苏合香丸，仍嘱服原方。次日复诊，血压已下降为140/98mmHg，诸恙好转，大便自下。

原方去羚羊、菖蒲、竹沥、郁金。加茯苓四钱，竹茹二钱，桑寄生四钱，杜仲四钱，甘菊二钱，连服六剂而安。（史沛棠医案）

【按】中风是急危重症，前贤张伯龙、张山雷等名家对本病尤有阐发，经验丰富。按现代医学观点，该病多由高血压引起，本案例亦不例外。中医辨证，大多系肝风、痰湿等所致，平肝熄火，化痰开窍是常用之治法，本例处方用药，即循此而施。

例15：肝阳化风头痛案

杨某，男，32岁。杭州竹斋街。平素有轻微头痛，自服菊花茶调而愈，时发时止。不料连日工作繁忙，彻夜不眠，顷刻头痛抽掣，颠顶掣痛更甚，手足发冷，痛剧欲昏，该脉弦大有力，面赤神烦。是阴虚肝阳化风上扰，治当息风潜阳，佐以镇逆。

羚羊角尖一钱　龙齿一两　炭火煎饮，不断加水，连续饮下，不到一小时，其痛自瘥。

另用甘菊二钱　女贞子三钱　夏枯草三钱　马蹄决明四钱　钩藤四钱　生地五钱　首乌四钱　石决明八钱　蝎尾五分　天麻四钱　冬桑叶四钱　蔓荆子三钱

二诊：连服二剂，诸症均除，照常工作。（史沛棠医案）

【按】本例头痛甚剧，凭症参脉，显系阴虚肝阳化风上扰使然，治以息风潜阳，佐以镇逆为法，亦甚妥帖，故获桴鼓之效，足资师法。

例16：肝肾两亏脾虚痰湿痫症案

瞿某，女，27岁。痫症已十余年，时发时止，屡治无效。发时神识不清，四肢抽搐，口吐白沫，平日头昏无力，胃纳欠佳，月经至而未至，舌苔薄白糙腻，尖绛，脉沉细无力，肝肾两亏，脾虚失运，痰湿不化所致。治当乎补肝肾，健脾助运，以化痰湿为主：

制首乌四钱　制萸肉二钱五分　杞子三钱　紫石英一两　宋半夏二钱　炒党参三钱　炒於术三钱　陈皮一钱　炒白芍二钱　陈胆星一钱（研末分冲）　白金丸二钱（分吞）

二诊：前方服后，痫症发作已稀，各种症状也有消失，舌苔白腻，脉细弦。病久体虚，痰浊内滞，阻塞灵机，虚中夹实，一时不能滋治，仍宗原法出入。

生铁落八钱（包）　郁金三钱　珍珠母一两　陈胆星一钱　石菖蒲一钱五分　陈皮二钱　竹沥夏二钱　甘菊三钱　丹参四钱　制萸肉一钱　左金丸八分（吞）

三诊：痫病服药以来，久已不发，舌苔薄白，脉细涩无力。痰浊渐清，可予原法掺入滋补肝肾为治。

细生地三钱　制首乌三钱　制萸肉二钱　炒阿胶三钱　炙龟版五钱　炒菟丝子三钱　郁金三钱　宋半夏二钱　陈皮一钱五分　紫丹参四钱　甘菊二钱　生铁落一两（史沛棠医案）

【按】本案是典型的痫症病案，属虚中夹实之证。二诊谓“病久体虚，痰浊内滞，阻塞灵机，虚中夹实，一时不能滋治”。三诊谓“服药以来，久已不发”，辨证为“痰浊渐清”，故改用标本兼治之法，为医者临证须明标本缓急，才能克奏其效。

例17：暑热应心致热淋案

胡某，男，41岁。6月，余杭。夏月长途跋涉，感受暑热，暑为火邪，内应于心，心火下移小肠，火迫血溢，是以小便出血，茎中热痛，神烦寐劣，口渴喜饮，舌尖绛，脉象濡数。导赤散加味。

细生地18克　木通5克　甘草梢5克　淡竹叶9克　飞滑石12克（荷叶包）　赤苓9克　琥珀末2.4克（分吞）　川连2.4克　黑山栀9克

川萆薢9克　鲜茅根30克

二诊：服导赤散加味，尿血已止，茎中痛除，而溲色未清，渴饮已瘥，寐况得安，脉濡数，苔薄黄。前方既效，仍守原法出入。

细生地15克　木通5克　竹叶9克　甘草梢5克　知母9克　鲜茅根24克　赤苓24克　福泽泻9克　飞滑石12克（包）　车前草12克　川萆薢9克　（叶熙春医案）

【按】导赤散是一首脏病治腑的名方，即通过利小便而达到清心火的目的，临床运用于心火旺盛所致的淋证、舌痛等。试观本案，其病机为暑热内应于心，心火下移小肠而致血淋，故本着脏病治腑的导赤散加味而收卓效。

例18：圣愈汤法治衄血案

王某，女，28岁。七月，杭州。鼻衄时发时止，已有年余，近日来势如涌，头昏目眩，腰背酸痛，每次经汛超前而来，量多色红，夜来寐况欠安，且多梦扰，精神委顿，步履乏力，两脉弦细而数，尺部反见浮大，舌苔燥白。女子以肝为先天，良由水不涵木，肝火上腾，迫血上行而衄。欲降其火，必先滋阴；欲养其血，必先调气。拟圣愈汤加味，气阴并顾，以冀引血归经。

炒上潞参9克　炙当归9克　炒阿胶珠9克　炙川芎2.4克　生黄芪15克　生白芍9克　细生地15克　艾叶炭2.4克　墨旱莲9克　甘菊花6克　炒女贞子9克　炙侧柏叶9克

二诊：衄血已止，头昏目眩不若前甚，而腰背酸疼如故，夜来寤多寐少，脉象仍然弦细，阴虚未复故也。前方既见效机，再守原法出入。

细生地15克　生白芍12克　米炒上潞参9克　炒枣仁9克（杵）　炙当归9克　生黄芪9克　制远志5克　生牡蛎15克（杵）　炒阿胶珠9克　旱莲草15克　制女贞子9克

三诊：衄血已止，头昏目眩减轻，昨日月经来潮，量不甚多，而腰酸更甚，寐况仍然不安，脉象弦细微滑。衄血过多，营血必伤，虽在行经期间，不宜补摄，但滋阴养血，尚为必要，续拟两调气营。

炙当归9克　炙川芎3克　炒晒白术5克　炒川断9克　米炒上潞

参9克　炒丹参9克　益母草9克　炒白芍9克　辰茯神9克　炒阿胶珠9克　炙陈皮5克

四诊：此届经来，四日即净，精神较前好转，而腰背酸楚，始终如故，睡眠仍欠酣适，脉细而弦。真阴不足，肝经之火有余，心肾失交，神不敛舍。再拟气阴两顾，佐以清火。

大生地15克　生白芍12克　辰茯神12克　麦冬12克　炒阿胶珠9克　炙当归9克　川连1.5克　炒枣仁12克（杵）　炒川断6克　煨补骨脂9克　墨旱莲9克　制女贞子9克　米炒上潞参9克　生黄芪9克

五诊：鼻衄止已两旬，未见再来，腰酸酸软较前减轻，寐况亦有好转。阴虚渐复，再拟原法增删。

米炒上潞参9克　麦冬9克　川连1.5克　炒枣仁12克（杵）　炙艾叶3克（包）　炒阿胶珠9克　辰茯神12克　细生地15克　炒白芍12克　旱莲草15克　炙当归9克　甘菊花6克　炒女贞子9克

六诊：诸恙均瘥，原方去茯神，加制首乌9克气阴并补，以资巩固。（叶熙春医案）

【按】本案层层剖析，理法方药紧扣，文句精彩，读来朗朗上口，确是一则名案，非杏林巨擘不能为之。

例19：脾虚中阳不足痰饮案

魏某，男，56岁。患者咳嗽痰多，脘部胀满作痛，大便时溏，舌苔薄白，脉象缓细，中阳不足，饮邪内滞。脾为生痰之源，肺为贮痰之器。水积于阴则为饮，饮凝于阳则为痰。故仲景云，病痰饮者以温药和之。拟温养脾肺以化痰饮。

蜜炙桂枝八分　炒於术二钱　炒党参三钱　宋半夏二钱　炒苏子三钱　陈皮一钱五分　杏仁三钱　五味子八分　捣干姜一钱　茯苓四钱　旋覆花二钱　炙细辛五分

二诊：前方服后，脘腹胀痛已除，咳嗽、气逆均平，舌苔薄白，微腻，脉缓小，再宗原法出入。

米炒党参三钱　炒於术二钱　清炙甘草一钱五分　仙半夏二钱　五

味子八分　淡干姜六分　冬花三钱　炒苏子三钱　陈皮一钱五分　茯苓四钱　杏仁三钱　煅赭石五钱（史沛棠医案）

【按】本例病因病机在于“中阳不足，饮邪内滞”，方用苓桂术甘汤化裁，诚得《金匮要略》“病痰饮者当以温药和之”之要旨。

例 20：肺痈热盛案

金某，男，50 岁。8 月，於潜。咳嗽痰多腥臭，而夹脓血，咳时胸胁作痛，下午身热，脉滑数，舌尖绛，中燥白。仿《千金》苇茎合白虎法。

鲜芦根 60 克（去节）　冬瓜仁 15 克　生苡仁 12 克　生石膏 24 克（杵，先煎）　知母 12 克　生甘草 9 克　桃仁 2.1 克（杵）　淡子芩 6 克　鱼腥草 18 克　川贝 5 克　白薇 9 克

二诊：前方服后，热退咳减，胸胁之痛亦瘥，痰少，腥臭尚存。原法增减续进。

生石膏 24 克（杵，先煎）　知母 12 克　生甘草 8 克　淡子芩 6 克　川贝母 5 克　天花粉 6 克　鱼腥草 12 克　半枝莲 9 克　冬瓜仁 18 克　桃仁 1.8 克（杵）　蒲公英 9 克　忍冬藤 12 克　鲜芦根 45 克（去节）

三诊：两进清肺排脓之剂，腥臭之痰，日渐减少，胸痛咳嗽亦瘥。再清肺热而化痰浊。

生石膏 21 克（杵，先煎）　生甘草 6 克　知母 12 克　冬瓜仁 12 克　生苡仁 5 克　桃仁 3 克（杵）　鱼腥草 12 克　败酱草 24 克　白薇 9 克　炙前胡 6 克　鲜芦根 30 克（去节）（叶熙春医案）

【按】千金苇茎汤是治肺痈的经典名方，本例合白虎汤以治，意在加强清肺胃之热盛，以“下午身热，脉滑数”故也。

例 21：叶熙春膏方案

案 1：朱某，男，48 岁。11 月，上海。《内经》云：“阴平阳秘，精神乃治。”阴者阳之守，阳者阴之使，无阳则阴无以生，无阴则阳无以长，两者锱铢相称，不可稍偏，偏即为病。阴虚阳越无制，故头目眩晕，心悸寐劣。肾乃真阴之所，脑为髓之海，髓不充盛，致记忆健忘，腰脊酸楚。目者肝之窍，肝阴不足，则目睛干痛。舌苔薄白，脉象弦细

而数。证属肝肾阴亏，营血不足。乘斯冬令，当以滋阴潜阳，平补气血之味，易汤为膏，缓缓进服，以培其本。

盐水炒大生地150克　熟地黄150克　砂仁9克　拌炒沙苑蒺藜90克　燕根30克（包煎）　制远志45克　宋半夏60克　滁菊30克　炒女贞子90克　夜交藤90克　炒竹茹60克　萸肉60克　茯神90克　盐水炒橘红45克　生珍珠母240克　盐水炒桑椹子90克　原支怀药90克（打）　川柏45克　炙当归90克　生益智仁60克　大青龙齿90克　甘草梢30克　福泽泻45克　炒枣仁90克（杵）　杭白芍60克　制首乌90克　新会皮45克　生川杜仲90克　丹皮45克　麦冬90克　制川断90克　米炒上潞参120克　炒香晒白术60克　盐水炒枸杞子90克　莲子　红枣　龙眼肉各120克　驴皮胶120克（先炖烊，收膏入）　冰糖500克（收膏入）

案2：陈某，男，47岁，上海。先天之本属肾，后天之本属脾。患者尚在中年，命门之火趋衰，火虚不能煥土，必致脾虚失于健运，形体不丰，畏寒肢冷，每在寅卯阳升之际，则阴冷益甚，虽在重衾之中而不觉暖，而且记忆减退，食后脘腹作胀。脉来迟细无力，两尺弱不应指，舌淡苔薄。冬令调补，当从益气扶阳，补肾健脾着手，且当注意摄生之道。

潞党参90克　炙黄芪120克　炒冬术60克　炒当归90克　淡熟附子120克　川桂枝45克　炒白芍60克　炮姜21克　甘草30克　淡苁蓉90克　炒破故纸90克　煨益智仁90克　盐水炒枸杞子45克　炒菟丝子90克　盐水炒覆盆子120克　砂仁15克　捣大生地120克　制女贞子90克　炒枣仁60克　炒续断120克　炒杜仲120克　潼蒺藜90克　炒扶筋90克　泽泻90克　怀山药90克　茯苓90克　炒苡仁120克　新会皮45克　姜半夏45克　胡桃肉　南枣　龙眼肉　莲子各120克　霞天胶45克　鹿角胶40克　驴皮胶75克（共炖烊，收膏入）冰糖300克（收膏入）

案3：席某，男，45岁，上海。肝主一身之筋，肾司全体之骨，肝肾攸亏，筋骨失养而易病。肾水既亏，木失荣养，剽悍之气即化为风；

木旺侮土，土郁日虚，水谷不化，成湿即酿为痰。风煽痰壅，上及颠顶则头晕目眩，旁及四肢则筋骨酸疼，出上窍则痰多稠韧且难吐出。按脉右缓兼弦，右滑少力，两尺皆感不足，舌中且堆灰腻之苔。证属阴虚精亏之躯，中夹脾虚痰湿为患。膏方调治当以养血柔筋，补肾壮骨，佐以扶脾通络。

大熟地 90 克　当归 90 克　炒杭芍 60 克　川芎 30 克　杜仲 90 克　炒女贞子 75 克　盐水炒枸杞子 60 克　酒制狗脊 90 克　桑寄生 45 克　砂仁 15 克　拌炒大生地 90 克　麦冬 60 克　制川断 9 克　米炒路党参 15 克　米炒於术 60 克　茯苓 120 克　米炒怀山药 90 克　甘菊花 45 克　煅石决明 150 克　川牛膝 75 克　天麻 60 克　木瓜 75 克　潼蒺藜 90 克　苡仁 90 克　橘红 75 克　蛤壳 150 克　伸筋草 150 克　忍冬藤 90 克　络石藤 90 克　莲子　龙眼肉　红枣各 90 克　虎骨胶 75 克　阿胶 90 克（共炖烊，收膏入）冰糖 300 克（收膏入）

案 4：应某，男，46 岁，上海。起于操持过劳，喜怒不节，饥饱失匀，偏积成患。水不涵木，木侮所胜，犯脾伐胃。侮脾则土郁不宽，消化为之不力，腹笥时或作胀；伐胃则气窒胃关而脘痛，痛无定时，甚则肝气分窜，循两胁、扰胸旷，或呕吐酸汁，或大便硬结，病症随作随隐，缠之已有十余稔之久。前进疏肝健脾，补偏救弊之剂，胃纳已展，消化较力。惟兹亢悍之肝气与久虚之胃气，尚未平和，是则膏剂滋之，不专在补，并却病也。

砂仁 24 克　拌炒大生地 120 克　盐水炒当归 60 克　炒杭芍 60 克　老山参 90 克　米炒西路参 120 克　茯苓 90 克　於术土炒 90 克　原枝怀药 90 克　炒玉竹 60 克　盐水炒枣杞 60 克　制远志 75 克　捣核桃肉 12 个　盐水炒杜仲 90 克　狗脊 120 克　淡苁蓉 60 克　炒杵枣仁 75 克　陈皮 90 克　木香 30 克　制香附 75 克　降香 75 克　佛手柑 75 克　八月札 75 克　沙苑蒺藜 90 克　米炒麦冬 60 克　川郁金 75 克　玫瑰花 20 朵　白檀香 90 克　南枣　龙眼　莲肉　阿胶各 60 克　霞天胶 75 克（共炖烊，收膏时入）冰糖 720 克（收膏入）

案 5：毛某，男，61 岁，上海老闸桥。胃称水谷之海，最能容物，今不能容，其来也渐，非朝夕之所能成。初起劳倦太过致中虚，复因饥饱不匀致脾馁，消化不良，食常停滞，大便秘结不畅，脘痛时作时微，痛甚上连胸胁，下及腰背。肝木乘隙而犯胃土，呕致泛涎，亦间有之。四肢于脾，脾阳不振，形寒而肢冷，足胫麻痹不仁。年届花甲，命火式微，以致火虚不能蒸土，土虚不能化物，上不能食，下不得便，阴枯而阳结，乃有关格之虞矣。

老山参 90 克　米炒於术 60 克　米炒潞党参 90 克　茯苓 90 克　娑罗子 90 克　米炒怀山药 90 克　姜半夏 60 克　炒菟丝子 90 克　制巴戟 60 克　潼蒺藜 90 克　荜茇 75 克　黑姜炭 24 克　炒补骨脂 90 克　炒冬术 60 克　陈皮 60 克　制木瓜 90 克　炙陈佛手柑 75 克　炙甘草 30 克　砂仁 15 克　拌炒大生地 120 克　炒玉竹 60 克　炒扶筋 90 克　盐水炒杜仲 60 克　炒当归 90 克　四制香附 60 克　煨肉果 30 克　炙红绿萼梅 70 克　桂枝炒白芍 60 克　盐水炒杞子 60 克　煨木香 30 克　泽泻 90 克　玫瑰花 30 朵　龙眼肉　南枣　莲子各 120 克　阿胶 90 克　霞天胶 75 克（另炖烊，收膏时和入）冰糖 480 克（收膏入）

案 6：张某，女，46 岁，山海关路。妇人年近七七，阳气将衰，阴血亦弱，癸水月减，知将终止，亦不为病。惟阴虚者多火，形瘦者偏热，阴虚火旺，木易刑金，肝木发泄太过，金气敛肃失常。气冲而成咳，痰泛而成嗽，气火夹痰上溢，咳嗽并作，头胀而痛，胁塞作疼。甲木不靖，土德不充，消化不力，有时脘胀而痛，有时嗳气泛酸。两寸脉弱，右关不振，左关弦劲，舌绛无垢。入冬滋补，当调五行之偏胜。

紫石英 120 克　滁菊 60 克　淡秋石 45 克　炒大生地 90 克　蛤壳 120 克　制女贞子 90 克　制远志 40 克　丹皮 45 克　煅磁石 240 克　熟地黄炭 120 克　龙齿 120 克　预知子 90 克　橘红络各 45 克　天冬 90 克　米炒麦冬 90 克　杜仲 120 克　石决明 240 克　川贝 60 克　米炒北沙参 90 克　百合 120 克　米炒上潞参 90 克　杭芍 60 克　炒枣仁 60 克　炒沙苑蒺藜 90 克　当归 90 克　甜杏仁 60 克　於术 60 克　青葙子 90 克　炙白薇 90 克　野料（绿）豆衣 90 克　川断 90 克　红绿萼梅各 30 克　白果肉、红枣各 120 克　龟甲胶 75 克　阿胶 90 克（共炖

烊，收膏入）冰糖300克（收膏入）

案7：邱某，女，35岁，余杭。痰出于脾，坚而韧者为痰；饮出于肾，清而稀者为饮。饮痰充斥，气塞而成咳，饮泛而成嗽。素质肝旺，得相火之助反刑燥金，络破金伤，曾有咯血之累，咳嗽亦为之缠绵不辍，几成肺损。后经药养，内热减退，自汗见收，经汛亦能按月而行，外而脂肪较丰，现弃重就轻，转入痰饮之门。呼出之气主乎心肺，吸入之气司于肝肾，肾之摄纳无权，升气多于降气，动即气急；阳不外卫，阴不内守，容易触受客感。春夏阳旺较愈，秋冬气肃为盛，脉来弦滑有力，弦属肝旺，滑主有痰，舌苔薄黄白而润。膏方不唯滋补，并思却病也。

米炒上潞参120克　炒杭芍60克　淡秋石45克　炒大生地150克　炒於术60克　沙苑蒺藜90克　白及片60克　炒当归90克　米炒北沙参60克　灵磁石120克　茯苓90克　制女贞子90克　紫、白石英各75克　海蛤壳120克　蒲黄炭30克　百合90克　旱莲草90克　天冬90克　生杜仲90克　蒸熟百部30克　血余炭24克　怀山药60克　竹沥半夏90克　白果肉　红枣　莲子各120克　鹿角胶45克　龟甲胶60克（共炖烊，收膏入）冰糖480克（收膏入）

案8：江某，男，83岁，上海。年近期颐，尚无衰容，步健纳旺，犹似壮年，此禀赋之独厚也。惟命火式微，阳不胜阴，火不敌水，水谷所入泰半化痰成饮。痰从脾阳不运而生，饮由肾寒水冷而成。饮痰充斥，淹蔽阳光，在夏秋尚可，交冬而阳不外卫，独冒风寒，引动痰饮，咳嗽气急，每交深宵子后而甚，寅卯三阳升而尤剧。肾气不敛，小溲频促，阳不充盛，不能温皮毫，暖肌肤，跗冷过膝，臂冷及肘。按脉两尺充实，惟右关缓，主脾虚；左关滑，主有痰。滋补之中，当寓潜消阴饮之法。

大熟地120克　枣杞90克　淡苁蓉90克　巴戟60克　盐水炒菟丝子90克　茯苓90克　怀山药90克　炒益智仁60克　蛤壳120克　制乌附块90克　姜半夏60克　旋覆花90克　桂枝45克　炒白芍60克　当归90克　冬术60克　沉香末30克　米炒上潞参90克　炒玉

竹 90 克　锁阳 60 克　潼蒺藜 90 克　盐水炒杜仲 90 克　制扶筋 60 克　代赭石 120 克　炮姜 30 克　拌炒五味子 45 克　细辛 24 克　蜜炙紫菀 60 克　覆盆子 90 克　川断 60 克　陈皮 45 克　海藻 120 克　红枣　龙眼肉　莲子各 120 克　阿胶 60 克　霞天胶 60 克（共炖烊，收膏时入）冰糖 480 克（收膏入）

案 9：徐某，男，36 岁，上海。火有君相，相火为用，随君而动，心火下移，相火随之而炽。火动水不能静，神摇精荡，或有梦而遗泄，或无梦而滑渗。玉关频启，精神暗耗，腰脊时酸，足跗软弱。精亏髓空，记忆健忘；阳不入阴，时患失眠之累；胃不充旺，躯体难丰；脉来虚缓少神，两尺欠静。为今之计，滋阴而扶阳，濡血而生精，兼养胃气以培中土，俾阴平阳秘，精神乃治。

燕根 60 克　山萸肉 60 克　扁豆衣 90 克　蛤壳 120 克　米炒上潞参 90 克　甘菊花 90 克　炒女贞子 90 克　熟地黄 120 克　怀山药 90 克　茯神 90 克　生珍珠母 300 克　盐水炒大生地 120 克　龙齿 120 克　生左牡蛎 90 克　芡实 90 克　白术 60 克　麦冬 90 克　生杵枣仁 60 克　丹皮 60 克　桑螵蛸 120 克　当归 90 克　柏子仁 90 克　潼蒺藜 90 克　炙草梢 30 克　制川断 90 克　炙新会皮 45 克　川柏 45 克　夜交藤 120 克　杭白芍 60 克　生炒杜仲各 45 克　莲须 120 克　龙眼肉 150 克　白果肉　莲子　红枣仁各 120 克　阿胶 90 克　金樱子膏 60 克（另炖烊化，收膏入），冰糖 480 克（收膏入）

案 10：刘某，男，37 岁，上海天津路。体躯丰腴，中气素薄，水谷所入，泰半化湿，湿流下焦，窒碍膀胱气化，以致水源不浚，决渎不清，迁延淹缠，渐成慢性之淋。小溲不畅，精浊自遗，腰酸膝软，遇劳则甚。脉来濡缓，两尺欠固，舌苔薄白。脉证合参，实属劳则淋之候。拟方不宜过于滋补，恐滞湿邪，遏败精之出路，当用两顾之法，庶无流弊。

砂仁 12 克　拌炒大生地 135 克　制川柏 45 克　制苍术 60 克　路党参 45 克　米炒於术 60 克　赤白苓各 90 克　萆薢 90 克　泽泻 45 克　炒苡仁 90 克　海螵蛸 90 克　川杜仲 90 克　潼蒺藜 90 克　制扶筋

90克　怀山药90克　制女贞子60克　煅牡蛎120克　芡实90克　生化龙齿60克　丹皮45克　杭白芍45克　制玉竹60克　炙芪皮30克　姜半夏60克　广木香30克　新会皮60克　蛤壳150克　制远志45克　珍珠母180克　当归60克　莲子　龙眼肉　红枣各120克　霞天胶120克　阿胶90克（共炖烊，收膏入）冰糖300克（收膏入）

案11：翁某，男，22岁，上海基湾。禀质先天不足，精血本亏，发育迟缓。自幼足踝外疡，流脓出血，当时失治，至今十余载不得收敛，时流稠水，步履不健。足踝者乃三阴交会之区，下焦精血汇萃之地，成此身中漏卮，以致形体不丰。三阴俱虚则生内热，劫灼津液，晨起每吐黄稠之痰浊，胃纳亦不甚充旺，脉来缓而无神。治外者必求之内，治内者可求于外。能将内之三阴滋补，或将外之隙漏填塞，亦当有济也。

绵芪150克　当归90克　忍冬藤120克　紫花地丁120克　萆薢90克　米炒潞党参90克　冬於术60克　怀山药60克　大生地120克　大熟地120克　山萸肉60克　茯苓90克　苡仁90克　川柏45克　制苍术60克　泽泻90克　酒炒丹参90克　丹皮60克　制首乌120克　米炒天冬90克　麦冬90克　盐水炒枸杞子60克　川杜仲90克　制扶筋90克　盐水炒桑椹子120克　杭白芍60克　浮海石120克　蛤壳120克　潼蒺藜90克　橘红45克　清炙草30克　莲子肉　红枣　黑枣　核桃肉各120克　龟甲胶45克　阿胶105克（同炖烊，收膏入）冰糖300克（收膏入）

案12：杨某，女，28岁，11月，杭州。骨小肉瘦，气阴两虚，冲任不足，经来参差不齐，或受气迫血而先期，或因气涩而愆时，婚已五载，未曾生育。今夏至秋，每至日晡时多潮热，入夜更甚，且多盗汗。盖汗为心液，汗多心气失敛，乃致悸惕不宁，头昏寐劣。蒸热过久，营血暗耗，形体渐趋羸弱，前时迭经调治，症状有所好转，月汛虽按期而来，惟量少色淡，净后尚多带下。脉来细涩带数，舌红而干。际此隆冬投补，自当益其气血，调其偏胜，以期阴平阳秘，健康有待。

盐水炒大生地180克　砂仁15克拌炒　大熟地150克　米炒上潞

参135克　生黄芪90克　米炒麦冬90克　杭芍75克　原枝怀药90克（打）　炒冬术60克　生牡蛎180克　盐水炒萸肉60克　甘菊花45克　炒女贞子90克　炙当归75克　杜仲90克　新会白90克　青龙齿105克（杵）　枣仁120克（杵）　地骨皮90克　夏枯草60克　珍珠母150克（杵）　红绿萼梅各30克　忍冬藤90克　原干扁石斛105克　紫石英120克（杵）　西藏红花30克　石决明150克（杵）　制川断肉75克　八月札60克　甘草梢30克　丹皮60克　沙苑蒺藜90克　天麻45克　月季花30克　穞豆衣90克　白果肉　莲子　红枣　胡桃肉各120克　阿胶180克　鳖甲胶75克（同阿胶炖烊，收膏入）　冰糖450克（收膏入）

案13：王某，女，41岁。11月，杭州。生育过多，又复流产，阴血耗伤，冲任攸亏，经来愆期，色淡量少，平时带淋甚多，头晕目眩，心悸寐劣，腰酸足软，不耐步履之劳。旧冬服膏滋方后，今春以来，诸恙悉减，经水已能按期，惟量不多。近因劳累，腰酸复甚，头晕乏力，脉细，苔薄白。冬令调补，当予滋阴养血，填补肝肾，使肾气充沛，冲任得养，诸症自可向愈。

炙当归120克　制川断120克　制女贞子90克　炙甘菊花45克　炒香玉竹90克　炙川芎45克　草决明60克　米炒怀山药90克　炒丹参120克　鸡血藤120克　天麻45克　米炒上潞参180克　生地黄180克　秦艽60克　川郁金45克（打）　米炒白术90克　大熟地180克　千年健90克　炙青皮45克　潼蒺藜90克　制首乌90克　煨狗脊150克　夏枯草60克　炒杜仲90克　炒白芍60克　炙甘草45克　炙陈皮90克　龙眼肉　红枣　白果肉各120克　阿胶180克　霞天胶120克（另炖烊，收膏入）　冰糖500克（收膏入）

【**按**】膏方为传统的中药剂型之一，常为久病体虚或冬令调理之用，由于易于贮藏，服用方便，且对调摄阴阳，健身防病都有一定的作用，故颇受患者欢迎。叶熙春运用膏剂，能针对患者体质、禀赋及夹兼病症等复杂情况随症施用，不仅理法俱备，辨证精确，且用药精审，疗效卓著。叶老认为：“膏滋不专滋补，尚可调治太过与不及耳。”临床应用膏方非单纯于补益，对虚实夹杂，病后失调或痼疾顽症，如劳损、痰饮、咯血、胃脘痛、关格、遗滑、痿痹、疮毒及月经不调、不孕、产后崩带等，均能恰当地于滋补之中寓以祛邪调理，而获良效。叶老强调，拟用膏剂调理的同时，尚须注意摄生，如注意精神调节、饮食调养和劳逸有度，俾能“药养两到，庶克有济耳”。

煎服法，将药物先用冷水浸渍一昼夜，次日浓煎 3 次，去渣存汁，文火缓缓煎熬，俟药汁渐浓，再将胶、糖等和入收膏。待冷尽，用磁罐盛贮，每日早晚各取一匙开水冲服。如遇感冒、停食等暂时停服。在服药期间，忌食生萝卜、芥菜等。

需要指出的是，冬令进补是“治未病”的重要措施，我省每逢冬令，服膏方者为数不少。我们认为，冬令服滋补膏方，其作用有三点：一是增强体质；二是提升免疫功能；三是抗老防衰。

第六章　经验良方选评

姚梦兰中医内科学派经验方颇多，现择其要者，以现代方剂编写格式，载述如下。

建中固涩方（姚梦兰）

【组成】炙上芪钱半，炙草三分，炒白芍钱半，白及二钱，炒冬术一钱，东洋参一钱，陈皮五分，炙桑螵蛸二钱，龙齿钱半，全当归钱半。

【功效】补中益气，益肾固涩。

【主治】产育致伤，膀胱小便不禁。

【评议】产后体虚，精血被耗，肾气虚衰，下元不固，不能约束水液，则膀胱小便不禁，方用建中固涩，上能培土建中，下能助肾气收藏也。前贤有谓上虚不能制下者也，宜补中益气之属为主，而以固涩之剂佐之。张景岳曰：小便不禁，古方多用固涩，此亦治标之意，而非塞源之道也。

仙传固本丸（《姚氏丸散膏丹集》）

【组成】人参四两，杜仲四两，莲须三两，杞子四两，熟地四两，丹皮三两，泽泻三两，生地四两，首乌四两，枣仁三两，甘菊三两，麦冬三两，萸肉四两，龙眼肉四两，女贞四两，菟丝三两，归身四两，五味二两。右药为末，遵方法制，共为末，炼蜜为丸，如桐子大。

【功效】心肾并补，固精止带。

【主治】益寿增纪，治男妇遗精浊带，诸症试服屡验如神，每服三四钱，清晨淡盐汤送下。

【评议】本方以张景岳大补元煎为主，意在补益先后两天，并加养心安神之品，确有固本宁神作用，功效卓著。

治腹胀方（姚梦兰）

【组成】茯苓三钱，川朴钱半，冬瓜皮子三钱，官桂钱半，五加皮三钱，腹绒二钱，生桑皮三钱，枳壳一钱，白豆蔻（研末分冲）五分，橘红钱半，鲜佛手钱半，杏仁三钱。

【功效】健脾除胀。

【主治】脾虚腹胀。症见面黄腹胀，肢软噫气，不纳不饥。

【评议】脾虚则中焦不运，中焦不运则中气停积，而腹胀作矣。此方以茯苓为君健脾，臣以厚朴、大腹绒、枳壳、豆蔻、橘皮、佛手等行气理滞之品，疏解运化中焦，故腹胀之症自消。

玉液汤（史沛棠）

【组成】北沙参，麦冬，鲜石斛，梨肉汁，天花粉，西洋参，芦根汁，甘蔗汁，鲜生地，知母，地骨皮。

【功效】益气生津，滋肾止渴。

【主治】消渴、热病伤津。

【评议】方论曰："夫人之阴气，以胃为养，热邪内炽，胃液干枯，阴气复有何资？近世叶氏有甘寒养胃、生津育液之说，独开后人救阴之生域。此方甘而不腻，寒而不滑，气味冲和，专以生津育液、救阴泄热为能事，而邪少虚多之证，用之必获奇效。"

外感便秘方（史沛棠）

【组成】薄荷（后下）一钱，荆芥一钱五分，防风一钱五分，枳实一钱五分，制川朴一钱五分，连翘三钱，黄芩二钱，生大黄（泡水冲服）三钱，玄明粉（分冲）二钱。如外邪较重，可另行随证属方。

【功效】疏表通便。

【主治】外感便秘。

【评议】便秘一症并非仅关乎内伤，肺气合于大肠，肺气被邪所遏则大肠之气亦为之不利，而便秘之症现矣。无论风寒与温病，病邪在表，形寒发热，头疼身痛，便秘三四日不解，腹部有胀闷感，可断为外感便秘。此方以薄荷、荆芥、防风、连翘等疏风清热解表之品为主，又益以大黄、芒硝、枳实等清泻中焦壅滞之气，则便秘自消。

湿滞中焦泄泻方（史沛棠）

【组成】制茅术钱五分，制川朴一钱五分，煨木香四钱，泽泻三钱，炒扁豆三钱，陈皮一钱五分，白茯苓四钱，带壳春砂（杵）一钱五分，苏梗三钱。如中脘气闷，去扁豆，加蔻仁（后下）五分，姜半夏二钱，大腹皮三钱。

【功效】温中化湿，佐以渗利。

【主治】湿滞中焦泄泻。

【评议】“湿胜则濡泄”“治湿不利小便，非其治也”。方中川朴芳香苦温化湿，茅术、陈皮燥化湿邪；茯苓健脾渗湿止泻；木香理气止痛；泽泻、白扁豆清热利水，使水湿从小便而去，全方共奏温中化湿止泻之功。

纯阳正气丸（《姚氏丸散膏丹集》）

【组成】生冬术，丁香，陈皮，白茯苓，官桂，制茅术，降香，姜半夏，青木香，苏叶，土藿香，以上各一两。

【功效】祛暑止泻、止呕。

【主治】治四时不正之气，山岚瘴气，湿疟及暑湿内扰，斯成霍乱或水泻，脐腹作痛，胸闷呕吐，四肢厥冷等症，每服二三钱，开水送下或姜汤下。各取细末，再加红灵丹五钱，为衣，再用花椒叶二两煎汤代水为丸。

【评议】本方以芳香化浊为主，配合温中祛寒之品而成，故适用于暑天感受暑湿秽浊引起霍乱吐泻等证，暑热吐泻不宜服用。即适用于阴暑而非阳暑之病。

疝气方（《姚氏丸散膏丹集》）

【组成】吴萸，枳壳，栀子，糖毬子（即山楂，以上炒用），荔子核，以上各等分为末，淡姜汤泛丸或长流水泛丸，蜜丸亦可。

【功效】散瘀止痛。

【主治】治疝气疼痛。

【评议】疝气病名繁多，证型不一，与肝经病变密切相关。本方适用睾丸或阴囊肿大疼痛等症，可加川楝子、延胡索、小茴香等品。

启肺育阴汤（姚梦兰）

【组成】杏仁三钱，连翘三钱，陈皮钱半，瓜蒌皮三钱，戈制半夏五分，胆南星八分，朱茯神三钱，川贝二钱，海蛤壳三钱，鲜芦根八寸，鲜石斛三钱，鲜竹茹一把，羚角片四分，栀子二钱。

【功效】宣肺豁痰，存津利窍。

【主治】风温病痰热郁肺闭窍，兼有阴津不足。症见：咳嗽，喉中有痰，身热，口渴，胁痛，神识不清，舌红苔黄腻，脉滑数。

【评议】温邪袭入肺络，邪热壅肺，肺气郁闭，络脉不通，邪热炼液为痰，里热蒸迫，灼烁阴津，引动木火，故有咳嗽、喉中有痰、身热、口渴等表现；上扰清窍，则神识不清。方用川贝、连翘、石斛、羚角片、芦根以泄热和阴；川贝、海蛤壳以清痰热；胆南星、朱茯神以醒脑开窍。

痰喘验方（莫尚古）

【组成】蜜炙麻黄，桂枝，干姜，五味子，半夏，川贝，白芍，杏仁，茯苓，款冬，炙草，坎炁（脐带），蛤蚧尾，紫石英或化龙骨，牡蛎，胡桃肉，青铅，冬虫夏草。

【功效】滋补肝肾，平冲降逆。

【主治】肝肾虚弱，冲气上逆之痰喘症。

【评议】痰喘之病，标则在肺，本则在肾。本方用小青龙汤宣肺散寒，蛤蚧、脐带、胡桃肉、冬虫夏草等补肾纳气，堪称标本同治，哮喘宿疾急性发作者宜之。

痰饮验方（史沛棠）

【组成】桂枝一钱，茯苓四钱，炒白术二钱，清炙甘草八分，炒党参三钱，姜半夏二钱，陈皮一钱五分，带壳砂仁一钱，煨生姜三片。如阳虚阴寒甚者，可加淡附块一钱五分，干姜八分。

【功效】温中通阳化饮

【主治】痰饮。

【评议】本方乃遵《金匮要略》“病痰饮者当以温药和之”而制。方以苓桂术甘汤合二陈汤化裁组成，对痰饮病属虚寒者宜之。

牙宣验方（《时感门类》）

【组成】熟地一钱，天麦二冬五钱，炒白芍钱半，驴皮胶钱半，炮姜四分，盐水炒远志炭五分，牡蛎生用五钱，炙黑甘草三分，茯神四钱，盐水炒枣仁，淡苁蓉三钱。

【功效】滋阴止血。

【主治】牙宣。

【评议】齿属少阴，血得热则行，故牙宣不止者，少阴肾经之虚火也。此方以牡蛎收涩止血为君，熟地黄、天麦二冬、阿胶、白芍等滋阴之品为臣，佐以淡苁蓉等补益肾气，因而牙宣得止，齿衄可除。

太阳风寒头痛方（史沛棠）

【组成】苏叶二钱，防风一钱五分，荆芥一钱五分，蔓荆子三钱，淡豆豉三钱，葱白四枚，杏仁三钱，生姜三片。如体强恶寒甚，身热无汗者，在冬月春初，可加麻黄八分；有咳嗽，加象贝三钱，前胡二钱；若恶风有汗，加桂枝八分。

【功效】解表散寒，祛风止痛。

【主治】太阳风寒头痛。

【评议】风为阳邪，其性开泄，易袭阳位，所谓“伤于风者，上先受之。“故常伤及人体的上部（头面）、阳经、肌表；寒为阴邪，易伤阳气，寒性凝滞、收引，易致经脉凝结、拘挛，使气血阻滞而不能畅通，不通则痛。方中荆芥、防风同为发散风寒药，性味多为辛温，发汗作用较强；蔓荆子清利头目；杏仁、防风祛风散寒；淡豆豉、葱白为葱豉汤，共奏通阳发汗、解表散寒之功。

伤风咳嗽方（史沛棠）

【组成】冬桑叶三钱，浙贝母三钱，杏仁三钱，前胡一钱五分，薄荷（后入）一钱，炒苏子二钱，炙橘红一钱五分，炒牛蒡子二钱五分，炒枇杷叶三钱，生甘草一钱。鼻塞重者，加辛夷一钱五分，苍耳子三钱。

【功效】祛风散寒，宣肺止咳。

【主治】伤风咳嗽，症见：鼻塞恶风，咳嗽痰白，无明显寒热者。

【评议】此方药味平淡而有奇功，临床治疗伤风感冒咳嗽最为适用。

痧疹内闭验方（《时感门类》）

【组成】犀角五分，鲜石菖蒲根钱半，香薷八分，至宝丹一丸，川郁金钱半，羚角片钱半，炒天虫三钱，钩钩四钱，杏仁三钱，鲜石斛二钱，炒研牛蒡子钱半，银胡钱半，淡豆豉三钱，盐水炒橘红钱半。

【功效】清热开窍，凉血解毒。

【主治】痧疹内闭。

【评议】“痧“多认为是由“疫气“流行而发的出疹性疾病，本证为痧毒热盛，气血受邪，血热熏蒸，因而形成毒在气营的病理变化。痧毒外达，其热必炽。治以清热开窍，凉血解毒。石斛益胃生津，滋阴清热；炒天虫祛风解痉，清肺化痰；牛蒡子、杏仁利肺祛痰；淡豆豉清热除烦；石菖蒲、至宝丹镇惊清肝，开窍醒脑；生犀角清热凉血解毒，羚羊角清热平肝解毒。当代麻疹已近绝迹，本方可移作温病热在气营，邪闭心包之证。全方贯穿叶天士“入营尤可透热转气”之训。

暑湿验方（姚耕山）

【组成】羚羊角，杏仁，炒豆卷，通草，茯苓皮，栀子（炒），川贝母，川朴，淡豆豉，连翘，淡枯芩，橘红，鲜荷梗，芦根。

【功效】清暑利湿，分利三焦。

【主治】暑湿热三气杂感。

【评议】姚耕山云：暑湿热三气杂感，闭塞经隧，固结三焦，留连不解，郁久化为疹瘖，潮战势盛，先热后厥，渴喜热饮，烦躁不宁，骨瘦溺赤，舌白带腻微灰，邪在气分，脉滑有力，参麦犹嫌虚守，总之治暑宜清凉，治湿宜分利，湿不于热合，病势衰矣。拙拟宣轻上焦，疏瀹中焦，渗利下焦，三利而邪退，正复诸症可得悉平矣。

湿温宣肺透表方（叶熙春）

【组成】豆卷，柴胡，葛根，蝉衣，芫荽子，牛蒡子，杏仁，淡豆豉，桑叶等。

【功效】宣肺散寒，化饮解表。

【主治】湿温证。

【评议】方用豆卷解太阳之表，治发热、恶寒、无汗者；柴胡解少阳之表，治寒热、自汗、口苦者；葛根解阳明之表，治壮热、无汗、不恶寒、渴饮或微恶风者；蝉衣、芫荽、牛蒡子宣肺透瘖；牛蒡子、杏仁合前胡、橘红、贝母肃肺疗咳；豆豉配山栀解表清里以治懊侬不安。

湿温淡渗除湿方（叶熙春）

【组成】苡仁，滑石，芦根，竹叶，茯苓，通草。

【功效】宣畅气机，清热利湿。

【主治】湿温。

【评议】吴鞠通《温病条辨》强调肺主气，气化则湿化，制定治疗湿温证的经典名方三仁汤。叶氏此方，即步三仁汤意。

三阴疟疾验方（《时感门类》）

【组成】鳖血炒柴胡五分，羌活一钱，威灵仙二钱，前胡五钱，桂枝七分 黑荆芥三钱，秦艽三钱，杏仁二钱，炒研牛蒡子二钱，羚羊角五钱，川朴一钱，淡豆豉四钱，茅术一钱，姜半夏五钱，广皮五钱。

【功效】祛邪截疟。

【主治】三阴疟疾。

【评议】鳖血炒柴胡养阴和解少阳，以升阳气，桂枝、羌活、威灵仙、前胡和解表里，牛蒡子、淡豆豉清热宣肺除烦，二陈汤理气化痰，共奏祛邪劫疟之功。此等治疟方剂，并不多见，录之仅供参考。

劳倦内伤方（《时感门类》）

【组成】丹参三钱，龙齿一钱，石决明三钱，银胡七分，茯神三钱，北沙参三钱，钩钩四钱，炒细生地三钱，扁斛三钱，远志（盐水炒）四分，丹皮一钱，青盐陈皮钱半，枣仁钱半，淡天冬二钱，鲜首乌三钱，莲肉十粒，浮小麦一白杯。

【功效】益气温阳，滋阴养血。

【主治】劳倦内伤，心神不宁。

【评议】方中龙齿、茯神、石决明镇心安神；生地黄、北沙参、石斛养阴生津；远志、酸枣仁宁心安神；牡丹皮、丹参清热凉血；浮小麦、莲子肉养心安神，更用陈皮和胃化痰以助运，共成滋阴养血安神之功。

虚劳验方（姚梦兰）

【组成】上潞参二钱，苏子（蜜炙）二钱，蜜炙桑皮三钱，燕根二钱，盐水炒玉竹钱半，扁斛三钱，旱莲草三钱，茯神三钱，地骨皮二钱，杏仁三钱，盐水炒前胡三钱，茜炭钱半。

【功效】滋阴补虚，益气除劳，化痰止咳。

【主治】虚劳病。

【评议】久虚不复谓之损，久损不复谓之劳。故久损则必耗伤气阴，此方以人参、石斛、燕根、玉竹、旱莲草等益气滋阴之品为主，益以苏子、桑皮、杏仁等化痰止咳，是以治疗肺家气阴两虚之虚劳为主，然五脏阴虚，穷必及肾，因而立方肺肾双补，以期金水相滋，虚劳得复。

肝胃气痛丸（《姚氏丸散膏丹集》）

【组成】丁香，木香，香附，麻黄，干姜，甘草，良姜。

【功效】疏肝理气，和胃止痛。

【主治】专治肝胃二经之痛，功效如神，每服三分，用酒送下，忌生物冷物发气浓茶等物。上药为末，收贮磁器，勿令泄气，水泛为丸势速，蜜丸稍缓。

【评议】本方以温中理气、祛寒止痛为主，颇适合于肝郁气滞，寒邪犯胃所致的胃痛，药简效专，值得效法。

湿温透痞汤（姚梦兰）

【组成】犀角一钱，淡竹叶三钱，玳瑁二钱，鲜石斛四钱，通草一钱，羚角片二钱，杏仁三钱，茯苓皮四钱，牛蒡子二钱，樱核二钱，生米仁五钱，活水芦根五钱。

【功效】宣透痞疹，清利湿热。

【主治】湿温重症，白痦不透。

【评议】吴鞠通《温病条辨》曰："头痛恶寒，身重疼痛，舌白不渴，脉弦细而濡，面色淡黄，胸闷不饥，午后身热，状若阴虚，病难速已，名曰湿温。"其证候多见神少倦怠，胸闷，烦热，自汗，口渴，身见白痦隐隐，舌红，脉濡数。方中犀角清心凉血，羚羊角凉肝息风，牛蒡子、鲜石斛、玳瑁等味滋阴透发取汗，茯苓皮、通草、生米仁利湿下行，全方共奏宣透痞疹，清利湿热之效。

冬温内闭心包验方（潘韵泉）

【组成】安宫牛黄丸一粒，西洋参（另煎）二钱，鲜石斛六钱，鲜芦根六钱，黑山栀四钱，炒条芩四钱，冬瓜子四钱，枇杷四钱，鲜菖蒲二钱，姜竹茹二钱，瓜蒌皮二钱，广郁金三钱，灯心草三钱。

【功效】芳开轻透，清热生津。

【主治】冬温热闭心包。

【评议】冬时有非时之暖，若肾气外泄，腠理不固，感之为病，发为冬温。热邪内陷，窍机闭堵则现神昏、谵语等神志病变，但此际犹可透转。取芳香化浊利诸窍，寒清保心通心府而投安宫牛黄丸；且因温病以存阴救津为要，乃以大剂石斛、西洋参、芦根等，合入轻透剂中，故有良效。

《浙派中医丛书》总书目

原著系列

格致余论
局方发挥
本草衍义补遗
丹溪先生金匮钩玄
推求师意
金匮方论衍义
温热经纬
随息居重订霍乱论
王氏医案·王氏医案续编·王氏医案三编
随息居饮食谱
时病论
医家四要
伤寒来苏全集
侣山堂类辩
伤寒论集注
本草乘雅半偈
本草崇原
医学真传
医无闾子医贯
邯郸遗稿
通俗伤寒论
规定药品考正·经验随录方
增订伪药条辨
三因极一病证方论
察病指南
读素问钞
诊家枢要
本草纲目拾遗
针灸资生经
针灸聚英
针灸大成
灸法秘传
宁坤秘笈
宋氏女科撮要
产后编
树蕙编
医级
医林新论·恭寿堂诊集
医林口谱六治秘书
医灯续焰
医学纲目

专题系列

丹溪学派
温病学派
钱塘医派
温补学派
绍派伤寒
永嘉医派
医经学派
本草学派
伤寒学派
针灸学派
乌镇医派
宁波宋氏妇科
姚梦兰中医内科
曲溪湾潘氏中医外科
乐清瞿氏中医眼科
富阳张氏骨科
浙江何氏妇科

品牌系列

杨继洲针灸
胡庆余堂
方回春堂
浙八味
王孟英
楼英中医药文化
朱丹溪中医药文化
桐君传统中药文化